方法としての動機づけ面接

面接によって人と関わる すべての人のために

原井宏明

岩崎学術出版社

序："Oni" の Hiro に寄せて

スーザン・W・バターワース Ph.D.[*]

原井　宏明 訳

　健康増進や疾患管理の仕事を続けて，もう 15 年になろうとしていた 1990 年代後半のころ，患者のライフスタイルこそが問題だ，治療に対する患者のアドヒアランスを改善する必要がある，と私は思うようになっていた。健康的な生活習慣についての情報はもう溢れるほどある。医療関係者はあちこちでさまざまな研修を受けている。公衆衛生学からは「こんな生活をすべきだ」という説得力のあるメッセージが送られてくる。患者に配られるパンフレットやチラシの数は山のようだ。しかし，世界中の先進国において，慢性疾患が病苦や死亡の原因のトップの座を占めるようになり，患者側のアドヒアランスやコンプライアンスの悪さが目立つようになったのである。本来は予防が可能な問題なのだ。患者に自分の行動を変える気があれば。行動変化の科学に対して健康信念と超理論的モデルが大きな影響を与えた。しかし，いまだに標準的かつエビ

---

[*]訳者注：Susan W. Butterworth 博士は，バージニアコモンウェルス大学で博士号を取得し，現在は，米国オレゴン州ポートランドのオレゴン健康科学大学医学部の准教授であり，Q コンサルト有限会社通じてコンサルティングとトレーニングサービスを提供している。専門は MI のような行動科学を治療やコーチングに応用することである。米国国立衛生研究所（NIH）からの資金によってヘルスマネジメントの効果を研究しており，その成果は数多くの論文になっている。現在は，慢性閉塞肺疾患と慢性心不全における治療アドヒアランスと再入院予防に関する研究を行なっている。

デンスに準拠したアプローチはなく，臨床家に教えることもできず実際できているかどうかを測定する評価もない。

　病院をベースにした産業保健プログラムの中で私が行なっているウェルネス介入は周りにも評判が良く，それなりの結果も出しているが，研究者・臨床家の目からすれば，前考慮段階（変化についてまだ考えておらず，変化に抵抗する状態）や考慮段階（考えてはいるが，複雑な感情も抱えている）にある人びとに対する，もっと良い介入方法が必要だということもわかっていた。そんなとき，他の領域の文献を検索していて，薬物依存関連の雑誌に載っていた動機づけ面接（MI）の文献に行き当たった。これが私のキャリアを不可逆的に変えてしまった。2000年には私とスタッフはMIのトレーニングを受け，患者とのやりとりで必ず使うようになった。私が関わる研究プロジェクトの全てにMIを組み込むようになり，2002年には，MINT（MIトレーナーネットワーク）のメンバーになった。ここで世界中のMIトレーナーや，臨床家，研究者と私は交流し，協力するようになったのある。

　本書の著者，原井宏明医師と知り合ったのは2003年，MINTのメーリングリスト上である。彼の投稿から，新しく学んだMIを仕事の各方面に応用し始めた様子を伺い知ることができ，その熱い情熱は私自身のそれと重なり合っていた。そうこうするうちに，世界行動療法認知療法会議（WCBCT 2004）神戸大会に招待され，彼と一緒にMIのワークショップをすることになった。このときの経験とメーリングリストへの彼の投稿を通じて，学者としての実績と研究者としての用心深さ，臨床家としての能力，教師としての説得力，哲学者としての思慮深さ，市民としての善良さを彼が備えていると思うようになった。他のMINTメンバーとのメールでのやりとりから，彼の知的好奇心とユーモアが垣間見える。時に，刺激的かつ挑戦的になるが，それはいつも相手に対する敬意と協調を伴っている。そして何よりも，MIのアプローチに対する深い理解があり，それを他の伝統的な治療方法と組み合わせることによって，自分の患者に対してもできる限りのベストな結果をもたらすことができているのだろう。

　『方法としての動機づけ面接』は患者との面接にMIをどう統合するかを日本語で書き表した，最初の本である。最初にMIの歴史について述べ，どのよ

うに研究が行われてさまざまな領域での適応がサポートされるようになったか，なぜ MI は治療技法やモデルの組み合わせではなく，コミュニケーションのスタイルなのか，がわかるようにしている．彼自身による例示や症例によって，MI のアプローチをどのように精神科の臨床に応用し，組み込むのかがさまざまな角度から読者が理解できるようになっている．他の伝統的な治療法の補助として MI を用いるときの彼の論点は包括的であり，説得力がある．

最後に，最近，原井医師から聞いたちょっとしたエピソードを紹介したい．彼の謙虚さと MI のアプローチの有用性をよく示してくれている．

「MI を学ぶ前にどんな風にクライエントと面接をしていたかを思い出すようにしている．あるとき，私の弟子の 1 人，まだ若い精神科医が私について小文を書いてくれた．彼女が熊本大学病院精神科研修医 1 年目だったとき，担当した症例が重症の強迫性障害だった．彼女のオーベンは症例を行動療法の"鬼"である原井医師のところに紹介しなければならないね，と話していた．それから 2, 3 年が経ち，2004 年に彼女が私が勤務していた病院に転勤してきたとき，彼女は私をそれほどの"鬼"ではないことが分かったという．2002〜3 年にかけて，MI を学ぶ前，私は鬼という評判を熊本大学の中にも広めていたことになる」．

彼の言いたいことは，MI によってどれだけ臨床が変わったかということである．けれども，"鬼"について Wikipedia で調べてみたとき，"鬼に金棒"という言葉も見つけた．強いものがさらに強くなったり，もともと持っていた性質が何か他の道具を使うことでさらに強くなったりすることを指すらしい．原井医師が MI という道具を身につけることで彼の精神科臨床がさらに強力になったに違いない．彼が著したこの本が，読者が同じ強さを身につけることに役立つことを私は願っている．

緒　言
MI ready to start?

この本を読む人に問う

　この本を開いているあなたは何をこの本に期待しているのだろうか？　書名が"方法としての動機づけ面接"であるから，動機づけの方法を学べると思うだろう。面接の方法を学べると思うかもしれない。いずれにしても読むことで方法を理解し，理解すれば実際にできるようになると期待しているのだろう。そうであれば，この本を動機づけと面接の指南書であると期待していることになる。

　今，述べたことがあなたに当てはまるとしよう。では，動機づけ面接を実際にできることで，何が得られると期待しているのだろうか？　動機づけも面接も両方とも全く経験ゼロの初心者ということはまずないだろうから，今までの技法に加えて，エビデンスベースの新たな精神療法を覚えられる，ということになるだろうか？　メンタルクリニックの診察室で面接を行なえば，それは精神療法と呼べるはずだし，また，PubMed（http://www.ncbi.nlm.nih.gov/pubmed/）の"Clinical Queries"で"Interview"という名がついている治療法を検索すると，動機づけ面接だけが出てくる。

　もし，ここまで書いたことが全てあなたに当てはまるなら，この本はエビデンスベースの新型精神療法の指南書ということになる。たとえ，あなたが"Clinical Queries"のフィルターを作った Haynes RB の名前も，原井が 1999 年に書いた論文（原井宏明，1999）の内容も知らなかったとしても，こ

の本を読んだあなたはエビデンスベースの臨床ができることになる。すばらしい。

失望が創造する

　もし，あなたがこの本を"エビデンスベースの新型精神療法の指南書"だと認識し，期待しているのであれば，私はあなたを失望させなければならない。理由はいくつもある。1つには，動機づけ面接 Motivational Interviewing（以下，MI）は精神療法になりたくて精神療法になったのではない。むしろ，その逆である。アルコール依存症患者の飲酒という特定の問題を治療しようとして開発された行動療法的スキルトレーニングの治療成績がミラー Miller WR を失望させる結果に終わったことの副産物として生じたものである。だから，MI を精神療法とは呼べない。

　MI は認知行動療法でもない。伊藤絵美（2005）によれば，認知行動療法の原則は，①常に基本モデルに沿ってクライアントの体験を理解する，②協働的実証主義，である。MI には基本モデルというものはないし，クライアントとカウンセラーは一緒に何かを実証するわけではない。あくまで変化の主体はクライアントであり，問題解決に当たってカウンセラーがクライアントの足りないところを補うことはしない。認知行動療法の主な技術である認知修正や心理教育は MI のスピリットと相容れない。

　狭い意味での行動療法にも当たらない。ターゲット行動のベースラインを評価し，行動分析し，刺激統制やシェーピング，随伴性制御を行なう，このようなオーソドックスな行動療法とは別の次元にある。環境から独立した自由意志が人間にはある，という考えに反対するような行動主義とも MI は相容れない。そして，そもそも行動療法的スキルトレーニングが失敗したから，MI が生まれたのである。MI は認知行動療法でも行動療法でもない，もちろん精神分析でもない，敢えて言うなら，人間主義に従い，ロジャーズのクライエント中心アプローチの延長線上にあるものだ，というのがミラーの考えである。

　一方，私自身は MI も行動療法だということにしている。1つには，行動療法はそのような広い意味をもつもの，技法のセットだけではないと最初から

そう習っているからである．25年前に行動療法を学び始めたころから，師から"やれ"と言われていたが，どうしてもできなかったことがある．それが，MIを身につけて初めてやっとできるようになった．2つ目には，MIを学ぶプロセスが行動療法だからだ．MIとは会話のスタイルのことである．優秀な教師の授業を受け，原書を読み，入試での英語は満点，しかし英会話はさっぱりダメ，という人を身近に見つけることは容易である．逆に，アルファベットは読めないが英会話はできる，という人は場所によれば普通にいる．実際に行動することを通じて新しい行動レパートリーを身につけることが必要なのである．これは行動療法でいえば，スキルトレーニングそのものだ．

　本は予習や復習にはまあ役立つ．研究には必須である．読み書きをしない研究者はあり得ないからだ．私がこの本によって達成したい目標はこの2つである．予習と復習にまあ役立つだけだから，この本を諳んじることができるほど読みこなしたとしても，それは動機づけ面接の練習にはならない．本では身につかないというエビデンスはないが経験上の自信はある．面接の本（神田橋條治，1990/1995；土居健郎，1992）を読んで勉強し，「患者の話を聞け」と言われても，何もできるようにならなかったのが私自身だからだ．

　もし，読むだけで動機づけ面接ができるとあなたが期待しているならば，私はこの本を返品することをお勧めする．読書より動機づけ面接のビデオを視聴するほうが役に立つ．私がそうだったから．

読む理由

　もし，あなたが最初の問に対して「No」と答え，この本を手にした理由が「自分はエビデンスベースの新たな精神療法を覚えたいわけではない，精神療法とは何かについての疑問があり，それに答えられるような研究を進めたいと思っているからだ」というのであれば，この本を是非，買って読んで欲しい．今日，動機づけ面接は当初のアルコール依存症だけでなく，さまざまな精神疾患，そして生活習慣病，さらにスーパービジョンや遺伝カウンセリングにいたるまで，種々の問題や状況で有効な面接方法であると認められるようになった．従来の精神療法やカウンセリングが考えもしなかった問題や状況での有効

性を示すエビデンスがある。現在入手可能な最善のエビデンスに従おうと志す人は，数ある精神療法の中から有用なものを選ぶとするならば動機づけ面接が良い，と思うだろう。動機づけ面接を精神療法と呼ばないとしたら，いったい他の何が精神療法になるのだろうか？

動機づけ面接のスピリット

　精神療法家は，特定の精神療法や技法を用いて，ある特定の患者の問題を治そうとする。特定の理論を用いて，患者の心を理解してやろうとする。ところが，治そう／理解しようとすればするほど，かえって，患者は治らず，患者の心の理解は袋小路に陥る。治療者も失望に陥る。

　こんな時，治療者は，治らない理由・分からない理由を患者の心や脳のせいにすることができる。精神医学診断は心の問題のリストであり，このリストは年々長くなっている。相当数の心の問題は脳の問題と呼ぶこともできる程度に"脳科学"が進歩してきた。"前頭葉の機能不全"や"発達障害"という原因をつけられる。治療を始める前には考えもしなかった診断や原因を，治療が袋小路に入った後につけることができるのだ。

　後づけ診断をつけるのは疚しいと思うならば，経済状況や医療体制を原因にすることもできる。患者が治らない理由はその気になればいくらでも見つけられる。そして，おそらく，精神療法は治療者の失望を癒す目的にも使える。たとえば，「動機づけ面接という新しい精神療法をこの本で学ぶことによって，今まで治せなかった患者を治せる，失望するのはまだは早い，希望をもって取り組みなさい」と私は書こうと思えば確かに書ける。そのまま本の帯紙に書けば売れ行きも良くなるだろう。

　さて，診断名や心理学的概念，経済状況や医療体制，精神療法はいったい何のため，誰のために用意されたのだろうか？　患者が治らない理由を治療者が見つけやすくするため，治療者に前向きの希望をあたえるため，だろうか。そうだとすればこうしたものは精神療法家の失望を癒す方法ということになる。この患者に何をしても駄目だ，治療は無駄なだけという絶望は，精神療法家が持ってはいけない。新しい治療法が毎年，毎月新しく私たちに与えられる。そ

れを追いかけることによって精神療法家は「何をしても駄目だ，無駄なだけという絶望」から救われる。それが患者に役立っていると信じている。さて，治療がいつかは成功すると信じることはいかにも良さそうだが，それが手段ではなく，目的になったらどうなるだろう。己の治療の正当性を信じるために，治療をしているとしたら？

　MI は，治そうとすること，理解してやろうとすることがもたらす矛盾を，ありのままに記述し，興味をもって分析するところから始まった。「治そうとすること」，「理解してやろうとすること」に対する絶望がスタートである。治療努力が手段ではなく，目的になってしまうことによって起こる矛盾に気づくことは他の領域でも役立つことだろう。ある心臓外科医がいて，神の手をもつ外科医の道を極めることがその人の人生の目的であるとしたら，その人は治療を目的にした人生を歩んでいる。

　最初から今日まで，MI は常識的な意味での動機づけの概念をもたない。動機づけという概念を用いて，患者の心を理解することをしない。ある特定の技法を使えば，患者の問題が治るとも言わない。おそらく普通の精神療法とは対極的な様子に見えるはずだ。一方で，臨床試験によるエビデンスはそんな MI が，普通にどこでもよく使われる精神療法になるべきだと主張している。それは，MI がある特定のやり方によって，習得可能な方法であり，技術レベルを測定できるからだ。指導者から学習し，実際に行い，指導者に技術をチェックしてもらうことができる。その点では MI はごく普通の精神療法である。

では指南書ではない？

　この本には指南書であるところもある。たとえば，日本語の修辞技法的表現について詳しく解説した。このために"しかねばなら漬け"という造語を作った。実際のカウンセリングや日常会話などから集めた逐語録も 19 例載せた。MI 関連の本はミラーとロルニック Rollnick S たちが書いた本がすでに日本語訳（2007）になって出ている。しかし，日本における面接法とは日本語を使ったコミュニケーションの方法である。日本語で面接をするのに，翻訳書に頼って行なうことには矛盾を感じるのが普通だろう。矛盾を解消するた

めには，翻訳書ではない，最初から日本語を元にして書かれた指南書があっていいはずだ。だから，私の思いつく範囲では指南書であるように努力してみた。また，ネット上の掲示板での相談や家族セッションにおける MI の利用についても説明している。ネットでの相談でも MI の原理が有効だが，対象者とは非対面であり，文字だけのやりとりである。このやり方を学ぶためには，ビデオよりも本が役立つだろう。さらに MI は個人カウンセリングだけでなく，CRAFT（Smith JE と Meyers RJ，2007）のような家族療法にも組み合わせて用いられる。

注意事項

この本は面接の基本を教える教科書になることを意図していない。そうした話し方，聞き方の本は既に種々の本が書店の棚を飾っている。どの本も視線の合わせ方や距離，声，身振り・手振りについて触れている。たとえば，鈴木健二（1994）は具体的に距離や角度を示している。こうした本に書いてあるような基本的な面接の態度については，本書では触れない。また Carlat DJ（1999）などの精神医学の教科書は，精神科面接の役割として次のようなことを挙げている。私も別の本で問題志向システム（POS）に基づく面接について解説している（原井，2010, p.85）。これらの要点をまとめれば，

1. 既往歴や治療歴，家族歴を聞き取り，診療録に記録する
2. 診断し，問題リストにまとめる
3. 外見・行動を観察し精神的現症としてまとめる
4. クライエントに治療計画を説明し，方針を決め，次回の予約をとる

これらも面接には欠かせないが，本書では取り上げない。つまり，この本は実際の診察場面での面接に必要な技術の一部だけしか述べていない。MI はどこでも，それこそ救急救命室でマスクをつけられ酸素吸入をしていて，物理的に声を出せないようなクライエントに対しても使うことができる。目だけ，手だけでも使えれば，聞き返しは可能なのだ。しかし，"どこでも使える"とは

特定の目標やチェックリストが必要なことについては触れていないことになる。面接の基本的なマナーや精神科面接において必要な事柄については，他の本で学ぶようにしてほしい。別の言い方をすれば，読者が日本語で自由に会話ができることを前提にしているのと同じように，面接の基本的なマナーや精神科面接の必要事項についてはすでに分かっていることを前提にしている。また，第IV章「研究」は心理・行動評定研究の概念についても分かっていることが前提である。一方，行動療法・認知行動療法や言語行動の研究に関する用語がしばしば出てくるが，これらについては解説を加えるようにしている。

　治療が滞っているケースがあるとしよう。クライエントもカウンセラーもお互いに治療に一生懸命なのだが，結果が出ない，どこで上手くいかないのか分からないが，新しいアプローチでなんとかならないか，という場合に，MIを持ってきてもおそらくうまくいかないだろう。一方，「このクライエントにはやる気がない，病気でいたいからこんなことをしているんだ，もういい加減，クライエントの顔を見るのも嫌だ」，そんなことを毎日のように思っているあなたでも，MIを使えるようになれば治療を劇的に好転させることができるかもしれない。あなたが，この本を読むことで，自分の欠点について理解し，クライエントの抵抗の働きも分かるようになれば，そして，たとえ苦手なクライエントであっても，プロとして何かしたいという真摯な気持ちがあるならば，きっとそうだろう。

　もっとも本当のところ，どういうカウンセラーやクライエントなら，この本が役立ち，どういう場合には役立たないかは，私には分からない。とりあえず，前から上手くいかなかった患者で急にスタイルを変えるのはお勧めしない。初めて会うクライエントから使ってみることをお勧めする。ヒトの社会的知性や言語は，相手の意図を読み，場合によってはその相手の意図を欺くために進化してきた。あなたの意図は常に患者に読まれていると思うのが安全である。もし，今までの面接スタイルから，ある日，この本に沿った面接スタイルに急に変わったとしたら，クライエントはあなたの意図を読もうとする。もし，そうでないならば，会話が成り立たないぐらいクライエントの状態が悪いか，あなたの面接が変わり映えしないかのどちらかだろうと思う。

目　次

序："Oni"のHiroに寄せて（スーザン・W・バターワース）　i

緒　言 MI ready to start?　v
この本を読む人に問う　v
失望が創造する　vi
読む理由　vii
動機づけ面接のスピリット　viii
では指南書ではない？　ix
注意事項　x

第I章　概念 MI as a concept　1
動機づけ面接とは　1
MIの歴史　8
MIという態度：スピリット　22
MIではないもの　25
◆サイドコラム①電気店のレジでMI　34

第II章　方法 MI as a style of communication　37
O：開かれた質問（オープニング）　37
A：是認（あれとこれ）　59
R：聞き返し（理解を深める）　73
S：サマライズ（先に進むためのステップ台）　87
◆サイドコラム②電話セールスマンにMI　91

第III章　介入 MI as an Intervention　95
面接から巻き込んでくる強迫性障害　95

ネット相談における MI　*102*
　　ここまで増幅した聞き返しにも肯定する全般性不安障害の患者　*106*
　　家族療法としての MI（CRAFT）　*108*
　　私が私をトレーニングする　*112*
　　◆サイドコラム③「橋本さん」を演じてくれた医師の感想　*126*

第Ⅳ章　研究 MI as a research agenda　*129*
　　MI は面接を技術にする　*129*
　　言語行動と関係性を評価する　*131*
　　言語を分析する　*132*
　　◆サイドコラム④クライエントは MI に気づくか？／文章術にも MI　*151*

第Ⅴ章　態度 MI as an attitude　*153*
　　非特異的という特異的な治療因子　*153*
　　プラセボ反応とは　*154*

第Ⅵ章　結んで開いて MI to close and open new lines　*165*
　　O：開かれた質問を開く　*165*
　　自己是認　*168*

付　録
　　付録Ⅰ　援助反応質問紙　*173*
　　付録Ⅱ　動機づけ面接スキルコードマニュアル第 2.1 版　*179*
　　付録Ⅲ　動機づけ面接治療整合性尺度第 3.0 版・日本語版　*227*

　参考文献　*255*
　あとがき　*261*
　人名索引　*269*
　事項索引　*271*

† 逐語録・目次

1 クリトン　26
2 学会で MI もどき　28
3 ACT のダイアログ　30
4 聞き過ぎる客　34
5 不潔恐怖症患者に対する動機づけ　38
6 うつがひどくて死にたい―病気原因表現　80
7 十代は危険―曖昧の後に強調　81
8 電話セールスマン①　91
9 電話セールスマン②　93
10 カルテの間違いにこだわる強迫①　96
11 カルテの間違いにこだわる強迫②　100
12 相談掲示板―パニック障害　104
13 兄弟間殺人を心配する不安障害　107
14 夫婦間コミュニケーション　112
15 座談会で聞き返す　123
16 原井と弟子　126
17 イントラバーバル　143
18 マンド　145
19 タクト　145

第Ⅰ章　概　念

MI as a concept

動機づけ面接とは

クライエントを中心において変化動機を引き出し強化する方法

　動機づけ面接（どうきづけめんせつ：Motivational Interviewing，以下MI）とは米国ニューメキシコ大学臨床心理学名誉教授のウィリアム・R・ミラー Ph.D と英国カーディフ大学臨床心理学教授のステファン・ロルニック Ph.D が主になって開発したカウンセリングアプローチである。英語の定義では「a collaborative, person-centered form of guiding to elicit and strengthen motivation for change」となる。MI は，クライエントの中にある矛盾を拡大し，両面性をもった複雑な感情である"アンビバレンス"を探って明らかにし，矛盾を解消する方向にクライエントが向かうようにしていく。こうすることによって，クライエントの中から動機づけを呼び覚まし，行動を自ら変えていく方向にもっていくことができる。クライエント中心かつ準指示的な方法である。

　客観的にみれば，日常生活行動をすぐに変える必要がある場合でも，クライエントが必要性を感じているかどうか，さらに実際にやるかどうかは千差万別である。きっかけが与えられれば，すぐにやるという人があれば，何年でも先延ばしにする人もいる。そもそも変わる必要などない，今のままで何が悪い？ と変わることを拒む人もいるだろう。MI はカウンセリングの場に臨むクライエントの動機づけのレベルは多様であるという現実を認識し，受け入れている。たとえば，あるクライエントにカウンセリングを強制的に行なったとしよ

う。脅したり空かしたりをいくら繰り返したとしても、問題行動を変える必要はないと明言するクライエントもいるだろう。そこまでいかなくても、カウンセリングの中では「必要性は私も分かっているし、やる気は十分あります」と言いながら、実際の行動は何も変わらない、相変わらずというクライエントもいるだろう。あるいは、問題を何とかしたいと願い、積極的な努力を長い間続けているにもかかわらず、何も結果は出ないというクライエントもいるだろう。最後のタイプの人は、自らあちこち相談や治療を探し、いわゆるドクターショッピングを繰り返す人の中にはよく見られる。はっきりしているのに知らない振り、分かっているけれどできない、やっているけれど全部無駄、やりたいけれどやりたくない、このような本音と建前があり、裏表があるのは人間の常である。そして、MIは、この矛盾やアンビバレンスこそが動機づけにつながるとみなす。自ら矛盾に気づくことができれば解消したくなるからである。

　MIは善悪判断したり、クライエントを現実や矛盾と直面化させたり、あるいは、クライエントの理屈に反駁したりしない。その反対に、クライエントの自律を引き出し、尊重する。クライエントが屁理屈を述べるならば、その屁理屈を尊重し、興味深く聞くようにする。クライエントが屁理屈で守ろうとしているクライエントの立場・価値がはっきり分かるようにすることが動機づけを引き出すことにつながると考えるからである。

　カウンセラーとクライエントの関係は協働的・共感的である。カウンセラーはクライエントが述べることに対する鏡のように振る舞う。ただ単純にそのまま反映する鏡ではなく、クライエントの矛盾・アンビバレンスにオートフォーカスしつつ、同時に全体像を一覧できるような鏡である。この方法によって、問題とされている行動の結果として起こる潜在的な問題や過去の経験、リスクなどに対してクライエントが自ら気づくように誘うことができる。全体像を見せることで、より良い将来をクライエントが自ら想い描き、それを達成しようとする動機づけを強める。どちらにしても、MIの戦略は、クライエントが自らの行動について違った見方をするようになり、行動を変えることによって何が得られるかを考え、最終的にはどのように行動を変えるかを明言するようになることを目指している。

　MIにはクライエント中心的な面と準指示的な面の双方が含まれている。伝

統的なロジャーズ流のクライエント中心アプローチとは，指示的な面に違いがある。MIはクライエントが自らを探ろうとするとき，非指示的・中立的に流れる方向にそのまま任せることはしない。アンビバレンスがはっきりと分かるように，理想と現実の間の矛盾が広がるように，そして，それらが行動の変化の方向につながるように，カウンセラーからクライエントに積極的に働きかける。

MIの原理と戦略，利点

MIは以下の4つの原理に基づいている。

1. 共感表出 Express Empathy（正確な理解を示す）：カウンセラーはクライエントを正確に理解しようとし，その内容をクライエントに表出し，問題解決に向けて協働する。
2. 矛盾模索 Develop Discrepancy（矛盾を広げる，葛藤が変化のエンジン）：話の中で生じる矛盾や葛藤を探り，正確に表現することでクライエントが変わっていくようにする。クライエントがこうありたいと望む生き方と，現実の生き方の間にある矛盾が代表的である。こうすることで行動を変えることの価値をクライエント自ら気づくようになる。
3. 抵抗転用 Roll with Resistance（抵抗を手玉にとる，屁理屈は気持ちの表れ）：変わりたくないという気持ち，ためらい，本音と建前／裏表があることは病的ではなく，誰にでもある自然なこととカウンセラーが受け入れるようにする。
4. 自力支援 Support Self efficacy（クライエントの自己効力感をサポートする）：クライエントの自己決定（ときにはクライエントが現状維持を選ぶときでさえ）を尊重することによって，クライエントが自信を持って，うまく変わっていけるように援助する。

MIはコミュニケーションのスタイルの1つである。これらの原則を妨げてしまう表現もある。それらの中で「Gordonによる12の落とし穴（2000a）」や「間違い指摘反射 Righting Relfex」が知られている。落とし穴とは，命令

や指示，脅し，助言，講釈，説得，同情，批判などである。カウンセラーはしばしばクライエントの発言の中で気になるキーワードや見過ごせない誤解を見つけると，それに反応してしまう。つい一言口を挟んだり，"自分の貴重な経験"を披露したり，間違いを指摘したくなってしまう。これらはカウンセラーがそのキーワードに条件反射を起こしてしまうことに起因しているので"間違い指摘反射"と呼ばれている。クライエントの心の内とは無関係にカウンセラー都合で発せられるものである。

　実際のカウンセリングではこうした落とし穴をかわしながら，次の4つの戦略，OARS（開き，認め，返し，要め）を使っていくようにする。MIを身につけるためのトレーニングでは，次の戦略をタイミングよく使えるようにすることが目標になる。また，MIの技術評価もこれらの行動がどのぐらいの頻度あるかが評価の対象になる。

O：開かれた質問 Open Question ──オープニング

　ハイ，イイエや多肢選択のようなクライエントができることが制限されるような質問ではなく，自由にいろんな答え方ができる質問である。開かれた質問からクライエントがカウンセラーの意図を読むことはできない。どのように答えようがかまわず，カウンセラーから見た正しい答えや禁止された答えはないまま，クライエントに答えさせる質問である。逆に言えば，クライエントはひたすら自分で考え，自分で答えなければならない。カウンセラーの顔色をみても，そこには答えはない。

　Oに対するものが，閉じられた質問 Closed Question である。プラトンが著した「クリトン」で見られるソクラテス式質問は閉じられた質問を多用している。特定の方向への答えを誘導するものをMIは使わない（本書25頁「ソクラテス式質問法」を参照）。

A：是認 Affirm ──あれとこれ

　カウンセラーはクライエントの話の中で変化につながる発言や見方を認めて強めるようにする。逆に言えば，クライエントの話の内容や言い方の全てに等しく注目するのではなく，変化につながるような発言や言い方の変化のみに対して選択的に是認していくようにする。

Aに対するものが，批判や無視，あるいは無分別な賞賛・頷きである。クライエントが何を答えても感心しているようでは，関係はよくなっても，変化にはつながらない。

R：聞き返し Reflective Listening ──理解を深める表現

クライエントが述べたことを言葉を選んで返す。そのままオウム返しをする（単純な聞き返し）こともあるし，言い換えたり（リフレーム），強調したり（増幅した聞き返し），対偶のように同じ意味だが否定と肯定を入れ替えたりする。クライエントの中に矛盾がある場合には矛盾の両サイドを並べて伝える（両面を持った聞き返し）。ずれた発言をすることによって，それをクライエントが修正するようにすることも行なう。ひねりを効かせた聞き返しもある。その場ではっきり口にはしていないが，全体から判断してクライエントが頭の中で考えていること，あるいはこれから口にしそうなことを聞き返すこともある。これは複雑な聞き返しと呼ばれる。婉曲表現や反語のようなすぐには通じない表現は避けたほうが良い。

どのような聞き返しであってもクライエントの視点から外れてはいけないし，クライエントにとって批判や皮肉に聞こえないように気をつける必要がある。行動をありのままにとらえ，具体的に述べることで，クライエントの次の反応が明確なものになるようにする。修辞技法の中で比喩は使うが，特定の反応を引き出したり，避けたりすることを意図するような反語表現・婉曲表現は使わない。面接の中では最も頻繁に使うものが聞き返しである。

S：サマライズ Summarize ──整理し，要約して，先に進む

聞き返しの特殊な例である。話の全体の中から，相手の言った言葉を集めて整理し，まとめて聞き返すようにする。"花束を作る"とたとえられる。相手がさまざまな話をした（たくさんの雑多の花々の）中から，使える部分（きれいな部分）を選び，並べて（美しく配列されるように），相手に返すというやり方である。話をまとめて返すことでクライエントは考えを整理しやすくなり決定を促すことができる。面接が次に進むステップ台になる。

MIの主たるゴールは，クライエントとの間の信頼関係を確立し，自己動機づけ発言（チェンジトーク）を引き出し，コミットメント言語を確実なものにすることである。もともと，チェンジトークは次のように分類されていた。願望 Desire，能力 Ability，理由 Reason，必要 Need，コミットメント Commitment，活性化 Activation，段階を踏む Taking Steps であり，まとめて DARN-CAT とされている。

MIには次のような利点がある。

1. 権力闘争を避けることができる，
2. クライエント自身が決断する，
3. 変化の実行責任はクライエント自身にある，
4. 変化の過程に対してクライエントがより強くかかわる

MIの応用とエビデンスベース

MIはさまざまな方面に応用されている。逆に言えばMIは単一の疾患だけに単独で用いることのほうが少ない。応用の代表的なものとして，動機づけ強化療法 Motivational Enhancement Therapy：MET がある。これは最初の2週間に2回，1カ月半と3カ月後にそれぞれ1回，合計4回クライエントに会い，飲酒習慣チェックと飲酒問題に対する動機づけを行なうものである。治療プログラムはマニュアル化されている。最初の1回目に国民1人当たりの平均飲酒量データに基づいてクライエントの飲酒量をフィードバックし，2回目にクライエントが飲酒習慣を変える動機づけを探る。米国の公的研究費によって行なわれた Project MATCH の中で用いられた。この研究の中で，MIが認知行動療法やアルコーホーリクス・アノニマス（AA）で用いられる12ステップと同等な効果を持つことが証明され，これが嚆矢となり，MIが注目されるようになった。その後，MIの効果を確かめるための80以上のランダム化比較試験 Randomized Controlled Trial：RCT が行なわれた。現在では，薬物乱用，健康増進行動，治療アドヒアランス，および精神衛生上の問題など，さまざまな領域の問題に対して効果があることが証明されている。コクラン共同計画でもレビューされている（Smedslund Gら，2011）。

現在の医学では，ある治療法に効果あると主張するためには他の治療法とRCTのようなきちんとした方法で比較した場合の治療成績を示した研究データの裏付け，すなわちエビデンスによってサポートされていなければならない。世の中にはカウンセリング手法が星の数ほどあるが，それらのなかでエビデンスによってサポートされていると言えるものは数えるほどしかない。MIはその数少ないもののうちの1つである。

エビデンスのメタアナリシスの概略を紹介する（Hettema Jら，2005）。この論文では，MIと無治療および他の治療法を比較したランダム化比較試験 Randomized Controlled Trial：RCTが，アルコール問題：31，薬物乱用：14，喫煙：6，HIV感染リスク行動：5，治療アドヒアランス：5，公衆衛生：4，ダイエット・運動：4，であった。他に，ギャンブルや摂食障害，人間関係について1つずつあった。平均的な治療セッション数は2回程度，合計2.2時間であった。MIが使われた状況は，専門医の外来クリニックや入院病棟，学校，地域医療センター，一般開業医，産院，救急救命室，ハーフウェイハウス，電話カウンセリング，刑務所など，さまざまであった。効果量 Effect Sizeについては次のようなことが分かっている。

1) 問題ごと，RCTごとに，効果量のばらつきが大きい（例：アルコール問題では0～3.0）。
2) MIの効果は早期に現れる。
3) MIを他の治療に追加して行なったものを除いて，MIの効果は時間とともに下がる。
4) MIの実行について，マニュアルを作成し，そのとおりに治療者に行わせたものと，マニュアルを使わなかったものとの間では，後者のほうが効果量が大きい。
5) 少数民族（ネイティブ・アメリカンなど）に対して行なったほうが効果量が大きい。

これらをまとめると，MIは他の治療法に対するアドヒアランスを高める方法として期待できること，またマニュアルどおりに行なうとMIの効果がかえ

って悪くなることが分かる。

MIの歴史

　何かの技法を学ぼうという人はその技法だけを学ぼうとする。できれば完成されたものを学ぼうとする。現在入手可能な最新版の技や権威ある達人の技を完成型とみなし，最新・達人の技法を学べばそれでオーケーとするのである。どのような技法でも，その価値は有用性や権威にあるのであって，過去や捨てられた物には価値がない，と言い切れるのであれば，それは理にかなった行動である。MIは既に四半世紀の歴史があり，この間にMIの概念や定義，応用は随分変わった。この本がMIを知る初めての機会，忙しい中でさっと理解したいという人が過去の定義から勉強を始めようとは思わないだろう。時間が限られている中では当然の選択である。

　しかし，技法を自分の身につけることが目的であるならば残念な選択である。技法の発展の歴史は個人が技法を学習する歴史と重なるからだ。最初にMIの概念が発見されたときから現在までを個人でシミュレーションすることによってMIの概念がわかりやすくなるだろう。また，MIがなぜ有効なのかを問い始めたとしたら，MIがどのようなものから理論的な影響を受けて発展してきたかという歴史的考察が不可欠になる。

　MIの発見は期待されて生まれたものではない。1983年に書かれたミラーのランドマークとなる論文はそれまでの行動療法の効果を検証するための臨床試験の失敗から生じた。ミラーとロルニックの出会いが1991年に出版されたMIの第1版（Miller WRとRollnick S, 1991a）を生みだした。MIがどう応用され，普及してきたかについてミラーとロルニック自身のコメント自身も加えて歴史を振り返ってみよう。なお，本項はMoyers TB（2004）の論文を元にしている。

起　源

　MIに最も大きな影響を与えている心理学的伝統はクライエント中心アプローチである。MIのスピリットの中心にある非批判的な態度，すなわちクライ

エントをあるがままに受容することと，クライエントのカウンセラーの間の平等主義，そしてクライエント自身がいずれは自分の力で変わっていくだろうという楽観的な見方はクライエント中心アプローチそのものである。MI はクライエントと共に進むやり方であり，事前に決められたマニュアルとおりに種々のテクニックを当てはめることではない，という点もクライエント中心アプローチと一致している。ミラーはオレゴン大学院生のときに，Jerry Patterson の面接場面を見学したときのことを次のように述べている。

> Patterson は非行少年に対して行動療法の技法を用いていた。以前に読んだ彼の本を思い出して，「なんだ，本に書いていない他のこともしているじゃないか！」と驚いた。私は行動療法の技法よりも，目の前で起こっているこの"他のこと"に大変興味を持った。

クライエント中心アプローチの影響の 2 つ目は，共感を伝える基礎的な戦略としての聞き返しの多用である。ミラーはオレゴン大学にいる間に面接について学んだことは，理論化されていない，真似て学ぶしかないスキルの部分だったと述べている。Susan Gilmore のスーパービジョンを受けるうちに，クライエントに共感を伝え，自己探索を促すためには聞き返しが役立つと考えるようになった。Gordon T（2000b）による，現在第 30 版を数えるベストセラーである『Parent Effectiveness Training』を読み，聞き返しの重要性をさらに確信した。聞き返しを習得するさまざまなエクササイズを工夫するようになった。

クライエント中心アプローチの影響の 3 つ目は実証的研究の重視である。臨床心理学において実証を重んじる伝統はカール・ロジャーズ Rogers CR から始まる。MI は介入法だから，介入の前後でどう違うかを計らなければならない。カウンセラー自身とクライエントの反応を評価しなければならないのである。

他の影響として，社会心理学も見逃すことができない。ベム Bem D の自己知覚理論 Self Perception Theory（1972）とブレーム夫妻 Brehm SS, Brehm JW の心理的リアクタンス理論 Reactance Theory（1981），フェスティンガー Festinger L の認知的不協和理論 Cognitive Dissonance Theory（1957）である。

自己知覚理論は、ヒトは自分自身だけで自分を認識することはできず、他のヒトと社会的交流をした結果、自分を認識できるのだと主張する。クライエントのコミットメント言語に重点を置くことと、どうやってそのような言語が認識され、評価され、引き出され、そして実際の行動変化を起こすかについては、ベムの仕事からの影響が大きい。ブレーム夫妻の仕事は抵抗そのものに関係している。抵抗の扱いは MI の骨格であり、抵抗を引き出さずに変化の方向へ進ませるやり方は彼らの仕事に依っている。

嗜癖治療プログラムの経験も欠かせない。ミラーはホール Robert Hall の指導のもとにウッド退役軍人治療プログラムの夏期インターン研修をした。これがきっかけで、嗜癖がミラーの生涯のテーマになった。ホールは、1972 年のソーベルら（Sobell LC ら、1972）の論文をミラーに渡し、節酒か断酒かについての議論があることを教えた。一般には、アルコール依存症という滝壺に一度落ちてしまえば、二度と正常な飲酒はできない、と考えられている。後戻り、滝登りはできないのである。しかし、アルコール依存症になる手前、早期なら、後戻りができるかもしれない。早期に節酒を動機づけすればどうなるだろう？　滝壺に落ちる前に川を遡る方法は？　この考えが、後に、早期介入法としての飲酒チェックのアイデアになった。

このインターンシップでは特に何かを学ばなければならないというカリキュラムがなかった。しかもミラーはそれまで依存症の患者をみたことがなかったのである。

> 私はアルコール依存症について何も知らなかったから、ただ聞くだけしかできなかった。

アルコール依存症のクライエントをどうしよう、こうしようという考えも、こうせよという指示もなく、ただ話を何時間も聞くことを続けるうちに、それが一つの集中的な経験になった。依存症の患者と一緒にいること自体が楽しくなってきて、興味深くただ聞くということのメリットをミラーは感じ始めたのだった。

夏期休暇を終え，大学に戻ってから私はアルコール依存症に関する研究論文を手当たり次第読み始めた。アルコール依存症のパーソナリティについての論文はたくさんあったが，そのほとんどはどれもネガティブであり，夏の間に私が会った人たちとは全く似ていないように見えた。

研　究

大学院を卒業し，博士号を取得したあと，ミラーはニューメキシコ大学に就職した。そこで選んだ研究テーマは，ハイリスクの飲酒者が依存症という滝壺に落ちてしまう前に，何をすれば元に戻せるか？　であった。認知行動療法 Cognitive Behavioral Therapy：CBT によって介入することになっていた。酔いの程度を知り，適度で止めるスキルを獲得させ，その結果，節酒ができるようになって，依存症を予防できるはずであった。一方，ミラーは"聞くこと"も大切にした。研究に参加する治療者全員がクライエント中心アプローチを学んでおくようにしたのである。聞くことができるようになってから，実際の治療をするようにした。最初に手がけた研究は CBT の内容によって治療結果が違うかどうかを調べたものだった（Miller WR, Taylor CA ほか，1980）。結果は大差なかった。ミラーはそのデータを再度分析してみた。Truax と Carkhuff の尺度（Truax CB と Carkhuff RR，1967）を使ってみると（クライエントの自己探求（本書 187 頁）を参照），クライエントの飲酒アウトカムの半分が説明できることがわかった。この尺度の値は 1 年後のアウトカムまでも予測していた。

> ミラー：結果は期待していたこととは違っていた。自分のデータそのものが教えてくれた。私は考えはじめた。もし，共感がアウトカムに影響を与えるなら，それにもっと注意を向けるべきだ。

研究がもたらした驚きはそれだけではない。依存症治療の専門家の目から見ると，異常なほど急激に変化する問題飲酒者がいるのである。CBT の立場から見ても，飲酒コントロールのスキルをクライエントが身につけるためには，数回以上のセッションが必要なはずだった。しかし，1〜2 回のセッションで

表 1.1　MI の発展の年表

	世界	日本
1969	ミラーが Lycoming カレッジで Cliff Smith からクライエント中心アプローチを学ぶ	
1972	ウィスコンシン州ミルウォーキーの依存症治療プログラムの夏期インターンシップに参加	
1976	ニューメキシコ大学の教官に就職。アルコール依存症に関する研究をはじめる	
1983	ノルウェーでのサバティカル。Behavioral Psychotherapy 誌に最初の MI の論文を掲載（Miller WR, 1983）	
1986	ロルニックが MI のデモビデオをつくる	
1989	ミラーとロルニックがオーストラリア，シドニーの国立薬物アルコール研究センター National Drug and Alcohol Research Centre（NDARC）で出会い，意気投合，本を書き始める	
1991	初版刊行	
1992	Project MATCH で用いられた，動機づけ強化療法（MET）マニュアルが刊行される	
1993	ニューメキシコ州サンタフェで最初の新規トレーナー育成 Training for New Trainers（TNT）ワークショップ	
1995	ロードアイランド州ニューポートで最初の MI トレーナーネットワーク Motivational Interviewing Network of Trainers（MINT）フォーラム。"MI とは何か"を出版（Rollnick S と Miller WR, 1995）	
1998	MI トレーニングビデオをリリース	
1999	ミラーがモンティ・ロバーツに会う。野生馬と心を通わせること Horse Whispering と MI の類似性に気づく	
1999	ロルニックが"Health Behavior Change"を刊行	

（つづく）

表 1.1 つづき

	世界	日本
2000		永田の論文"治療意欲面接"(永田利彦, 2000)
2001		地域医療振興協会公衆衛生委員会 PMPC 研究グループによる，ロルニックらの Health Behavior Change 翻訳出版(『健康のための行動変容(2001)』)。厚生労働科学研究報告書に"動機づけ強化療法"(原井ら，2001)国立菊池病院で MATRIX プログラムに沿った薬物依存症外来治療プログラム(KATS)開始
2002	第 2 版出版	九州アルコール関連問題学会で KATS について発表する
2003		原井が日本人最初の MINT メンバーになる
2004		世界行動・認知療法会議神戸大会 World Congress of Behavioral Cognitive Therapies：WCBCT にて，バターワースら Butterworth S, Hapke U によるワークショップ，原井らによるシンポジウム
2005		MI トレーニング DVD 日本語版【導入編】をリリースする
2007		後藤らによる第 2 版の翻訳出版(『動機づけ面接法—基礎・実践編(2007)』)
2008	第 1 回国際動機づけ面接学会(International Conference on Motivational Interviewing：ICMI)がスイスで開催される	
2010	MINT が法人化される	MI トレーニング DVD 日本語版【応用編】をリリースする

がらりと変わり，酒を減らしたり，止めたりするクライエントがよくいるのである。1～2回のセッションではスキルの獲得はできない。ミラーはスキルの獲得とは無関係に，何か自然な変化のプロセスがカウンセリングによって引き起こされたからだと考えるようになった。このような自然な変化を促進し加速することは，クライエントと治療者の間の関わり方と関連していると考えることが自然だった。そこで彼は研究に参加している治療者に対して，指示的なスタイルではなく，共感を用いるようにトレーニングし，クライエントの抵抗を引き起こすような対決を避けるようにした。

結果的に，この臨床スタイル自体そのものが治療介入技法だと考えられるようになった。CBTのスキルトレーニングから独立した存在になったのである。クライエント自身の動機を強める，それだけでも変化を起こすには十分なのである。

転換点：ノルウェーのヘジェルスタッドのクリニック

嗜癖行動治療国際会議 International Conference on Treatment of Addictive Behaviors：ICTABでの発表に刺激され，ミラーがノルウェーに行く話が持ち上がった。北大西洋条約機構（NATO）が出資したシンクタンクが主催する研究会に参加することになったのである。そこではアルコールの問題に行動療法を応用することを話し合うことになっていた。1982年，ソールストランでの研究会の合間に，ミラーはヘジェルスタッドのクリニックを訪問した。翌年のサバティカルの間にも再び訪れた。ヘジェルスタッドの大学院生たちとの毎週のミーティングの中であることが起こった。

> ミラー：ロールプレイ中にこの若くて聡明な院生たちから，なぜ，ここで，こんな言い方をクライエントにするのか，なぜこんなことをしないのか，のルールを言葉で説明してくれと求められた。全体の流れの中で，この場面，このタイミングを選んで前に進み，他のときはそうしないのか，を彼らは聞きたがった。彼らはタイミングを選んで，面接にストップをかけ，そこで何をしているのか，なぜなのかを明らかにするように求めてきた。そうやって答えを引き出されているうちに，私がクライエントに対してしていることは，クライエン

第Ⅰ章 概念 15

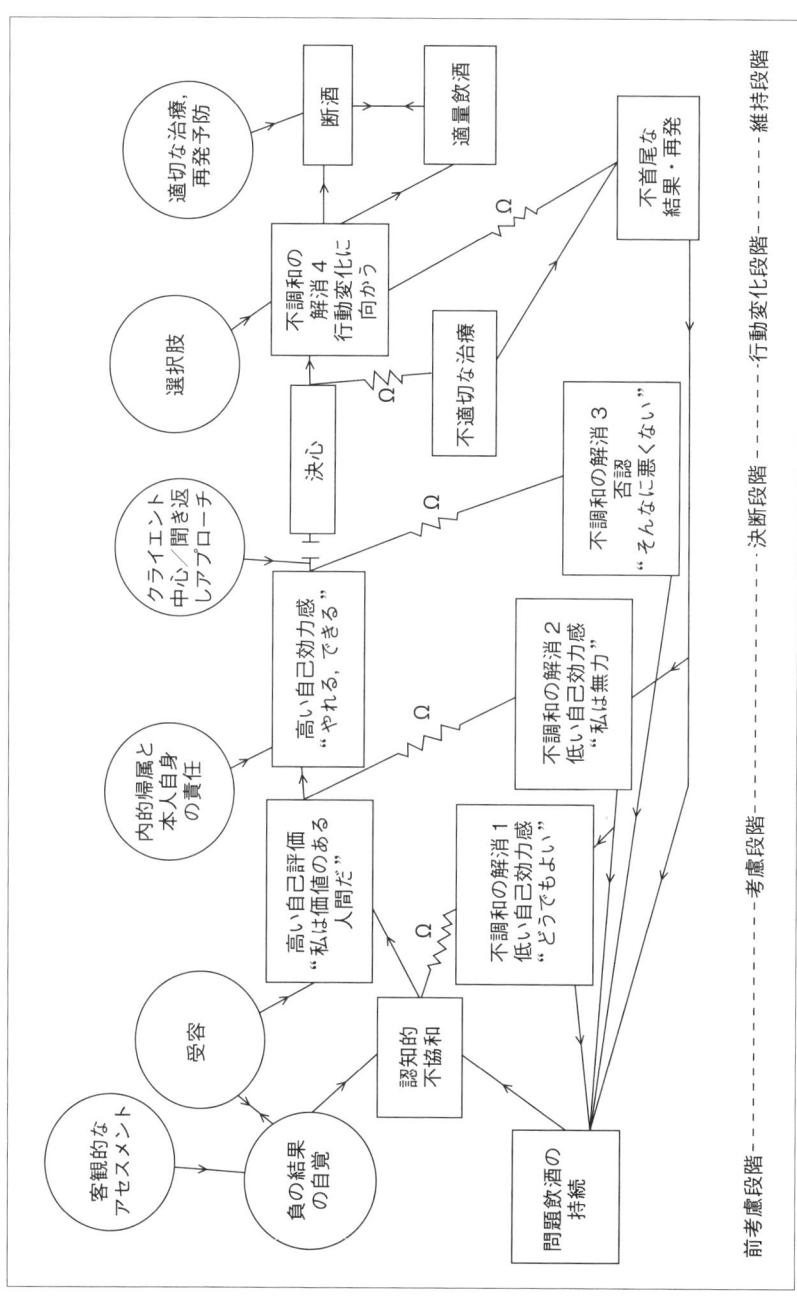

図 1.1 前考慮段階から維持段階までの動機づけ面接のシェーマ図（Miller WR (1983)／原井訳）

トが私に教えてくれたことだということに気づいた。これは今までの CBT の理論とは全く異なっている。これが私にとっての転換点であった。

　大学院生が好奇心と興味をもって根掘り葉掘りミラーを質問責めした結果，ミラー自身が自分のやり方を人にも分かるような言葉で説明できるようになった。これが MI を理論化できるようになったきっかけである。このノルウェーでのサバティカルの間，もともとは散髪屋だったクリニックの事務室で，ミラーは自分の臨床的アプローチを論文にした。そして，それはミラーがこれまで考えていた CBT とは別物だった。MI は CBT と相容れないものではないが，変化を促すという点では全く異なっている。MI は共感に依存しており，CBT よりも短時間に変化を引き出せるようになっている。

　この論文の最初の形は，ミラー自身が言語化した臨床的な決断ルールを忘れないように書き残したメモであった。1983 年のこの論文は冗長で，臨床例と理論的説明を含み，クライエントの抵抗を電気抵抗に譬えるなど，ユニークなものだった。ミラー自身は出版する気はなかったのだが，周囲の仲間に回覧され，コメントが付け加えられた。そのうちの一人が Ray Hodgson であり，『British Jounal of Behavioural Psychotherapy』誌の編集長でもあった。Hodgson はミラーの同僚のひとりとしてこの原稿を読み，次に編集長としての手配をした。

　　　Hodgson：原稿としては明らかに執筆規定よりも長過ぎたが，ミラーに連絡し，われわれのジャーナルに要点だけでもいいから出版することを考えてくれと伝えた。ミラーがオーケーしてくれたときにはとても嬉しかったし，このアイデアがこのジャーナルにとってとても大切だったので，できるだけ早く印刷されるように手配した。われわれのジャーナル，治療者のコミュニティ全体にとって大事だと考えたからである。

出会い

　1989 年の二度目のサバティカルで MI にとって大きな飛躍があった。ICTAB の研究会で Nick Heather と共同研究を行ない，そこでミラーはオーストラリアに招待された。1989 〜 1990 年の間である。そこでロルニックに

会い，研究プロジェクトで一緒に働くことになった。ロルニックはミラーに対して，MIがヨーロッパで急速に広まっていることを説明し，論文をもっと書くようにと促した。

> ロルニック：ミラーに自分のいた所でもこの方法がどれだけ役立っているかについて，はっきりと伝えた。そして単刀直入にこう言った。本当にちょっとでもいいから，何かを書くべきだ。そうすれば，皆が使い出すし，本当に大きな貢献になるだろう。
> ミラー：私はスティーブ（ロルニック）の申し出に驚いていた。なぜなら，アメリカではMIについて何も大したことは起こってないからである。スティーブがこのアプローチについてよく理解していることが私にも伝わったし，すばらしいトレーニングのアイデアを持っていた。そこで私は一緒に本を書くことを提案した。サバティカルの間の6カ月間で本を書き上げたのである。
> ロルニック：名刺サイズのカードにいろいろメモを書き遺したのを覚えている。二人の周りにそのカードを広げ，それを本にまとめていこうとしていた。それはたいへんな作業だったが，すばらしい作業だった。今日あるようにMIがなるとは当時の二人は思いもよらなかった。

ロルニックはMIを使ううちに，クライエントのアンビバレンスに注目するようになった。MIを教えるときに，アンビバレンスに注目させるようにした。アンビバレンスで抵抗や否認，怠慢も説明することができる。内発的な動機づけもアンビバレンスを解消するために起こると説明できる。1998年のMIトレーニングシリーズビデオでは，「私はそれをしたい，だけどしたくない」というアンビバレンスが中心的な役割を果たすことを解説している。そして，サマライズと両面をもった聞き返しを結びつけることによって，クライエントからチェンジトークを引き出す鍵となる聞き返しにすることができる。クライエントのアンビバレンスに注意を払うようになった結果，クライエントが変化のステージ理論（Procheska JOとDiClamente CC，1983）のどこに当てはまるかを考えながら，MIの戦略を考えるようになった。

1984年の第3回ICTABスコットランド大会において，変化のステージ理論とMIが同時にデビューした。嗜癖領域の研究者の多くにとってはこの2

つは切っても切り離せないように見えたはずである。本来，MI は変化のステージ理論とは無関係である。しかし，歴史的背景からすれば同い年の従兄弟のような関係にある。

　ロルニックとミラーが 2 人で成し遂げたことは，1 つ目には，クライエントが何を述べているかに気づくことを強調したこと，2 つ目には，クライエントが自ら言葉を言うように引き出すことを重要視したこと，である。クライエントに言わせたい言語，カウンセラーが引き出そうとする言語こそが，クライエントのコミットメント言語である。そして，それを引き出し強化することが MI の独特な治療技法になっている。この時点では，ミラーとロルニックはコミットメント言語を，自己動機づけ発言 Self Motivational Statements と呼んでいた。カウンセラーは共感を表明し，クライエントの自己効力感をサポートする。これだけなら他の精神療法にも共通するが，実際のやり方は，クライエント自身の口から自己効力感につながる発言を言わせるというものである。このような戦略は当時の他の精神療法の中では見られなかった。

　MI 第 1 版は 1991 年に出版された。そのすぐ後，Project MATCH[脚注] 研究グループによって，3 つの治療技法の中の 1 つに取り入れられた。MI が選ばれた理由は他の 2 つの治療プロトコル，CBT や 12 ステップとは，はっきりと異なっていたからである。また，MI には有用性の実証的なエビデンスと操作的な治療マニュアルを作れる可能性があった。

　一方，ジレンマもあった。MI は短期介入法であり，CBT や 12 ステップと比べるとセッション数が少ない。セッション数が異なるものを比べて治療結果が違ったとすれば，それは治療法のせいではなく，セッション数のせいということになるだろう。すなわちセッション数が交絡要因になる。しかし，MI を他と同じ 12 セッションに無理やり引き延ばすことも難しい。妥協策として，4 セッションにすることになった。2 つが治療セッション，後 2 つがブースターセッションで 6，12 週目に行なうことになった。MI に後からのフォローアップとフィードバックが付け加えられることになり，その点でも CBT や 12

　脚注：1989 年から米国国立アルコール研究所（NIAAA）が 8 年間かけて行なったアルコール依存症治療の効果を検証するための大規模ランダム化比較試験である。

ステップとは異なることになった。

　このようなMIと個人的なフィードバックの組み合わせは当初，単純な飲酒チェックとして計画されたものだが，後に，動機づけ強化療法に発展することになった。MIと混同されがちだが，データのフィードバックの部分はMIではないことに気をつけて欲しい。このあとMIはなにか他の治療の前奏として使ったり，同時に組み合わせて用いたりすることが，一般的な使い方になる。

健康行動

　ロルニックはプライマリケア領域への興味を持ち続けた。他の領域や職種にMIを応用するようになった。WHOが企画した大量飲酒者に対する短期介入の研究をするうちに，看護師の関わりが，しばしば患者さんの足を引っ張っていることに気づいた。ロルニックは看護師のために，MIの原則と一致させながら，病院のベッドサイドで行えるような短縮し構造化した介入法を開発した。やってみると，このような数分間程度の面接でもうまくいくことに気づき，これを高血圧や風邪などを扱う家庭医の診察室でも使うことを試みはじめた。MIの基本的なスキル，たとえば，聞き返しはいつもどんな場合でも使えるわけではない。ロルニックはスピリットを保ちながら，臨床家が患者に必要な指示も出せるようにした。医療現場での行動変化において重要なこと，たとえば，受診の時間設定や処方の調整，専門家としてのアドバイスも行なえるようにした。Pip MasonとChris Butlerと一緒に書いたものが1992年の本になった。

　この本では意図的にMIという言葉を除いている。この時点ではMI＝アルコール・薬物依存という受け止め方が強く，一般の開業医に入り込むにはMIという用語を除いた方が良いと判断されたからである。ここでの臨床研究の結果，プライマリケア医に患者が何を求めているのかを詳しく聞くようにするのが良いと考えるようになり，変化の重要性スケールと変化の自信スケールという2つの次元に重点を置くようになった。これが，MI第2版の中心的なポイントになっている。

普　及

　MIは1991年から急速に普及し始めた。アルコール依存症以外の問題にも

応用されるようになったからである。急速な普及には副作用もある。1つには，トレーニングの依頼の数がミラーとロルニックの能力を超えてしまった。2つ目には，あちこちでMIと称する実践やトレーニングが行なわれるようになったが，その中にはミラーとロルニックが提唱するMIのスピリットに反するものも出てくるようになった。3つ目には，MIは最初から概念として確立していたのではなく，研究の中から副産物として生じてきたものであるために，クライエント中心アプローチや他の類似した介入法，動機づけ強化療法などと混同されやすくなっていた。これでは初学者にとっては何がMIらしいことなのか，他と何が違うのかがわかりにくくなる。

　MIを使ったRCTが多数行なわれたが，他の介入法と比較するためには，純粋にMIらしい介入法と，そうでないものを操作的に定義しなければならない。そのツールが不足していた。またRCTを十分な規模で行なうためには，治療者をトレーニングできる有能なトレーナーが必要だった。ミラーとロルニックは面接の録音と逐語録をコーディングし，評価できるツールを作るようにし，それがMITI（Moyers TBら，2005：本書227頁，付録Ⅲ）やMISC（Moyers TBら，2003：本書179頁，付録Ⅱ）になった。またトレーナーを育成することにし，Training for New Trainers：TNTと呼ぶワークショップを，1993年から毎年，ヨーロッパと米国で交互に行なうようにした。

　一方で，資格をトレーナーに与えたり，臨床の実際のやり方の標準を定めたりすることには2人とも興味がなかった。MIの成立過程を考えれば，それはいかにもMIらしくないことだからである。大切なものはMIのスピリットであると考えた。資格認定や家元制度のような権威づけはMIのスピリットに反する。面接の上手・下手，治療の結果の優劣は資格の有無や上下とは無関係である。そして，もし資格づけをしたとすれば，資格のないものは仕事から排除し，規則に違反した者からは資格を剥奪することが必要になる。排除や罰のようなネガティブコントロールよりも是認や正の強化のようなポジティブコントロールの方がMIらしい。たとえ身近な知り合いが下手くそなMIをしていて，それをさも上手なように宣伝していたとしてもそれを取り除くようなことはしないことにした。悪貨を駆逐するよりも良貨を増やそう，すぐれたやり方を育て，広めることに力を注ごう，と考えた。平等的で協働的で楽しくワークシ

ョップを進められるようなトレーナーを育てようと考えた．それが MI らしい，いいやり方である．

　　ロルニック：私は資格や登録という話を聞くと頭に来る．
　　ミラー：誰が MI 査察官になどになりたいものか！

　TNT が行なわれると，その後のフォローアップも必要になる．トレーナーたちを組織して，MI トレーナーネットワーク Motivational Interviewing Network of Trainers：MINT を作り，その最初の MINT フォーラムがニューメキシコ州アルバカーキーで 1995 年に開かれた．TNT を受けた人たちがさらにトレーニングの手法と研究に関する情報を交換する会となった．MINT とメンバーは最初は英米が主体であったが，北欧やドイツ，スペインなどにも広がるようになった．組織が大きくなるにつれて，運営の透明化が必要になり，2010 年からは法人化されている．またトレーニングとは無関係に，MI の応用や理論に関する研究発表の場が求められるようになり，2008 年から国際 MI 学会が隔年で開かれるようになった．1 回目はスイスのインターラーケンで，2010 年はスウェーデンのストックホルムで開催された．

将　来

　2002 年に第 2 版が出版された．最初の論文から 20 年経ってからである．ミラーとロルニックは十分なエビデンスが集まってから改訂版を出そうと考えていた．ミラーは何かを主張するためには，考えや思いつきだけではダメだ，データのサポートが必要だと，エビデンスがあるということに厳密であった．編集者は早く出したがっていたが，ミラーはまず研究が何を言っているのか，分かってからにしようと主張した（Amrhein PC ら 2003）．
　第 2 版でタイトルが変わったのは，MI が最初のアルコール依存症から，他の問題にまで対応するようになったことを意味している．もはや MI は嗜癖の問題にとどまらない．近年の MI の応用は実に広い．辺境のアフリカの村の水浄化，DM の血糖コントロール，アルコール使用，また野菜や果物の量を増やすだったりする．これだけみれば，MI の将来は順風満帆である．

しかし，現実はそんなに甘くない。禁煙の試験ではMIが比較治療に勝てないRCTがでてきた（Tappin DMら，2005）。大規模な試験であり，今あるエビデンスから判断する限り，MIで妊婦の喫煙率を下げられるとは言えない。MIはようやく実験室を出て，外で試される時期が来たと言うべきである。

MIという態度：スピリット

　本の中に書けることはMIの技術的な側面でしかない。面接中の態度や感覚は教えられない。一方，MIが普及するにつれて，技術的側面だけが広がるようになった。たとえば聞き返しをMIではよく使うが，聞き返しだけが続き，そこから前に進めないカウンセリングも見かけるようになった。あるいは"動機づけ"という言葉から，やる気のない人にやる気をつける方法と思われたり，動機づけが必要と周りが思う場合には必ず役立つ方法と思われたりするようになった。動機づけ面接は外からやる気を与えたり，動機づけしたりする方法ではない。技術を伝えるだけでは，このような問題が生じやすくなる。

　MIの本当の威力は，ひとつひとつの技術を磨くことよりも，スピリットを正しく体得していることにある。MIは罰を用いない。そして，どこをどう，いつ認めるかについて心を砕き，何よりも相手の自発性を伸ばすようにする。MIのスピリット（**表1.2**）は，動物の訓練にも共通している。

　　ミラー：ある日，家内がこういった「あなたこれを見なくちゃいけないわよ」。それでモンティ・ロバーツ Monti Robertsが特別番組に出ているのを見て感銘を受けた。どこかそれはMIによく似ていた。彼に私のMIのテープを彼に送った。返事はなかった。翌年，サンタバーバラに行った時に，ふと思いついて彼に電話してみた。モンティは彼の牧場に招待してくれた。「本やビデオを見たんだ，君は私と同じことをやっているのだと確信した」と言ってくれた。違いは私が人，彼が馬とやっていることだけである。

　　モンティ：MIの本を読んで，ビデオを見た。私にとっては細部を覚える必要はない。私たちは同じことをしているからね。ミラーに教えることはない。学ぶことがたくさんあった。人は自分の状況を本当によく知ることを始めれば，自分のすべきことが何か分かるようになるのである。

表1.2 MIのスピリット

	低いカウンセラー	高いカウンセラー
自　律 Autonomy	外から与えられた教育的情報がなければ，クライエントは望ましい方向に動くことができないと考えている。治療者が最適だと考える方向にクライエントが変化するのが当然と思っている。クライエントには選択の余地がないと告げることもある。外的な条件（身体的・経済的制限や法律，他人からの強制）が選択の自由を奪ったと仄めかすこともある。目標に近づくにはたった一つの方法しかないと主張したり，クライエントの変化の能力について悲観的であったり冷笑的であったりする。	クライエントに選択の自由と行動をコントロールする責任があることを保証する。クライエントが自分自身で自分の生きがいを見いだし，その方向に動く可能性を持っていると見なす。このことをクライエントが自ら認めるのを助けるように努める。自由な選択の余地が全くないときでも，変化と現状維持の二つの選択の余地は残されていることを明言する。ただし，クライエント自身が自分には選択の余地が全くない，どん底だと感じ，現状に対して絶望している場合には，共感を示すためにクライエントに選択の余地がないと明言することがある。絶望すること自体がクライエントの選択肢の一つと考える。
協　働 Collaboration	相互理解に向けた努力がない。前に進むために自分の権威と専門的知識に頼る。善意や良心はお節介と押しつけになる。面接の流れの全てをクライエント任せにすることもある。問題解決に当たってクライエントの知識と経験を尊重しない。変化の必要性とそのための手段をクライエントより先に話す。クライエントとの相互関係は上下関係のようである。	目標に向かってクライエントと協働する。クライエントの考えに対して純粋な興味を示し，それらを進んで知ろうとし，それらによって自ら発言を変えていく。クライエントがはっきりと必要だと述べたときにのみ戦略的に専門的知識を使う。クライエントとの相互関係は息のあったパートナーが社交ダンスをしているようである。
喚　起 Evocation	クライエントの考えに表面的な興味を示す。これらを詳しく探る機会を見逃す。クライエントがまだ自分の態度を決めかねている段階で，クライエントの意図について決めてかかったり，クライエントの迷いを無視したりする。クライエントからの情報集めを長々と集めることもある。この場合，クライエントが今まで分かった事実についてどう感じるかを探ることをしない。クライアントからチェンジトークを引き出すのではなく，与えがちである。	変化がなぜ良いのか，あるいは悪いのかということについてのクライエントの個人的な受け止め方に関して知ろうとする。クライエントが個人的な考えを述べたときに，すかさずフォローアップする。クライエントが自分の考えを全く述べない場合は，積極的にそれらを引き出そうとする。変化への個人的な理由とそれを達成する手段をクライエントが自ら探索することを優先し，この探索が他のことで邪魔されることを許さない。クライエント独自の価値感を理解し，それが言葉になる機会を積極的に作り出す。

馬は犬についで長い間，ヒトに使役されてきた歴史のある家畜である。読者の中で馬や犬を見たことがない人はいないだろう。しつけや訓練が必要なこともご存じだろう。そして，家畜に対するしつけの基本は飼い主との主従関係をはっきりさせることであり，そのためには幼犬・幼馬のうちから，悪いことをしたらすかさず叱るなど罰を与え，飼い主を舐めてかかるようなことは許さないことが必要だと思うだろう。相手は動物だから，場合によっては体罰，"愛の鞭"が必要と思う人も多いだろう。競馬の騎手は手に鞭を持つ。

モンティは罰を使わない。動物の訓練の達人は罰を使わないのである。チンパンジーに図形文字を教えた松沢哲郎（2000）も，セラピー犬ヘンリーをトレーニングした山本央子（2007）も罰を使わず，強化だけをつかっている。強化の原理を知る訓練者は罰を必要としないのである。彼らはたとえ相手が馬やチンパンジー，犬であっても，コミュニケーションが取れない，言うことを聞かない，飼い主の指示に抵抗する，頭が悪い，とは考えない。相手が自発的にやるべきことをするように環境を変えるようにする。訓練者自身が変わるようにするのである。松沢は確かに強化子としてリンゴ片を用いるが，チンパンジーは空腹でリンゴに飢えているから，画面のタッチパネルの数字を触るのではない。勉強の時間が来たから，触った感触があるから，正答・誤答の結果がすぐに提示されるから，そして実験セッションが終わったら実験者が遊んでくれるから，やっているのである。

このように全体のコンテキストを見通しつつ，その一部として面接を動機づけに用いることができるようにならなければ，MIを生かしたことにはならない。それができることがMIのスピリットを体現していることになる。

MIのスピリットには次の3つの要素がある。ACE（エース）という語呂合わせがある。

A：自律 Autonomy
C：協働 Collaboration
E：喚起 Evocation

これらは技術ではなく，態度である。技術を身につけて達成した結果である。

酒にたとえれば旨味ということになる。旨味は結果としてははっきりしているが，技術のようには操作できない。意図的に弄ろうとするとかえって旨味を殺してしまう。技術がいくら上手くても，旨味という結果に気づかなければ，技術倒れになる。一方，技術的に一部で失敗したとしても，たとえば，MIらしくない聞き返しをしたり，無用な助言をしてしまったとしても，MIのスピリットに達することができれば，結果として，面接はうまくいっている。

MIではないもの

　MIを概念として理解するためには，MIに一見似ているが，そうではないもの，すなわちMIもどきを採り上げると役立つ。自分とは誰かを理解するためには，他人と比較することが役立つのと同じである。代表的なものとしてソクラテス式質問法を採り上げよう。

ソクラテス式質問法はMIではない
　ソクラテス式質問法は認知行動療法のマニュアルにはたいてい取り上げられている。認知療法の創始者であるアーロン・ベックAron Beckの娘であるジュディス・ベック（Beck JS, 1995, p.11）によれば，「ソクラテス式質問法とは，治療者が患者に異議を唱えたり，治療者の視点を取り入れるよう患者を説得したりするのではなく，治療者が質問を重ねる中で，患者が自ら気づいたり発見したりするよう誘導する手法のことである」。同様に伊藤絵美（2005, p.46）によれば，

　　ソクラテス式質問法のポイント
　　1. 当事者が自問し，自ら発見できるように問いかける
　　2. 適度に制約を設けたオープン・クェスチョンを用いる
　　3. どんな回答であれ，相手の発言を尊重する
　　4. どんな回答であれ，相手の発言に関心を示す

となる。MIの4つの原理と似ているように見えるが，ソクラテス式質問法は

MIではない。プラトンPlatoが書いた"クリトンCrito"の中から引用してみよう（http：//www.e-freetext.net/critoj.html）。

逐語録1　クリトン

ソクラテス1：ねぇクリトン。君は少なくとも明日死ぬかもしれない，という状況に置かれた人間ではない。だから，君はいわゆる第三者なんだし，置かれた状況によって判断が曇ることもないだろう。だから言ってくれ，僕が言ってきたことは正しいのだろうか。つまり，ある人たちの意見だけを尊重し，それを重んじるべきであり，他の人たちの意見を重んじる必要はない，というのは正しいのだろうか。答えてくれ，僕の考えは正しいだろうか。

クリトン1：間違ってないよ。

ソ2：良い意見は尊重すべきだが，悪いのはそうすべきじゃないんだね。

ク2：そのとおりだ。

ソ3：賢い人びとの意見は良いもので，賢くない人の意見は悪いものだろうか。

ク3：そうだね。

ソ4：じゃあ，違う話ではどんなことが言われているだろうか。体操の練習をしようとする生徒は，みんなが自分をほめたりけなしたりする，そういう評価に耳を傾けるべきだろうか，それともたったひとりの―医者だったりトレーナーだったりする人としてだ―そういう人の評価に耳を傾けるべきだろうか。

ク4：その人の評価だけを聞くべきだよ。

ソ5：じゃあ，怒られないように注意し，ほめられるよう努力すべきなのは，そのたったひとりに対してであって，みんなに対してではないね。

ク5：確かにそうだね。

ソ6：じゃあその生徒は，態度や訓練，飲み食いの方法を，どうするのが良いことかを知っているただひとりの主人が指示するように行なうべきで，他の多くの人がまとめてくれたように行なうべきではないと言うんだね。

ク6：そのとおりだ。

ソ7：じゃあ，もし生徒がその先生の言うことに従わず，その意見や賞賛を無視し，体操のことを何も知らない人たちの言うことに従っていたら，なにか悪いことをこうむらずにすむだろうか。

ク7：決してそんなことはないさ。

ソ8：じゃあ，その悪いことというのは，その人の何に表れて，どこに影響を及ぼすんだろう。
ク8：それは体に影響があるに違いないよ。悪いことをしていたら，体が壊れていくんだからね。
ソ9：そのとおりだ。ところでクリトン。これは他のことでも――いちいち挙げたりはしないけれども――真実なのではないだろうか。特に，正しいこととそうでないこと，正当なことと不当なこと，善いことと悪いこと，こういった，今僕たちが議論しているテーマでは，多くの人の言うことに耳を傾け，それに従うべきなのか，それとも，そのことを理解しているひとりの人が言うことに耳を傾け，従うべきなのか，どっちなんだろうか。

　僕たちは，他のすべての人が言うことよりも，善悪の基準を理解している人が言うことを恐れ，敬うべきじゃないかね。もし僕たちがその人を省みなかったら，僕たちは，正しいことによって善くなり，正しくないことをすれば悪くなる，あるものを傷つけ，破壊してしまわないだろうか。それとも，そんなものは存在しないのだろうか。

ここまで読まれてどう思うだろうか？　少なくとも次のことには気がつくだろう。

1. ソクラテスは閉じられた質問を多用する。開かれた質問は「ソ8」の1回だけである。これも「ク8」の答えが出ることを期待した質問であり，クリトンの自由な考えを引きだそうとしているわけではない。
2. ソクラテスの発言は相手よりも長い。

　クリトンが知らない答えをソクラテスは知っている，それをクリトンから言わせようとしていることはわかるはずだ。他にはどんな特徴があるか，考えてみて欲しい。

　ソクラテス式質問法を行なった意地悪な自験例を示そう。ある県では地方精神神経学会を年に2回開催している。20題ほどの学術発表のあと，懇親会が行なわれる。そこで次のような発表があった。抄録は以下のようなものである。内容は意味が通じる程度に改変している。

演題　クエチアピンが強迫性障害に著効した 1 症例

　近年，非定型抗精神病薬が開発され，統合失調症，特にその陰性症状の改善に大きく貢献している。また，妄想の存在するうつ病や発達障害など，統合失調症以外の疾患で効果を認めた症例も報告されている。今回，われわれは強迫性障害にクエチアピンを使用し，著効を認めたので報告する。

　症例は 50 歳，男性である。主訴は「いろいろな些細な事が気になって仕方がない」であった。

　X–2 年 5 月中旬より強迫症状が出現し，そのうち，不安，拒食，抑うつ等を併発した。X–2 年 6 月より，近所の精神科クリニックや内科医院を受診するも，症状の改善なく，平成 X–2 年 7 月 8 日，当院精神科病棟に紹介され，入院となった。

　入院後，抗不安薬や気分安定薬，多くの抗うつ薬を使用したが，いずれも効果を認めなかった。X-2 年 12 月 13 日より，眠前に 25mg のクエチアピンを追加したところ，2 週間後には効果が出現し，3 週間後には症状が大部分消失した。

　発表後，原井が質問をした。この学会場では原井が強迫性障害のエキスパートとして認められているからでもある。

逐語録 2　学会で MI もどき

原井 1：興味深い発表をありがとうございます。それまで精神的に健康だった方が，50 歳で強迫症状を発症し，どの薬を使っても数カ月間，症状は変わらなかった。クエチアピンを使ったら，3 週間で治ってしまい，退院し，その後もクエチアピンを続けて，良い状態を維持している，ということですね。

演者 1：はい，そうです。

原井 2：そして症状については強迫性障害と診断されたのですね。

演者 2：ええ，DSM-IV にそって診断しました。

原井 3：DSM-IV をきちんと分かっておられるわけです。単純に診断クライテリアを当てはめたというだけではなく？　そして，この症例は強迫性障害として間違いないというわけですね。

演者 3：そうです。当院では他の患者さんの診断でも DSM できちんとつけるようにしています。

原井 4：ええ，診断については間違いがない，自信をお持ちですね。統合失調症など精神病性障害のような I 軸診断，人格障害や発達障害などの II 軸診断についても，他の診断は除外しておられるということですね。

演者4：そうです。DSMからみても統合失調症はないです。
原井5：そうですか，DSMは文句なく，きちんと利用しておられます。
演者5：ええ。
原井6：すばらしい。そして，この症例で特徴的なところは薬の反応性ということですね。
演者6：ええそうです。クエチアピンがこれだけ効いたという点で。SSRIはどれを使っても駄目だったです。
原井7：薬物反応性以外では？　他には？
演者7：まあ年齢もですかね。
原井8：ええ，そうですね。発症年齢でもユニークなご発表です。DSMでは「強迫性障害は通常，青年期または成人期早期に起こる」としています。それを書き換えなければならないようなご発表ですね。薬の反応性だけではなく，高年齢発症の強迫性障害があり，それは一般的な強迫性障害とは薬物反応性も違う，というような。
演者8：ええ，はあ，まあ。（しどろもどろになる）
座長：まあ，これぐらいのところで，先生，ありがとうございました。
　（参考：DSM-IV-TR（p.443）より。強迫性障害は通常，青年期または成人期早期に始まるが，小児期に始まることもある。発症年齢の最頻値は，女性より男性のほうが低く，男性で6～15歳，女性で20～29歳の間である。ほとんどの場合発症は緩徐であるが，症例によっては急性の発症も認められている）。

　懇親会では，発表者は私と目を合わせないようにしていた。
　この逐語録2について，どう思われるだろうか？　聞き返しはしている。しかし，相手に対して共感表明をしているように聞こえるだろうか？
　これはMIとは言えない。確かにOARSは使っている。是認もしている。しかし，協働はない。ソクラテス式質問の特徴はカウンセラーが答えを知っていることである。上記の場合，筆者はDSMのことを知っていて，そして演者が知ったかぶりをして答えていることも知っている。筆者の意図を隠したまま，最後に矛盾を広げている。原井4，5，6で是認をしているが，これも最後まで読めば底意地の悪い戦略的な是認だと分かるだろう。

ある ACT のダイアログは MI ではない

筆者は，アクセプタンス＆コミットメント・セラピー Acceptance & Commitment Therapy：ACT に関する著書がある（原井，2006b）。ACT と MI が分かっているといることになる。MI はセラピーとは呼ばないのと同じように，MI は ACT ではない。MI をしながら ACT をできる。一方，ACT をやっていることは MI にはならない。翻訳本であるが，ACT の教科書（バッハ Bach PA とモラン Moran DJ，2009，pp.201-202）からダイアログを引用してみよう（シャンドラは C に，セラピストは T に置き換え，番号を振った。後で述べる部分について下線を引いている）。

逐語録3　ACT のダイアログ

C1：（ぶっきらぼうに）ええ，ええーーあなたがどういう方向に持っていきたいか，というのはわかっています。今度は，何をしたらいいんですか？

T1：私は，ある変化に気づきました。面接の初めの方と比べて，最後の 10 分くらいは，あなたとちょっと距離があるように感じたんです。それで，思い返してみると，先週の面接の終わりにも，同じように感じました。何か，思い当たる節はありませんか？

C2：あの……その……正直に言うと……歯医者さんの予約をしていて，それに遅れてしまいそうなんです。だけど，この面接も早退したくないし。

T2：この面接の後に予約が入っているということですか？

C3：はい。来週以降も 3 回火曜日に歯医者さんを予約してあるんです。これじゃ，遅刻だわ。予約の時間まであと 10 分。

T3：それは具合が悪いですね。

C4：（泣きそうになりながら，いきなり言う）ごめんなさい！　怒っていますよね。歯医者さんも怒るはずです。火曜日の 3 時に面談しましょうって，あなたと約束しましたよね。このセラピーは，私にとって大事だから，ぞれに同意したんです。でも，その後，歯医者さんにも同じ時間に来てほしいって言われて。遅刻だわ。歯医者さんも私のことを怒るはずですよね！

T4：同じ時間帯に 2 つの予約は，都合が悪いですね。今，あなたは，どうしたいのですか？

C5：私は，あなたを怒らせたくありません。

T5：うまく調整できるかを考えてみましょう。私が火曜日の 3 時を提案したの

は，この時間が空いていたからであって，この時間しか面接ができないからではありません．

C6：（ことばを遮って）怒らないでください！　あなたにも歯科医にも診てもらいたいのに……また，めちゃくちゃにしてしまったんだわ．私が言いたいことわかってもらえますか？

T6：私は，お互いにとって都合のいい面接時間を決めたいだけなんです．この時間では都合が悪いとか，今後数週間はこの時間では都合が悪いとかいうのであれば，火曜日の5時か6時，あるいは水曜日の12時か1時か2時でも大丈夫ですよ．

C7：私は，てっきり，あなたが火曜の3時にだけ，面接したいんだって考えていました．

T7：そのように伝わってしまったのなら，すみませんでした．その時間しか面接できないということではなくて，どちらかと言えば好ましい時間というつもりで，その時間を提案したんです．

C8：でも，ご迷惑じゃ，ありませんか？

T8：不都合だったら，そうお伝えしますよ．私の都合がいいのは，火曜日の5時か6時，あるいは水曜日の12時か1時か2時です．

C9：それじゃあ，私のことを怒っているわけじゃないんですね？

T9：怒っていませんよ．

C10：患者として私を見捨てたりしませんよね？

T10：私たちは，うまくやっていくことができますよ．さあ，もう，歯医者さんに行った方がよいのではありませんか？明日の午前中にお電話しましょう．そこで，あなたにとって，もっと都合のいい時間を決めましょう．重要なのは，このことについて，もう少し話し合うことだと考えています．今度の時の方が，あなたもずっとここいられて，ちゃんと話し合う十分な時間があるでしょうから．

C11：じゃあ，私のことを怒ってないんですね？　本当に電話してくださるのですね？　ただ口先で，言っているだけじゃないですよね？

T11：怒っていませんから．それでは，明日の午前10時から11時の間にお電話します．

MIの応答とはっきり異なる部分を説明しよう．

・T1は最初からセラピストが自分の感想を述べている．MIであれば，「今

は，先ほどのまでの話とは別のこと，次をどうするか？など，考えているのですね」と聞き返す。クライエントが自分から「距離がある状況」を述べるように促す。

- T3 は誰でもするごく一般的な対応であるが，これは常識的同情である。MI であれば「先ほどから，時間のことが気になっていた，早く言わなくちゃ，いつ言おうかと迷っておられたのですね。今，やっと言えたんですね。思い切って」迷っていたことについて聞き返し，やっと正直になれたことを是認する。
- T4 はいきなり開かれた質問になっている。このクライエントはカウンセラーに怒られたくないので大人しいが，クライエントによっては，「だから，もう出たいんです，料金は今度でいいですね」と捨て台詞しそうである。
- T5 から T6 はまったくかみ合っていない。カウンセラーとクライエントがお互いに言い訳を出し合っている。これにうんざりしたセラピストは話を切るために謝り，そして T9 と T10 で「怒っていない」とクライエントに保証し，宥めるはめになっている。

MI なら，T5 で次のような両面を持った聞き返しをする。

■T5x：今，この場では私が怒っているかどうか，次がどうなるかが心配なのですね。一方，次の歯科医がどう思うかも気になっている。

クライエントが「はい」と答えてくれれば，

■T6x：目の前の相手が怒るかどうかが気になり，自分の予定や都合を話すことが難しいということですね。どうでしょうか，カウンセリングの予定はいま立てず，歯科が終わってから電話で決めることもできます。次の予定を今，これから決めるか，後まわしにして，今は歯科の予約を優先するか，どちらもできます。

もし，ここでクライエントが「私は，あなたを怒らせたくありません」と再び答えたならば，

■T7x：そのことが気になって決められないのですね。ACT の本では，その気持ちよりも目的を大事にしよう，と書いてありましたね。

と教示することができる。あくまでクライエントが決めることを尊重しながら進めるようにすることで，本来のACTらしい，Accept（受け入れる），Choose（選ぶ），Take Action（行動する）をクライエントに実践させることができる。

> **サイドコラム①**

電気店のレジでMI

　私はいろんなところでMIをしてみるのだが，中には，これは他人から見たら笑えるぞというやりとりがある。MIが特殊な面接スタイルだから当然ではある。

　私はパソコンが好きで，何でも電子化してしまう。近年はいわゆる"自炊"をしていて，書棚を整理している。"自炊"とは書籍や雑誌を裁断機で切断しスキャナーを使ってデジタルデータに変換する行為である。データを「自ら吸い込む」ことからユーザーの間で「自炊」と呼ばれるようになった。自炊したデータは日本語OCRをして検索できるようにしている。この本を書くためにも大いに役立っている。神田橋先生の本から「ほう」という応答を学んだのだが，それがどの本のどのページにあるかまでは覚えていない。でも，スキャンしOCRした自家製電子本の中からテキスト検索を書ければ一瞬に見つけることができる。

　ある日，ドキュメントスキャナーを買いに電気店に出かけ，商品を持ってレジに立ったときのことである。

逐語録4　聞き過ぎる客
店員1：代金は5万円です。ところで，お客様，当店の保証システムについて説明しても良いですか？
原井1：それは商品の5％程度？を追加で払えば，通常の1年間メーカー保証に付け加えて，3年間無償修理ができるということですね？
店員2：全部無償と言うことではなくて……。
原井2：つまり，ゴムローラーや紙ガイドのような自然に消耗する部分については保証しないが，通常使用では壊れない筐体やモーターなどについては無償修理ということですね。
店員3：いいえ，ゴムローラーも保証対象です。

サイドコラム①

原井3：え！？　毎日10枚スキャンするとして，年間約4,000枚，それぐらい使うとローラーがすり減り，交換が1年ぐらいで必要になりますが，それも無償交換するということですね。たとえ5回でも。
店員4：そうです。3年間，何度交換して頂いても無料です。
原井4：そして5％ですか？　2500円か。交換用ローラーはそれより高い。それでお店としては，お得ですから，ぜひ私にお勧めということですね。
店員5：はい，そうです。
原井5：分かりました。保証つけます。
店員6：はー。

　この中で私がしていることは，増幅した聞き返しである。相手が述べることを先取りして話している。原井2は要約になっている。原井が知る家電購入の知識を加えている。家電購入の知識がある読者も常識と思うようなことである。それに対して，店員3で修正が加わっている。原井4は店員が伝えたい要点をコンパクトにまとめている。これを言われてしまうと，店員はもうなにも付け加えることがない。店員は言うことがなくなってしまったわけである。このやりとりではどちらが店員か分からない。

　横で立ち聞きしていた他の客が笑っていた。私も傍目にはおかしいことは分かっているが，話が短くて済んだことが，MIのおかげと喜んでいた。しかし，次にも同じことをやるかどうかは，まわりに人がいるかどうかを判断してからにしようと思う。

第 II 章　方　法

MI as a style of communication

起 O（開問）	承 A（是認）	転 R（返聞）	結 S（要約）
• オープニング • 確立操作	• あれとこれ • 分化強化	• 理解深める写生 • タクト	• 先に進む • 消去による変動

O：開かれた質問（オープニング）

　人と人が最初に顔を合わせるとき，まず，することは，アイコンタクトであり，挨拶である．席を勧めることもある．次にすることは質問であり，クライエントに話を促す態度である．すなわち，クライエントに何か自由に話をしろと要求することから始まることになる．開かれた質問であれば，答えは自由にできる．

　聞き手であるカウンセラーは，クライエントのどのような答えであっても興味深く聞くという態度を示している．クライエントにとっては言い放しではなく，聞いてくれる，それが分かっているから話す．自分が話せばそれに応答があることが分かっている，このような状態は後から期待される強化を強める状況を作っていることになる．行動分析学の言葉でいえば確立操作になる．強化子などに対する感受性を確立する手続きである．逆に，閉じられた質問は答えが限られている．「どこに住んでいる？」，「手洗いの時間はどのくらい？」．

　答えを閉ざすのは質問の文言だけではない．状況もそうである．スピード違反取り締まりで捕まったとき，警察官が「何があってお急ぎだったのですか？」と聞いてきたとしよう，文言は開かれた質問でも，質問の働きは「何か申し開きはある？　あるなら，してもいいけど無駄だよ」という意味である．

　ここでは読者に最初に逐語録を読んでもらうようにする．これを読んでどん

なことを感じるだろうか？　私はあなたをテストしたいわけではない。この逐語録についてあなたがどう思うのかについて関心がある。

逐語録：不潔恐怖患者に対する行動療法への動機づけ場面

　以下は，「動機づけ面接の応用〜不潔恐怖患者に対する行動療法への動機づけ場面〜（DVD）」からの逐語録である。ケースは橋本さん（偽名）28歳，女性，主訴は不潔恐怖と手洗いである。この患者はある精神科病院に強迫性障害の治療のため入院している。入院後，手洗い時間のセルフモニタリングと短縮化訓練と薬物療法を開始し，強迫性障害とその治療についての心理教育を行なった。手洗いの時間は最初の一日合計3，4時間から2時間以下に短縮してきた。心理教育の中には集団による教育セッションもある。既に行動療法を経験し寛解した先輩患者が病棟にやって来て，治療の体験を話すものである。

　主治医（私）は，さらに，エクスポージャー（不快なものに意図的に触れるようにする）と儀式妨害（反応妨害とも言い，一切の儀式や手洗いをしないこと）を導入しようとしている。エクスポージャーと儀式妨害 Exposure and Ritual Prevention は，略して ERP と呼ばれることが普通である。具体的には，便などの本人がもっとも嫌がっているものに触り，汚れた感覚のまま，全く手を洗わないで3日間を過ごす。もちろん，本人は乗り気ではない。

　場所は病棟の診察室である。T は治療者，C はクライエントであり，番号は発言順を示す。

逐語録5　不潔恐怖症患者に対する動機づけ
T1：橋本さん，どうですか？　先週，行動療法，エクスポージャー，儀式妨害のやり方を説明して読んでもらいましたがどう思いましたか？
C1：いやー，正直怖いです。
T2：うーん。そうですね。大概の人はそう言いますよ。怖い。あんなことできないという感じ？
C2：できないですね。
T3：そうですよ。すぐできると言われてもおかしいですよね。できないですよね。
C3：できないです。

T4：う〜ん。全然ちょっとこういうふうな，まったく3日間水を一切使わないで最終的には便を触るってことなんですけど
C4：いやー，そんな。だってトイレの後も手を洗ったらいけないんですか？お風呂もだめなんですね。いやーそんな。で，便触るんですか？
T5：うん。
C5：何で便を触るんですか？
T6：あーん。もうそんな便を触る理由なんかないって感じ？
C6：はい。考えられないです。
T7：考えられないよね。そうよね。うん。あんなこと一応読んでもらったけど怖かった？ 全部読めた？
C7：まあ，一応読みました。
T8：うーん。でもそこの部分，便を触るところ書いてあったじゃないですか？ で，手を洗わないようにするって書いてあったじゃないですか？ それを読むだけでも怖かったんじゃない？
C8：いやー。想像したくないですね。そんなの。
T9：そんな風にするとかね。
C9：はい。
T10：それしっかり読んだんだ。
C10：一応。だって先生が読んで下さいって言ってたから一応読みましたけど……。はい。
T11：それをどうするか。やるか。どうしようか。この1週間考えてました？
C11：うーーん。やるかどうするかっていうか考えたくないっていうのと，やるなんてことは想像できないですね。
T12：うーん。うーん。うーん。実際やるって想像できない。一応書いてあることは読んだ。読んでこうして見て，うわーって感じだった。
C12：うーん。
T13：うわーと思いながら一応読んでた。
C13：はい。
T14：よく読んだね。
C14：だって，先生が行動療法をやれば治りますって言われたんでどんな治療かな？って思って読んだんですけど，あんなことやって本当に治るんですか？
T15：うーん。なんか。どう？ もし治るならやってみたいってことなの？
C15：いやー。治るならやってみようかと最初思ったんですけどでも，あの内

容を読んだらとてもとても私にはできないと思いました。
T16：うーん。うーん。うーん。ということは，読んでいるだけで，もう，こんな怖いこと，こんなえーーーとかいって読んでいるうちに手を洗いたくなることもあるんだけど，そんな感じ？
C16：（頷く）はい。なんか読んだだけですぐ汚れた感じがしたんですよ。
T17：えー。えー。えー。えー。
C17：はい。
T18：まあ，今洗ってるもんね。洗ってしまってるだろうけどよく読んだね。
C18：はい。
T19：あれ読むのもいやだって，なんかそのままずうっと1週間置いたままにする人もいるんですよね。よく読んだね。
C19：はい。一応読みました。
T20：うーん。で，読んでるうちになんかまた洗いたくなってきてしまってというか洗う回数が増えてきたりする人もあるんだよね。で，読むこと自体も怖いとか言って考えたくないって人もいるのに，えー，じゃあ一生懸命なんとかどうしようか，どうするんだろうか思いながらでも読んだわけだ。
C20：はい。読んだんですけど，読んだ後すごい怖かったんですよ。
T21：うーん。
C21：怖くってすごい不安になって結構，看護婦さんにも迷惑かけたかなって思うんですけど……。不安になってしまって。
T22：うーん。うーん。うーん。もうこんなこと考えない。読まないで済むんだったら読まないでしたいな〜と思いながら，やっぱ私が言うから，で行動療法もしなくちゃいけない気持ちもあって読んだってことね。で，今読んでみたけど，本当にするってなったらもっと怖い。読むだけでも怖いのに本当にやるならどんな風になるかとか思うもんね。ふーーん。そうよね。
C22：はい。
T23：どう思う？　やっぱり読んでるだけでも怖い。で，読んでて，一方，あなたの方はもし実際あのとおりにやって，きついよ，怖いよ，もう，うんこ触ったりとか，3日間，手を洗わないままとか，おしっこでも，というのもあるんだが，読んでいるだけでも怖いくらい怖いよね。で，それで，この話をしてるだけでも怖いよね。
C23：はい。
T24：今でも何か考えてて。
C24：嫌。嫌です。

T25：何かよく座ってるよね。
C25：はい。
T26：ふふふ。
C26：嫌です。止めてもらいたいですよ。その話。怖い。怖いんです。すごく。
T27：うーん。うーん。うーん。もうそのこと考えるだけでも嫌って感じだよね。
C27：ふーん。
T28：で，一方でその私にも言われたし，自分も治らなくきゃいけないと思う気持ちもあるよね。
C28：そうですね。うーん。このままこの症状があるのはすごいきついんですよね。
T29：ふーん。
C29：まあ，いつも手を洗ってますし，触れないものもいっぱいあるんで困ってはいるんですけど，でも，でも，あの治療をやるっていうのはちょっと。私が想像してた治療とはあまりにも違いすぎるんで。
T30：ふーん。ふーん。ふーん。想像しちゃった時にはもういつのまにかよくなってるとか，そんな怖いことしなくて，嫌なこと全然やらなくて良くなるんじゃないかと思ってた？　で，一方あそこに書いてあることは本当にあなたが一番避けて，嫌だと思ってることをするって感じの治療だよね。
C30：はい。
T31：ふーん。それをするのが怖くて仕方ない。
C31：怖いです。怖いですし，嫌なことをやって何で治るのかがわからないんです，私。あんなことやるぐらいだったら，もうこのままいるほうがいい気がします。
T32：ふーん。
C32：汚いもの触るくらいだったら。
T33：ふーん。ふーん。ふーん。汚いものとか嫌なものがあるよね。あそこに。この間調べたよね。
C33：はい。
T34：トイレもそうだし，これも嫌なのかな？　これ触るの（テーブルを手で触る）。
C34：触れないです。
T35：触れないね。ずっとそうしてるよね（患者が手を膝にずっと置いているのを見る）。で，こんな風にもできないよね（両手を椅子の肘掛に乗せる）。

C35：はい。
T36：もう周りに嫌なものがいっぱいある。それで，そういうものを怖がらないで，べたーっと触ってこんな風に（机を触った手で自分の顔を触る）。
C36：嫌ーー。えーーー。なんで先生そんな触ってるんですか？
T37：これも信じられないよね。あなたにはできないんだ。
C37：はい。
T38：大変だねぇ。
C38：えー，汚くないんですか？
T39：ふーん（また手で顔を触り始める）。嫌な感じがするんでしょ？ こうして触ってて，自分ももしこんな風にしたらどうなるんだろうかとか思うんだよね。
C39：はい。先生，それ汚くないんですか？ それ
T40：こうして，こうして触ったりする。汚いって感じがするでしょ？
C40：はい。汚いですよ。
T41：そうよね。こう，こんなにしたり（指で唇を触る）
C41：何，何してるんですか？
T42：ねぇ，嫌だよね。
C42：はい。はい。
T43：で，それも自分も同じことをするかと思うと，怖いって感じがする？
C43：で，できないです。
T44：できないよね。こんなところ（机を示す）も触らないでいつもこうしてるんだ（両手をあわす）。
C44：はい。触れないです。
T45：で，あなたはこれ（机を示す）をどうしたい？ こんな風にこうして触れないって風なことをどうしたいの？
C45：（沈黙）まぁ，先生みたいにこんな，あの，そんな風に楽にこうできたらいいのかもしれないですけど，でも，今，今，触れって言われてもできない。
T46：今，できないよね。
C46：はい。
T47：ずっとこうして触れない。触ったら怖いって感じがあるよね。
C47：はい。
T48：で，普通の人みたいにしたいのよね。
C48：そうですね。普通に生活できるようにはなりたいです。

T49：ふーん。ふーん。ふーん。普通に生活できるようにして，避けないで怖がったりしないようになりたい。本を読んだだけでも怖いとかがないようにしたいってこと？
C49：ふーん。そうですね。はい。
T50：それができるならやりたい。
C50：それができるようにはなりたいですけど，でも，あれしなきゃ，あの治療をしなきゃいけないんですよね。他に治療はないんですか？もっとさっと治る，さっとというか，あんな苦しい思いをせずに治る方法ってないんですか？
T51：この病気の人みんなそう言うもんね。その苦しまずに楽に嫌なことしないで，で，いつの間にか嫌なことが全部なくなったらいいのにってみんな思うんだよね。
C51：そうです。そうです。はい。
T52：うーーーん。ないね。ごめんね。
C52：ないんですか？
T53：はぁ，はぁ，はぁ（笑い）。
C53：ないんですか。
T54：うーーん。そうよね。他の患者さんの話聞いててどう思った？　この間患者の会があったじゃないですか。
C54：いやあ。みんな凄いなぁって思いました。
T55：うーーん。どんなとこ？
C55：えーー。だって，みなさん結構いろいろ触れるじゃないですか，昔はみなさん，こう私と同じだったって言うんですけど，でもこういうテーブルにも普通に先生みたいに手も乗せれるし，いろんな物も握れるし，で，結構，治療をしたって人の話を聞いたらやっぱりこの最後のあの段階ありましたよね。あの最後までやったって言われるんですよ。で，えーできるの？て言ったら，できたよ，結構，て言われるんで，えー信じられないと思って。
T56：ふーん。ふーん。ふーん。今の自分のこの怖さ，これを触ることも怖い，本を読むだけで怖い，もうちょっと考えるのだけでも怖い，こうして話をして僕がこうしてる（指で頬を触る）だけでも怖い。なのに最終的に書いてあるトイレ，うんこまで触って，あんなふうなれたら良いって思う一方で，今ちょっとここだけでも怖いのにって両方あるのにね。
C56：はい。

T57：そうだよね。ふーん。ふーん。
C57：でも，便は触れなくていいですよ。先生。
T58：はぁーん。
C58：ここは（机を示す）触れた方が良いかもしれないんですけど，だってこう何か書くときとか大変じゃないんですか？　でも，便は触れなくても良いと思います。
T59：うーん。うーん。うーん。それは，その治療の仕方の所に最後は便の所までいきますってなっていて一番汚くて怖いって書いてもらった中では便だったよね。でも，便がついていくと体のすみにあっちこっち入り込んで，爪の中まで入ってきて，なんか便だらけになる感じがするのかな？
C59：うん。もうなんか体中。もういいです。話したくない。
T60：うん。それぐらい嫌なんだよね。ふぅーん。それをやると考えるのも嫌だってことね。
C60：はい。
T61：そう。どうする？　まあ実際にはね，便のことをするのは先の方，後の方になるんで，一番最初はもう少し軽い所から実際に初めて，3日間どうしてもその手洗い水なしは1回はやります。
C61：3日間ですか？
T62：うーん。まあ2日半ですけどね。その間水抜きって言うんですけどね。あそこに書いてあったように。トイレにどうしても行くじゃないですか？　トイレに行かない訳にはいかないからね。で，どうしてもそのトイレに触った後洗いたくなる。我慢できないという人の場合には，これも書いてあったとは思うけど，トイレするときは手袋をして自分の陰部とか便器には手が触らないようにして，それは良いけども，まぁ後で水洗いはだめと。そんな風にするんだけど，1回目はね。
C62：トイレ以外の時に手袋はダメなんですか？
T63：うん。ダメ。日常のこういう所（机を示す）は触れるようにする。
C63：触らなきゃいけないんですか？
T64：で，一番難しいところというと，もうひとつはここで（机）触った後，あなたの一番大事にしている顔とか体とかメガネとかコンタクト用品とか日用のタオルとか着替えとか本全部触るようにするのね。それも書いてあったと思うけどね。
C64：はい。その意味がちょっとよく分からなかったんですよ。
T65：ふーん。考え的にはすべての物が同じように汚れてて，もう洗ってもし

かたない。洗おうが洗うまいが，結局全部汚れてるから，全部同じように汚れて，何だ，洗っても仕方ない，全部汚れてる，今更って感じにするの。
C65：この触るだけじゃダメなんですか？　手でポンッと触って
T66：こうして触るでしょう。（自分の人差し指で机を触る）
C66：で，それだけじゃダメなんですか？
T67：（人差し指を示して）そしたらどうなると思う？　こうしてここだけ汚れてるとするとそこが広がらないように考えてない？
C67：はい。たぶんこんな風にして過ごすかもしれない（両手が重ならないように示す）。
T68：で，行動療法って言うのは，この儀式妨害って言うところがあってこうして（人差し指だけ出す）避けているのを止めましょうってことなの。
C68：はい。
T69：避けてるって，汚れないように広がらないようにってなってるから。で，あなたの場合だとこうして（再度人差し指を机につける）汚れてる。このくらいはできるんだけど，そっから先，広がらないように。そうすると何をしてるかというと清潔な部分，綺麗な部分それを聖域と言うけど，そこを触らないように避けてるでしょ。聖域を。
C69：そうですね。ていうか汚れた体で自分の部屋に入るのが嫌です。
T70：変だけどさっきまで汚れてた物を避けていたのに，じゃあ，綺麗な物を避けていることになっているわけね。
C70：そうですね。汚れてしまうとそうなりますね。自分の体が。
T71：じゃあ，清潔恐怖症だ。
C71：そうですね。綺麗なのも触れないんですよ。だから綺麗なのも汚いのも触れないんですけど，綺麗な物も汚すのも嫌なんで綺麗な物も怖い。
T72：うーん。うーん。
C72：ピリピリしますね。
T73：で，一番最初のあのエクスポージャーと儀式妨害の時，一番最初は，汚すのはこれくらい（人差し指を机にチョンとつける）で良いから。これくらいからするから。
C73：これくらいで良いんですか？
T74：うん。清潔恐怖から治療することになるの。
C74：あっ，これくらいポンと汚して，それを綺麗なのにつけるってことですか？
T75：そう。

C75：それは，綺麗なのは全部，全部汚すんですか？
T76：（頷く）
C76：ポンじゃダメなんですか？　汚すの？
T77：（首を振る）
C77：ダメなんですか？
T78：（頷く）
C78：えーーー。それもちょっと怖いですね。
T79：そうね。怖いと思うよ。
C79：全部ですよね。
T80：うん。
C80：全部って，シャンプーとか石鹸とかもですか？
T81：そうそうそう。他にもあるね。下着とかタオルとか。
C81：はい。
T82：あと，ビニール袋にいろんなものが入ってたね。
C82：はい。
T83：ビニール袋に入ってる何か貴重品もあったね。
C83：はい。
T84：なんか免許証とか保険証とか。
C84：えーー。あれも汚すんですか？
T85：うん。まあ，保険証とか洗っちゃあボロボロになるからね。
C85：はい。えー。汚して大丈夫なんですかねぇ？
T86：保険証汚したら何かダメになるとか思う？
C86：エー。大丈夫なんですか？
T87：保険証が汚れたら，もうそれでその保険証をずっと持ってて汚れたままって感じになる訳ね。
C87：はい。
T88：ふーん。何かどこか，どうかなりそう？
C88：えー。汚れてしまう。汚れますよね。
T89：汚れるよ。
C89：それ持っとくの。持っとくの大丈夫なんですか？
T90：そうするとなんか精神的におかしくなるとか思う？
C90：汚れがずっと何か残ります。私の中に。
T91：うん。そう。残り残ったままになるよ。
C91：良いんですか？

T92：どうなると思う？　汚れ残ったままになったら？
C92：えー。ずっと記憶から消えなくって。
T93：ずうーと汚れている物が何かついてて，汚れてる，汚れてる，汚れてるって感じになって，どうなるの？
C93：何かおかしくなるかもしれない。
T94：おかしくなるってなんか，どう？
C94：自分が何か気が狂そうになる。
T95：うん。うん。うん。うん。
C95：うん。で，とんでもないことをしちゃいそうな気がします。
T96：うん。とんでもないことって，何か火をつけるとか物を盗るとか。
C96：うーーん。そうですね。何か普通だったらしないようなことをパニックになって今までせっかく綺麗にしてきた物もなんか何もかもワーッとやっちゃいそうな気がします。
T97：あーぁ，全部汚してしまうってこと。
C97：はい。
T98：じゃあ，そのなんか汚れたものがずっとどっかにある。何か全部もう取れないようになってしまった，汚れた物があっちこっちついてしまってる，洗っても洗っても洗っても絶対取れないっていう風になってしまうとパニックになるというと，とんでもないことをする，えーと，まあ，気が狂うとか，それから人を刺しちゃうとか，自殺するとかそんな風になっちゃうとか？
C98：うん。人を刺すかどうか，自殺しそう。
T99：自殺してしまいそう。うん。うん。うん。まだ，そんな風になったことはないんだよね。
C99：はい。自殺は，生きてるんで死んではないです。
T100：はあ，はあ，はあ。だよね。じゃあ，今までに何か汚れがあっちこっちついてるって，これは強迫観念だよね。強迫観念がぐーっと。
C100：普通の人はないんですか？
T101：普通の人に強迫観念があるかっていうことですか？
C101：そんな汚れ，たとえば先生それ汚れてますよね。（白衣を示す）
T102：そうですよね。
C102：その後，汚れたって心配になったりしないんですか？　普通の人は？
T103：えーっと，普通の人と，あなたは強迫性障害ですよね。
C103：はい。

T104：強迫観念というのはこういう汚れ（白衣を示す）があって，そしてそれがずっと続いて頭がおかしくなるんじゃないか，この観念このままにしていたら，洗って綺麗にしてしまわないと（手を洗う動作をする）ずっと汚れがあって頭がどうかなってしまうって思う強迫観念って言うんですよ。今のは。強迫観念は普通の人にはないんですね。強迫性障害の人にはありますけど。

C104：そうなんですね。

T105：どうですか？　そういう考えに。

C105：いや。きついですよ。

T106：ですね。そんなになったらね。取ってほしいでしょ？

C106：とっても。私このことばっかり考えて一日何もしたくなくって寝たきりなんですよね。ほとんど。

T107：うん。うん。うん。

C107：だからすごいきついです。体もだるいんですよ。

T108：そうですよね。そうして頭で考えてるだけでもどんどんどんどん疲れてくるし，あの汚れが続いててあそこのところにずっとここに一本ついてたやつ（人差し指を示す）。あぁ，ここの汚れをあっちこっちつけちゃいけない。あるいは，あそこも汚れてる，ここがずっと汚れたままになってて，頭がおかしくなるんじゃないかと思ったら怖くなってきて。で，洗いたくなるんだったよね。（両手をこする）

C108：はい。

T109：うーーん。どうしよっか？

C109：はあ，はあぁ。

T110：もうこのままいる？　それとも，もう。

C110：このままは嫌です。

T111：あっちこっちいっそのこと汚れてしまって洗ったって仕方ない。まぁ，簡単に言えば強迫観念がずっとこのまま残っても良いや，汚れたままでも良いや，と思ってしまうやり方なの。

C111：そんな風になれますか？

T112：うーーーん。他の患者さんの話を聞いてて，どう思う？

C112：うーーーん。なってますね。みんな。

T113：ふーーん，そうよ。もともとあなた，ここまで来るまでなんて，行動療法受けるとか，まったく思わなかったし，で，あのパンフレットも読むってこともできなかったじゃないですか？　入院してから手を洗わないって

いう本も読めるようになったし，椅子にも座れるようになったし，ずいぶん変わってきたじゃない？
C113：うーーん。それは治療の。治療をこうやって入院して治療してる成果ですかね？
T114：どう思う？
C114：うーん。言われてみたらそうかもしれない。
T115：うーーーーん。そう思うよ。私も。
C115：（何度も頷く　治療者も合わせて頷く）
T116：あなたは，あそこに書いてあるエクスポージャーと儀式妨害，3日間洗わないで，最初はここだけ（机に人差し指で触れる）でいいけれども，それ以上に自分の大事にしている聖域，清潔恐怖のところがあるからその汚れとか広がる，そしてそこで湧いてくる強迫観念，わー，あっちこっち汚れてるってのに慣れるってことなんだけど，だいたい2日か3日間したらもう全部汚れてしまってるからって風になって，そんなに怖くなくなるの。
C116：なれますか？
T117：（頷く）
C117：怖くなくなります？
T118：やってみないと分かんないけど，他の患者さんはみんなそうなっていくね。
C118：ふーーん。そうですね。他の患者さんはそんな風にみんな言うんですよ。慣れるよって。うーーん。はぁーーー（深いため息をつく）。
T119：ふぅ，ふぅ，ふぅ，どうしようか？　やってみないとわかんないな。
C119：そうですね。でも，まぁ，これこう。（指を机に指差す）これからできるかもしれないですね。
T120：そう，そうですね。
C120：先生も一緒にやってくれるんですか？
T121：私も一緒にね。あのじゃあ，一番最初確かに一番最初少し怖いのはほとんどの人ね。初めてやることだから。しかも2日半水抜きっていうのも初めてだし，そしてここ（机を指で触る）はまだ良いけれども，あと広げるってところが初めてだから一緒について，それは一緒にやりましょう。
C121：先生が一緒にやってくれるなら，何とかできるかもしれない。
T122：うん。わかりました。じゃあ，ちょっと予定の日程たてて私の方も時間をその日から翌日までは続けて，ついとけるように。で，まあ，ちょっと監視しますけど，水を使わないように（笑い）。

C122：手，手洗っちゃダメなんですよね。
T123：はい。
C123：はぁー。
T124：一緒にその時やりましょう。
C124：はい。わかりました。
T125：じゃ，後で予定立てましょうね。

　このクライエントを演じているのは，同じような女性の強迫性障害の患者を治療した経験がある医師である。その患者をモデルにして演じている。面接自体は実際に私が強迫性障害の患者に行動療法を動機づける場面と同じである。ここまで言ってくれるようになれば，このまま計画どおりに，エクスポージャーを行ない，寛解に持ち込める。モデルになった女性も無事，入院中にエクスポージャーと儀式妨害を行ない，寛解している。

O：この逐語録を読んで次のことを考えて欲しい

1. 全体にどのように感じるか
2. もし，あなたが治療者であるとしたら，どのようにしていただろうか？
3. 治療者の対応の中で，これは良い，と感じるのはどのような部分か？また，悪いと感じるのはどのような部分か？

　この3つは開かれた質問である。読者であるあなたはどのように答えてもかまわない。

A：是認
　何よりもこの逐語録を読んでもらったことを私は認めたい。長いし，特にこれという目立つところはない。それでも何かがあるだろうと，読んでもらったことがすごい。これは是認に値する。
　できれば，この逐語録の感想をぜひ出版社に寄せていただきたい。送っていただいたものついてこれはと思えるものをまとめて，いずれ私のHPなど

で紹介し是認するようにする。私は MI が日本でも是認されるようになって欲しいし，それは私が読者の努力を是認することによって実現すると考えている。これは是認の約束になる。

R：聞き返し／EE：共感表出

さて，この本を書いている時点では，もちろん，あなたの答えを私が知ることは"できない"。しかし，無言や，とりあえずの感想，"良い感じですね"，"MI ってこんな風なんですね"というようなものを想定することはできる。とりあえずの感想は，感想そのものではなく，沈黙に伴う気まずさを埋め合わせる逃避手段のようなものである。そのような反応をあなたがしたとして，私の聞き返しを書いてみよう。

> ある教科書には「強迫性障害患者は自分でも強迫症状の無意味さ・不合理性をわかっていながら，症状にとらわれているので，精神療法を行なっても実りは少ない」と書いてある。強迫性障害を行動療法で治療するということ自体を知らなかった読者もいるだろう。不潔恐怖の患者の前で治療者が「便」を繰り返し口にしている，それで嫌な感じがする読者もいるだろう。治療者は全体では 6 回口にしている。クライエントは面接の中で嫌がってもいる。誰でも嫌なことを嫌がる相手に押しつける，それだけでも"受け入れられない"と思う。どのように感じるか，と聞かれても，面接が云々より先に便の話が出てくるだけで，"もうパス"とする人もいるだろう。一方で，便と言われても，それが指し示す物体を思う以外には何も感じず，それよりも便を嫌がる相手にどう伝えるのかが興味深い，と思う人もいるだろう。

これが共感である。相手が感じるだろうと思われることをそのまま写生しようとしている。"便"という漢字一つとっても受け止め方は人それぞれである。その多様性を"一方で"という接続詞を使う"両面を持った聞き返し"を使って表現している。

共感表出と違うものを示してみよう。

難しいと思った方もあるだろう。気にしなくて良い。ここでは強迫性障害に関する知識の有無を問うているわけではない。強迫性障害の治療に関する知識があなたにあるとすればむしろそれは驚くべきことだ。私の周りの同僚でも行動療法のことを知らない人は大勢いる。強迫性障害の患者は診たくないと公言する人もいる。読みにくいところは気にせず，とりあえず飛ばして先に進んでみよう。

　これは同情である。相手のことを思いやっている。できないことに理由まで与えている。そして，「気にするな」，「悩むな」という要求言語になっている。しかも内容は「するな」という否定命令である。要求の機能がある言語をこれからマンドと呼ぶことにしよう。マンドには「するな」と「せよ」のどちらも含まれる。沈黙も場合によってはマンドになる。マンドについては，第IV章の「言語を分析する（本書132頁）」で解説する。
　もっと違うものも示してみよう。

　　便という言葉を見聞きしただけで，もう読めない，このカウンセラーは何を言いたいのか分からない，そう思ったあなたはこの本を読むこと自体が間違っている。MIはそういうカウンセラーの個人的な感情，すなわち言語に対する条件性情動反応 Conditioned Emotional Response：CERである，間違い指摘反射 Righting Reflex を最大の敵にしている。便を秘密にすると，便秘になる。毎日出すべきウンコごときで苦労しているようだったら，エロ強迫の患者はあなたにはとても相手できない。MIは諦めて，リラクゼーションと癒やし専門の治せないカウンセラーのままでいなさい。

　これは，直面化である。もちろんMIではない。こんな言い方をしたとしたら，MIどころか，他のカウンセリングの基本にも反していると思うだろう。

R：聞き返し／DD：矛盾模索，これはMI？
　この面接自体は全てがMIというわけではない。MIの原則に矛盾するとこ

ろがある。すなわち，聞き返しをせず，行動療法の原則について述べているところがある。どんなところがあるか探してみて欲しい。

■自由に考えてみよう！

私が見つけた例を示してみよう。
　■C4：いやー，そんな。だってトイレの後も手を洗ったらいけないんですか？　お風呂もだめなんですね。いやーそんな。で，便触るんですか？
　■T5：うん。
　〜〜
　■T52：うーーーん。ないね。ごめんね。
さらに
　■T62：うーん。まあ2日半ですけどね。
から
　■T69：避けてるって，汚れないように広がらないようになってるから。で，あなたの場合だとこうして（再度人差し指を机につける）汚れてる。このくらいはできるんだけど，そっから先，広がらないように。そうすると何をしてるかというと清潔な部分，綺麗な部分それを聖域と言うけど，そこを触らないように避けてるでしょ。聖域を。

までは行動療法の解説になっている。全体ではクライエントが質問し，それに答えるというQ&A形式になっている。
　■T71：じゃあ，清潔恐怖症だ。

では，普通の解説ではなく，聞き返しである。論理聞き返し（**表2.5**「複雑な聞き返しの種類」）を使い，不潔恐怖を清潔恐怖に逆転させている。クライエントは不潔になることを避けているのではなく，清潔を失うことを避けている。
　■C71：そうですね。綺麗なのも触れないんですよ。だから綺麗なのも汚いのも触れないんですけど，綺麗な物も汚すのも嫌なんで綺麗な物も怖い。
　■T72：うーん。うーん。
　■C72：ピリピリしますね。

- T73：で，一番最初のあのエクスポージャーと儀式妨害の時，一番最初は，汚すのはこれくらい（人差し指を机にチョンとつける）で良いから。これくらいからするから。
- C73：これくらいで良いんですか？
- T74：うん。清潔恐怖から治療することになるの。
- C74：あっ，これくらいポンと汚してそれを綺麗なのにつけるってことですか？
- T75：そう。
- C75：それは，綺麗なのは全部。全部汚すんですか？
- T76：（頷く）
- C76：ポンじゃダメなんですか？ 汚すの？
- T77：（首を振る）
- C77：ダメなんですか？
- T78：（頷く）

　これらはMIではなく，知識伝達を目的にしている。提示が明白であり，クライエントに議論の余地がないようにしている。強迫性障害に対する行動療法の明確な原則"綺麗なもの全てを汚す"に対してクライエントがどう感じるかを知るための刺激として使われている。T104は強迫観念について説明し，T116，T121は行動療法の細部，特に儀式妨害について説明している。これらの説明は，クライエントが治療に対する抵抗，「嫌」，「なんで」や，"できない発言"をしなくなり，お互いに治療の必要性について同意するようになった時点から行なわれている。言い換えれば，お互いが同意するまで待っている。

　これを逆にすると，つまり細部の説明を先にし行動療法の明確な原則の提示を後からにしたとすれば，細部の議論に時間が使われてしまう。原則の提示後に「そんなこと聞いていない」，「そこまでするとは知らなかった」が出てくることになるだろう。最初に，揺るがせられない原則，しかもクライエントにとって一番高いハードルになるものを示し，それを行なう必要性について同意を得るようにしている。高いハードルを最初にジャンプできれば，低いものは簡単に越えられる。逆の順番にしたら，いつまでも苦労してジャンプし続けなければならない。

R：聞き返し／RR：抵抗を転用する

先に「R：聞き返し／EE 共感表出」のところで最後に書いた，

> 便という言葉を見聞きしただけで，もう読めない，このカウンセラーは何を言いたいのか分からない，そう思ったあなたはこの本を読むこと自体が間違っている。

これは，私の本音でもある。MI の用語で言えば"間違い指摘反射"であり，控えなければならない発言である。でも，私としては MI だけでなく行動療法も理解しなければ，強迫性障害は治せないと言いたい。"便"ごときで反応し，続きが読めないカウンセラーには，反社会性パーソナリティ障害や心的外傷後ストレス障害をもつ患者の面接はできないだろうと言いたい。価値判断を交えずに彼らの話を聞くことが共感の第一歩である。「そんなおぞましい犯罪の話は聞きたくない」，「こちらも辛くなるような話はしないで欲しい」と態度に示したり，口に出して言ったりするならば，もう，その先に共感表出はない。

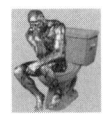

■自由に考えてみよう！

……ここまで，読んでどう思うだろうか？ この指摘について，私から怒られたというより，自分自身の声として読む人がいるかもしれない。"便"というここにある漢字だけで，自分が反応することに問題がある，と思う人がいるかもしれない。漢字だけで反応し，読むことを忌避する人は不潔に関する強迫観念があるだろう。"便"という漢字だけでも嫌と反応し，避けたくなる，一方で，そんな自分のままでは困る，リラクセーション・癒やし専門ではなく治せる治療者に自分を変えたい，と思うかもしれない。

もし，そうであれば，この直面化と続く上記の一節ははあなたの変化を鼓舞したことになる。嫌という気持ちと，そんな気持ちに左右されることを変えたい，この 2 つがあることになる。これが矛盾模索である。"自分を変えたい"と思う方は次を読んでもらえれば，強迫性障害の行動療法に詳しくなれる。

1) 私のホームページ「原井宏明の情報公開」
2) J・S・マーチ，K・ミュール／原井宏明，岡嶋美代訳（2008）認知行動療法による子どもの強迫性障害治療プログラム．東京：岩崎学術出版社．
3) Foa EB, Wilson R（1991）Stop Obsessing!：How to Overcome Your Obsessions and Compulsions. New York: A Bantam Book.（片山奈緒美訳（2002）強迫性障害を自宅で治そう！―行動療法専門医がすすめる自分で治せる「3週間集中プログラム」．ヴォイス．）
4) OCDの会：とらわれからの自由 No.1～7―OCDの会：行動療法を受けた患者の手記集．

R：聞き返し／SS：自分でやってみよう

さて"開かれた質問"は何か？　についてはどうだろうか。"開かれた質問"自体はMI以外のカウンセリングでも重視するものである。逐語録の中の開かれた質問を全てピックアップしてみてほしい。いくつ見つけられるだろうか？

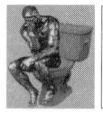

■自由に考えてみよう！

次に，私が見つけた例を挙げよう。
　■T1：橋本さん，どうですか？　先週行動療法，エクスポージャー，儀式妨害のやり方を説明して読んでもらいましたがどう思いましたか？

このオープニングの後は，面接は行動療法のやり方を書いた本を読むことと，目の前で私が机などを触ることに対する嫌悪感に対して聞き返しによって共感している。何に対して嫌悪感を感じ，避けているかがお互いにはっきりするようにしている。
　■T45：で，あなたはこれ（机を示す）をどうしたい？　こんなふうに，こうして触れないってふうなことをどうしたいの？

これはC44「はい。触れないです」を受けている。それまでは"嫌"，C31「何で治るのかがわからない」のような治療に対する抵抗発言が多かったのが，素直に自分の困難について述べているからである。何が困難であるかがクラ

イエントとセラピストで共有されたところで，T45 で開かれた質問を使って，治療に対するチェンジトークが出てくることを待っている。この後，行動療法をする必要性がある，という発言は出てくるのだが，「自分にはできない」という"できない発言"も引き出されてくる。

▰T54：うーーん。そうよね。他の患者さんの話聞いててどう思った？この間患者の会があったじゃないですか。

▰T55：うーーん。どんなとこ？

"できない発言"に対して，既に行動療法を受けて寛解した他の患者の話を聞いたときの経験を話してもらうようにしている。私のところでは行動療法は毎月1回の集中集団療法プログラムで行なっている。先月のプログラムで寛解した患者が，これから行動療法をする患者を対象に，自分の体験談を話すようにさせている。これらの患者も最初は"できない発言"ばかりだったことを述べる。

▰T61：そう。どうする？　まあ実際にはね，便のことをするのは先の方，後の方になるんで，一番最初はもう少し軽い所から実際に初めて，3日間どうしてもその手洗い水なしは1回はやります。

ここでは「どうする？」の開かれた質問のあと，クライエントの表情を見て，治療の具体的なところを説明している。机や指を使って具体的にわかりやすいようにしている。

▰T92：どうなると思う？　汚れ残ったままになったら？

▰T94：おかしくなるってなんか，どう？

治療の場面が具体的に想像するようになったところで，ここからはどのような心配があるかを言わせるようにしている。それが出てきたところで，T100 から強迫観念について説明している。

▰T105：どうですか？　そういう考えに。

ここからは強迫観念についてどう思うか，どうしたいかを引き出そうとしている。

▰T109：うーーん。どうしよっか？

さらに，治療をどうしたいか，言わせようとしている。この中を通じて，閉じられた質問は少ないのだが，最後のシメのところででてくる。T110 で「も

うこのままいる？　それとも」がでてくる。これはクライエントに選択肢を提示し，自ら選ばせるようにしている。

▌T112：うーーーん。他の患者さんの話を聞いててどう思う？

さらに，他の患者の話をもとに，強迫観念に対する考えを引き出すようにしている。

▌T114：どう思う？

ここは，患者自身が自分のやっていることを自ら是認するように仕向けている。

▌T119：ふぅ，ふぅ，ふぅ，どうしようか？　やってみないとわかんないな。

もう一度，最後にクライエントが自分から自発的に「やろう」という発言を引き出すことを狙った開かれた質問である。

全体を通じて，開かれた質問は最初のオープニングになっている。引き出されてきた発言をしばらく聞き返しつづけている。全体の 1／3 が過ぎたところで，必要があるという発言が出てきたところから，"できない発言"や強迫観念に関する心配について聞き返し，それらに対してどうするかを開かれた質問でさらに引き出している。開かれた質問のセリフ自体は単純なものである。「どう思う？」でしかない。しかし，そのタイミングについては計算されていることがわかる。クライエントが行動療法をしようという気になってきてもすぐにはそれに乗らずに，開かれた質問でさらに他の考えも引き出そうとし，話を閉じることが早すぎないようにしている。

S：サマライズ

どうだっただろう？　あなたが選んだ開かれた質問は私が取り上げた例と一致していただろうか？　また，開かれた質問がもたらす働きについてはどうだろうか？

逐語録の中で，MI ではないところを見つけてもらった。強迫性障害に対する行動療法の説明である。エクスポージャーと儀式妨害の手続きは，一般的には汚すことだと思われている。そうではない。徹底して綺麗なところをなくしてしまう，守るべきところをゼロにしてしまうことなのである。強迫性障害のクライエントがエクスポージャーに抵抗する時，何か後づけの理由をつけて

は「それはできない」というとき，"何かを守ろうとしている"と思ってよい。守りを止められるのはクライエント自身だけである。守っている者を攻めたら，さらに守りを固められてしまう。

起O（開問）	承A（是認）	転R（返聞）	結S（要約）
・オープニング ・確立操作	・あれとこれ ・分化強化	・理解深める写生 ・タクト	・先に進む ・消去による変動

A：是認（あれとこれ）

相手が話してくれば，それを認めなければ続かない。是認するとはクライエントの発言を選んで強化することである。行動分析学の用語で言えば"分化強化"（表4.6「刺激提示のタイミングからみた介入操作の行動クラス」を参照）である。

是認するためには，是認しないものを知ることが役立つ。最初に是認しないものを示すようにしよう。

是認しないもの：維持トーク

維持トークとは現状維持に向かっている発言である（**表2.1**）。クライエントが治療に抵抗したり，逆らったりするときの発言と重なる。「今のままで良い」，「できない」，「まあそのうちに」などがある。「教えろ」，「どうして？」など質問の形を取ることもある。マンド（要求言語）はたいていが維持トークになる。しかし，要求の内容や要求したくなる気持ちに注目すれば，マンドを手がかりにしてチェンジトークを引き出すこともできる。

維持トークの例を探してみよう。不可能化はたくさんある。

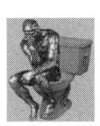

■自由に考えてみよう！

私が見つけた例を示してみよう。

■C2, C3：できないですね。

■C6：考えられないです。

■C15：とてもとても私はできないと思いました。

これらに対しては単純な聞き返しをしている。

■C31：怖いです。怖いですし，嫌なことをやって何で治るのかがわからないん

表2.1　維持トーク

	説明	例：逐語録5
理由説明	現状維持がよい理由，現状になった経過，他に選択肢がない理由を話す。	C31：嫌なことをやって何で治るのかがわからないんです。あんなことやるぐらいだったら，もうこのままいるほうがいい気がします。
不可能化	嫌がり，避けることを，"できない"，不可能と表現する。"やりたくない"を"できない"という。	C11：やるなんてことは想像できないですね。C15：私にはできないと思いました。
被害者化	現状を変える責任は自分にはない，加害者が変えるべきだと要求する。	親のせいで病気になった
選択肢を狭める	他の可能性や道を探ることなく，最初に思いついた選択肢にこだわる。	自分にできそうな治療法でないと無理だ
話をそらす	他の話題に変える，同じ話を繰り返す。	先生も手を洗うでしょう？　C38：えー，汚くないんですか？
抽象化	自分自身の具体的な行動ではなく，抽象的，観念的な話をする。	私の強迫は大脳基底核の機能異常です
後づけ理由づけ	物事が起こった順序を無視し，あとからわかったことを原因であるかのように話す。	先生が行動療法の話をしたから手洗いがひどくなった。C95：（行動療法したら）とんでもないことをしちゃいそうな気がします。
特別視	特定のできごとや特定の感情，特定の人を特別視し，他との比較や別の見方を無視する。	あの患者さんが治ったのは家族の理解があったから，私は無理。自分は他人と違う。C54：いやあ。みんな凄いなぁって思いました。C55：（他の人ができたというのは）えー信じられないと思って
マンドの反復（解決要求，回答要求）	聞き手に対する要求を繰り返し，自分に関する具体的な陳述は話さない。質問の形式（他にないのか？　どうして？）をとることが多い	C50：他に治療はないんですか？もっとさっさと治る，さっというか，あんな苦しい思いをせずに治る方法ってないんですか？

です，私。あんなことやるぐらいだったら，もうこのままいるほうがいい気がします。

これに対しては，T32から，具体的に嫌なことを言葉で説明するのではなく，身振りで周りを触りながら示している。自分の体と周りの家具を使って単純な聞き返しをしている。

逐語録の中には，マンド（要求言語）もある。その代表的なものは質問である。「なぜそうするのか？」，「納得できない」，「分かるように説明せよ」のような説得要求は抵抗する患者によくみられる。説得しろと言われたから，説得すると，罠にはまる。維持トークとしての質問は修辞技法的質問といえる。答えをもらってそれで終わる質問ではなく，「あなたが言う理由にはやっぱり納得できない，だからしない」と言うための質問なのである。「いつ，どのように，何をするのか」という具体的な行動に関する質問とは言語の形式は同じだが，働きが違う。例を挙げてみよう。

■C5：何で便を触るんですか？
■T6：あーん。もうそんな便を触る理由なんかないって感じ？

維持トークにはその気持ちを聞き返す。T6は「何で？」が反語質問による修辞技法であることを把握し，やりたくない気持ちを聞き返している。説得要求に乗らないようにしている。「話を止めてくれ」というマンドにも，それに応じて，止めるのではなく，避けていることをそのまま言葉にして聞き返しをする。

「止めてくれ」というマンド（要求言語）もある。

■C26：嫌です。止めてもらいたいですよ。その話。怖い。怖いんです。凄く。
■T27：うーん。うーん。うーん。もうその事考えるだけでも嫌って感じだよね。

形式的には質問になっているが，修辞技法的質問であり，機能的には「止めてくれ」マンドになっているものである。

■C36：嫌ーー。えーーー。なんで先生そんな触ってるんですか？

後づけ理由づけもある。

■C29：まあ，いつも手を洗ってますし，触れないものもいっぱいあるんで困ってはいるんですけど，でも，でも，あの治療をやるっていうのはちょっと。私が想像してた治療とはあまりにも違いすぎるんで。

「私が想像してた治療とはあまりにも違いすぎるんで」は行動療法をやらない理由として提示されている。これは本当は「嫌，しない」と決めてから探して見つけた理由である。

> ▮T30：ふーん。ふーん。ふーん。想像しちゃった時にはもういつのまにかよくなってるとか，そんな怖いことしなくて，嫌なこと全然やらなくて良くなるんじゃないかと思ってた？で，一方あそこに書いてある事は本当にあなたが一番避けて，嫌だと思ってることをするって感じの治療だよね。

理由づけについては触れずに，想像していることを聞き返している。このような理由づけをしなければならない，クライエントの気持ちに共感している。どれだけ下手くそな屁理屈の後づけ理由づけでも，それに頼らざるを得ないクライエントの事情がある。カウンセラーはこのような屁理屈を察知し，それがクライエントの事情を反映していると考え，その事情を聞き返すようにする。

C2，C3「できないですね」のような不可能化発言と，C1「正直怖いです」やC16「はい。なんか読んだだけですぐ汚れた感じがしたんですよ。」とは違うことに気づいて欲しい。C1，C16は素直に自分のことを陳述している。行動分析学の用語でいえば"タクト"（表4.8参照）している。維持トークは丁寧な聞き返しによって，相手にそれを修正させることができる。

是認するもの：チェンジトーク

MIが他のカウンセリングと一線を画すのは，クライエントの言語を弁別し，その一部を分化強化することである。クライエント中心アプローチと同じく，クライエントの葛藤と価値観をそのまま受容する。クライエント中心アプローチでいう無条件の肯定的配慮 Unconditional Positive Regard は MI にもある。しかし，無差別にどんな発言でも是認するのではない。選択的に聞き返し，矛盾を模索し，抵抗を変化の方向へ転用する。選択的に聞き，強めるべき対象がチェンジトークである（表2.2）。

カウンセラーの発言の中で是認になっているものを探してみよう。簡単に探せる方法を思いつくだろうか？

表 2.2　チェンジトーク：DARN-CAT

		説明	例：逐語録 5
変化の理由	願望 Desire	「○○したい」「○○になりたい」のような具体的な願望を意味する発言修辞技法的表現をとっている場合もある。	C48：普通に生活できるようにはなりたいです。
	能力 Ability	具体的な行動を取り上げ，それが"できる"，"やれそう"と表現する。能力や意思力を意味する言語	C121：先生が一緒にやってくれるなら，何とかできるかもしれない。C119：そうですね。でも，まぁ。これこう（指を机に指差す）。これからできるかもしれないですね。
	理由 Reason	具体的な行動をすると"良いことがある"，"こんなことができるようになる"などと表現する。変化のメリットに触れるもの。	C113：うーん。それは治療の。治療をこうやって入院して治療してる成果ですかね？
	必要 Need	"しなければならない"，"このままでは困る"など。現状維持のデメリットに触れるもの	C110：このままは嫌です。
コミットメント	コミットメント Commitment	将来の具体的な行動に関する同意，約束，義務。	C124：はい。わかりました。
	行動活性化 Activation	準備，模索など行動変化を示唆する発言	C7：まあ，一応読みました。C19：はい。一応読みました。C120：先生も一緒にやってくれるんですか？
	段階を踏む Taking Steps	最近とった行動変化へ向けての具体的で明確な一歩。	C114：（入院中の行動変化について）うーん。言われてみたらそうかもしれない。

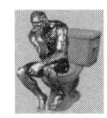

■自由に考えてみよう！

　表 2.2「チェンジトーク：DARN-CAT」の中で右側の例に取り上げられているクライエントの発言の後が是認になる。しかし，はっきりと言葉で誉めて

いるのは，最初の方だけで後の方になると，開かれた質問や複雑な聞き返しを返すようになっている。直接，言葉で誉めると言うよりも，興味があるから詳しく言って欲しいという要求になっているのである。

クライエントの発言の中には維持トークとチェンジトークのどちらともとれるものがある（**表2.3**）。"しかねばなら漬け"は最後に1回現れるのはチェンジトークであることが多いが，冒頭から繰り返しででくるものはむしろ維持トークである。他のチェンジトークにも共通するが，繰り返し出てきたり，反語のような修辞技法的表現を伴うものは，維持トークの部分に対して共感をもった聞き返しをしたほうが上手くいく。

自己ツッコミ発言が続くクライエントに対しては，最初は維持トークの部分，すなわち現状維持をしたい気持ちを聞き返し，開かれた質問でつなぎ，現状維持の理由が全部でてきたところで，サマライズすることが私のルーティンである。

▪C45：（沈黙）まぁ，先生みたいにこんな，あの，そんな風に楽にこうできたらいいのかもしれないですけど，でも，今，今，触れって言われてもできない。

▪T46：今，できないよね。

▪C46：はい。

▪T47：ずっとこうして触れない。触ったら怖いって感じがあるよね。

▪C47：はい。

いま，もう一度，このクライエントを面接するならば，ここでサマライズして，開かれた質問につなぐだろう。

▪T'48：ここでは触ると思うだけで怖い，だから無理と思うのね。他には？無理だと思う理由は？

▪C'48：普通の人もしないし，先生も嫌でしょう。

▪T'49：私もここを触るのが嫌だと？（机を触る）

このさき，クライエント自ら言葉を変えていくだろう。

EE：表にでていないものに共感する

強迫性障害に対するERPはやりたくないことさせ，やりたいことをやらせ

表 2.3　チェンジトークもどき

	説明	解説	例：逐語録 5
自己ツッコミ発言	チェンジトークのすぐ後に，それを否定する	チェンジトークの後に自分でアンビバレンスを感じ，カウンセラーに指摘される前にチェンジトークを否定する。	C45：まぁ，先生みたいにこんな，あの，そんな風に楽にこうできたらいいのかもしれないですけど，でも，今，今，触れって言われてもできない。
しかねばなら漬け	他の選択肢を否定し，単一の選択肢にしたり，やらなければ悪いことが起こるかのように言う。	「○○するしかない」は他の選択肢は全て損だとしている。「ねばならない」「○○せねばならない」は「もし○○をしないならば，悪いことが起こる」という因果関係を述べている	（逐語録以外から）嫌なことをしなければならない／行動療法しかない／治すしかない／先生の言うとおりにしなければならない
条件つきチェンジトーク	チェンジトークは述べるが，それに前提条件をつける	言葉は威勢が良いが，条件つき。本人が実行できる具体的な行動ではなく，他人や体調，天候任せの条件の場合は，維持トークと同じ。	C121：先生が一緒にやってくれるなら，何とかできるかもしれない。（逐語録以外から）体調が良くなったらERPします／夏が終わったらします／やる気でたら，絶対やります。

ないことである。誰も進んでそのような治療を受けたいと思うはずがない。オープニングは当然のように維持トークが多く，チェンジトークはわずかである。

▮C7：まあ，一応読みました。
▮T8：うーん。でもそこの部分，便を触るところ書いてあったじゃないですか？　で，手を洗わないようにするって書いてあったじゃないですか？　それを読むだけでも怖かったんじゃない？

ここは是認しているが，誉め言葉をかけているわけではない。クライエントの発言にはない，怖さに耐えて読んだという状況を聞き返している。嫌なことに耐えながら目的（読むこと）を達成したことを是認するためである。

▮C8：いやー。想像したくないですね。そんなの
▮T9：そんな風にするとかね。

■C9：はい。
■T10：それしっかり読んだんだ。

これははっきり是認している。

■C10：一応。だって先生が読んで下さいって言ってたから一応読みましたけど……。はい。
■T11：それをどうするか。やるか。どうしようか。この1週間考えてました？

これも"状況を聞き返す"を行なっている。このように状況を聞き返しながら，とくにクライエントの頭の中でどのような迷い，ためらいが生じているかを言葉にして返しながら，T25まで是認が続いている。

■C11：うーん。やるかどうするかっていうか考えたくないっていうのと，やるなんてことは想像できないですね。
■T12：うーん。うーん。うーん。実際やるって想像できない。一応書いてあることは読んだ。読んでこうして見てうわーって感じだった。
■C12：うーん。
■T13：うわーと思いながら一応読んでた。
■C13：はい。
■T14：よく読んだね。

これだけは露骨な是認である。露骨な是認は繰り返すべきではない。是認は意図的・作為的に聞こえると価値が落ちる。もし，露骨な誉め言葉を繰り返して言われれば，誰しも嫌みに受け取ってしまう。

■C14：だって，先生が行動療法をやれば治りますって言われたんでどんな治療かな？って思って読んだんですけど，あんなことやって本当に治るんですか？
■T15：うーん。なんか。どう？　もし治るならやってみたいってことなの？

ここは"裏を聞き返す"をしている。「あんなことやって治るんですか？」は「治るならあんなことやってみたい」に聞き返している。

■C19：はい。一応読みました。
■T20：うーん。で，読んでるうちになんかまた洗いたくなってきてしまっていうか洗う回数が増えてきたりする人もあるんだよね。で，読むこと自体も怖いとか言って考えたくないって人もいるのに，えー，じゃあ一生懸命な

んとかどうしようか，どうするんだろうか思いながらでも読んだわけだ。

T20 はサマライズである。別の患者を取り上げながら，その患者と同じ事をしているだろうと想像し，クライエントの状況を聞き返している。

最後は，座って私と話をしていること自体を是認している。この是認なら，カウンセリングに来たどのクライエントに対してもできるだろう。

▌T24：今でも何か考えてて
▌C24：嫌。嫌です。
▌T25：何かよく座ってるよね。

「嫌だ，もう，行動療法の話は聞きたくない」とは言わせないようにしているのである。

DD：これは矛盾？

チェンジトークの"必要"に見えるのに，是認をしていない発言がある。

▌C27：ふーん。
▌T28：で，一方でその私にも言われたし，自分も治らなくきゃいけないと思う気持ちもあるよね。

ここは形式としては，両面をもった聞き返しである。それまでのクライエントの発言にはないが，裏側に治したい気持ちがあるだろうと想像し，それを付け加えている。

▌C28：そうですね。うーん。このままこの症状があるのはすごいきついんですよね。

C28 は形式としてはチェンジトークの必要に見える。T28 に引き出されている。

▌T29：ふーん。

ここでカウンセラーはそのまま聞き流している。

▌C29：まあ，いつも手を洗ってますし，触れないものもいっぱいあるんで困ってはいるんですけど，でも，でも，あの治療をやるっていうのはちょっと。私が想像してた治療とはあまりにも違いすぎるんで。
▌T30：ふーん。ふーん。ふーん。想像しちゃった時にはもういつのまにかよくなってるとか，そんな怖いことしなくて，嫌なこと全然やらなくて良くな

るんじゃないかと思ってた？　で，一方あそこに書いてあることは本当にあなたが一番避けて，嫌だと思ってることをするって感じの治療だよね。
■C30：はい。

カウンセラーはT28が早過ぎたと判断している。C28ではERPをターゲットにしたチェンジトークにつながらないと判断しているのである。もう一度，行動療法の嫌な面を続けて話をさせようとしている。別のカウンセラーなら，このようにすることもあるだろう。

■C28：そうですね。うーん。このままこの症状があるのはすごいきついんですよね。
■T'29：きつくて早く治したいと思うのですね。症状のどんなところがきついのですか？
■C'29：ええ，もうきつくて，何もしたくなくって。私，嫌なことばっかり考えて一日何もしたくなくって寝たきりなんです。だるいんです。
■T'30：きつくて，何もしたくて，ずっと寝ているのですね。

おそらく，このままでは，キツくてダルい面接が続く。あるいは，次のような発言もありえるだろう。

■C'30：本当に，もう今でもきついんです。もうきついので，今日はこれだけにして，病棟で休んでもいいですか？

ERPはそれ自体がもっときつい経験である。T28のような発言ではERPをすることにはつながらないと判断しているのである。

ところで，同じような"きつい発言"だが，C105，107はC28と全く違う。C28は全体にきついと述べているのに対し，C105，107は強迫観念という具体的な存在に対して述べている。C105，107をどう扱うかは後で述べよう。

RR：抵抗を転用する／確認要求を転用する Roll with Reasssurance

この逐語録の中に，強迫性障害の治療に慣れていない治療者にとって，対応を誤りそうな部分がある。

■T111：か，あっちこっちいっそのこと汚れてしまって洗ったって仕方ない。まぁ，簡単に言えば強迫観念がずっとこのまま残っても良いや，汚れたままでも良いや，と思ってしまうやり方なの。

- C111：**そんな風になれますか？**
- T112：うーーーん。他の患者さんの話を聞いてて，どう思う？
- C112：うーーーん。なってますね。みんな。

（中略）

- C117：**怖くなくなります？**
- T118：やってみないと分かんないけど，他の患者さんはみんなそうなっていくね。
- C118：ふーーん。そうですね。他の患者さんはそんな風にみんな言うんですよ。慣れるよって。うーーん。はぁーーー。（深いため息をつく）
- T119：ふぅ，ふぅ，ふぅ，どうしようか？やってみないとわかんないな。
- C119：そうですね。でも，まぁ。これこう。（指を机に指差す）これからできるかもしれないですね。
- T120：そう，そうですね。

どちらでもクライエントのエクスポージャーに対する動機づけは高まっている。そのような状態にあるクライエントが，**太字**で示したように，治療者に対して治療がうまくいくかどうか，恐怖がなくなるかどうかを尋ねてくるのはごく自然によくあることである。あなたならこういうとき，どう答えているだろうか？

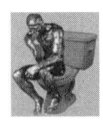

■自由に考えてみよう！

通常の治療者なら，ここで「イエス，大丈夫」と答えてしまうだろう。これも間違い指摘反射 Righting Reflex の一種である。治療者が本能的に治療の結果を保証し，「良くなるぞ」と励ましてしまう。MI は励ましや保証ではない。そして強迫性障害の患者に対して将来の確実性を保証することは，患者の確認要求に治療者が巻き込まれてしまうことである。

C111，C117 はマンド（要求言語）である。カウンセラーはマンドに応じない。T112 では開かれた質問をし，自分で考えるように導いている。「そんな風になれますか？」についてはクライエント自身が自分で行動をして答えを

出すことである。一度，答えを自分で考えるようになった後，

▪T113：ふーーん，そうよ。もともとあなたここまで来るまでなんて，行動療法受けるとか，まったく思わなかったし，で，あのパンフレットも読むってこともできなかったじゃないですか？ 入院してから手を洗わないっていう本も読めるようになったし，椅子にも座れるようになったし，ずいぶん変わってきたじゃない？

是認をしている。入院後の変化をクライエントと一緒に認めている。T116で治療プログラムについて「だいたい2日か3日間したらもう全部汚れてしまってるからって風になって，そんなに怖くなくなるの」と説明している。これに対してC116「なれますか？」と尋ねてきたときには，頷いている。これは，T116の最後の台詞に対するエコーイック（オウム返し）だからである。しかし，次のC117「**怖くなくなります？**」は台詞はほぼ同じだが，マンド（確認要求）になっている。確認には，カウンセラーは応じず，頷きもしない。

強迫性障害の患者が恐れることは過去や目の前にある確定した事柄ではない。いつ起こるか分からない，どの程度になるか分からない，未来の事柄を恐れる。一方，その事柄が起こる確率は無視する。未来のリスク事象が不確定であることを彼らは恐れているのである。エクスポージャーするべき対象は"不確定性"になる。エクスポージャーは患者が自ら恐れに向かっていくようになることだが，強迫性障害の患者の場合は"不測の事態を予防する努力を捨て，未来のリスクに賭ける行動"ということになる。

私は行動療法に関して，クライエントの嫌がるようなことは積極的に話し，クライエントを安心させるようなことは話さない。MIのスピリットである協働と喚起，自律を保ちながら，クライエントにとって嫌な話を続けている。

SS：セルフサポート（決断と是認をクライエントがする）

最初は，座っていることだけでも是認していたカウンセラーだが，後半になるとそういう露骨な是認は影を潜める。強迫観念について説明し，その内容をクライエントが理解した後，T105からはその強迫観念をどうするかに話題が移っている。

■C105：いや。きついですよ。
■T106：ですね。そんなになったらね。取ってほしいでしょ？
■C106：とっても。私このことばっかり考えて一日何もしたくなくって寝たきりなんですよね。ほとんど。
■T107：うん。うん。うん。
■C107：だからすごいきついです。体もだるいんですよ。

ここまでは聞き返し"パラグラフを続ける"と頷きである。

■T108：そうですよね。そうして頭で考えてるだけでもどんどんどんどん疲れてくるし，あの汚れが続いててあそこの所にずっとここに一本付いてたやつ（人差し指を示す）。あぁ，ここの汚れをあっちこっちつけちゃいけない。あるいは，あそこも汚れてる，ここがずっと汚れたままになってて，頭がおかしくなるんじゃないかと思ったら怖くなってきて。で，洗いたくなるんだったよね。（両手をこする）

これはサマライズである。強迫観念に振り回される現在の状況を身振り手振りを交えて表現している。

そして，初めて**要となる質問**が現れる。現状がどうであるかをクライエントとカウンセラーが十分に理解したことを踏まえた上で，これからさてどうするかを尋ねている。ここからカウンセリングは具体的な ERP の計画に進み始める。要となる質問はその場では分からない。後から見直すと，ここが転回点になっていることが分かるような質問である。

■T109：うーーん。どうしよっか？
■T110：もうこのままいる？　それとも，もう。

T109 は開かれた質問である。T110 は選択肢は現状維持と ERP の 2 つの 1 つしかないことを示している。今までのカウンセリングの流れの中で，C50 の「あんな苦しい思いをせずに治る方法」がないことは共有されている。

■C110：このままは嫌です。
■T111：か，あっちこっちいっそのこと汚れてしまって洗ったって仕方ない。まぁ，簡単に言えば強迫観念がずっとこのまま残っても良いや，汚れたままでも良いや，と思ってしまうやり方なの。

C110 はすでにクライエントが ERP を選ぶことを意味しているが，カウン

セラーはもう一度 ERP を説明している。是認をしない。

　▋C111：そんな風になれますか？

　ここで，「そうです，なりたいでしょう」と願望を聞き返したり，「頑張ってなるようにしましょう」と励ましたりするのが普通のカウンセラーだろう。MI はしない。チェンジトークを言うのはあくまでクライエントであって，カウンセラーが言うことではない。

　▋T112：うーーーん。他の患者さんの話を聞いてて，どう思う？

　是認するわけでもなく，すっと流して開かれた質問で返している。

　▋C112：うーーーん。なってますね。みんな。

　▋T113：ふーーん，そうよ。もともとあなた，ここまで来るまでなんて，行動療法受けるとか，まったく思わなかったし，で，あのパンフレットも読むって事もできなかったじゃないですか？　入院してから手を洗わないっていう本も読めるようになったし，椅子にも座れるようになったし，ずいぶん変わってきたじゃない？

　始めてここで是認をするが，サマライズになっている。

　▋C113：うーーん。それは治療の。治療をこうやって入院して治療してる成果ですかね？

　▋T114：どう思う？

　これに対してもやはり是認するわけでもなく，すっと流して開かれた質問で返している。

　▋C114：うーん。言われてみたらそうかもしれない。

　クライエントが自分のことを自分で認めるようになっている。「言われてみたらそうかもしれない」はよく考えてみれば，ある意味，おかしな発言である。カウンセラーは一言も「こうやって入院して治療してる成果です」などとは指摘していない。にもかかわらず，クライエントはカウンセラーに言われたかのように受け取っている。もちろん，そんな矛盾はつつくべきところではない。

　▋T115：うーーーーん。そう思うよ。私も。

　素直に是認している。「こうやって入院して治療してる成果です」を誰が言ったかどうかはどうでも良いことである。入院し，治療を続け，ERP を受けようとクライエントが真剣に考えていること，その事実がクライエントとカウ

S：サマライズ

ここでは是認と維持トーク，チェンジトークを説明した。この2つを認識できるようになることがMIの基本である。強迫性障害の患者を面接する場合はマンド（確認要求）を認識することも大切なことである。MIは維持トークを指摘したり，教育したりすることではない。チェンジトークを誉めたり，励ましたりすることでもない。MIにおける是認はクライエント自身が是認することであることを説明し，最後に要となる質問について紹介した。

起O（開問）	承A（是認）	転R（返聞）	結S（要約）
・オープニング ・確立操作	・あれとこれ ・分化強化	・理解深める写生 ・タクト	・先に進む ・消去による変動

R：聞き返し（理解を深める）

O：聞き返しが不要な正しい話し方はない

人が話すとき，考えていること，感じていることの一部しか言い表せない。とても全部は伝えられない。理想的な日本語の話し手であったとしても，同じである。たとえば，情報を全て完全かつ正確に開示できる完全無欠の政府のスポークスマンがいたとしよう。彼は完全無敵のスポークスマンである。失言はもちろん，隠し事も曖昧な表現も，誤解を生むような話もしない。世界でもっとも厳しい記者クラブがスポークスマンに求めるとした資質は全て満たしている。日本語も完璧だ。さて，あなたは記者で，ある記者会見に出席している。そのスポークスマンが現在の情報や政府の方針を話している。もし，そのスポークスマンが「私は完璧ですから，24時間365日，全ての情報を完全に開示しています」と話したとしたら，どうなるだろうか？ 記者であるあなたは「このスポークスマンは絶対何か，しかも一番大事なことを隠しているはずだ」と思うだろう。

コミュニケーションは常に双方向的である。聞き手がどう聞くかによって，

失言や隠し事，曖昧な表現，誤解があるかどうかが決まる。聞き手がいない，自分1人だけで自問自答するのであれば誤解がないと思うかもしれない。1人が話し手と聞き手の両方を兼ねるわけである。もし，そう思うならば，自分のキャリアについての将来計画を1人で自問自答することを試してみてほしい。1人で考えると堂堂巡りになることに気づくはずだ。相談相手が欲しくなるのである。文章なら完璧に書けると思うかもしれない。それならば，論文を書き，査読が必要な雑誌，たとえば行動療法研究に投稿してもらえればすばらしい。たいていの場合，「論文執筆の経験のある周りの人に読んでもらって，チェックしてもらいなさい」という査読者からのコメントをもらうだろう。

　自分が話したり，書いたりしたものを他人がどう受け取るかによって，自分の気持ちや考えを正しく言い表せたかどうかが決まる。一人だけで正しく話せたり，書けたりする人はいない。よく聞いてくれる人が必要なのである。そもそも人が自己理解をする能力は，他人を理解する能力を援用することから生じたものである。

　正しい話し方，考えがあると思うのは人の本能のようなものだし，それはカウンセラーも同じである。対人援助職であるカウンセラーはよけい正しさの罠にはまりやすい。MIではそれを間違い指摘反射 Righting Reflex と呼ぶ。正しく話そう，正しく伝えようというカウンセラーの本能がこれをさせる。最初から正しい話，正しい考えなどないのに，それがあるかのよう考え，相手に"正しく"伝えようとする努力ほど，不毛なものはない。間違い・誤解からコミュニケーションは始まるのである。

A：誤解を是認する

　よく聞くことは，話し手の鏡になることである。正しい話し方がないのと同じように，正しい聞き方もない。必要なのは良い誤解である。系統的な誤解を繰り返し，どのような場合に誤解，すなわち否認が生じ，どのような場合では是認が生じるかが分かることによって，"共感表出（正確な理解）"に近づくことができる。系統的な誤解はクライエントの発言に基づいて生じるものでなければならない。聞き手に誤解が生じることで話し手は自分の話したことの影響を考え，聞き返されたことをもとにして，もっと良い表現をするようになる。

逆にいえば，系統的な誤解がカウンセラー側の理念や感情，都合に基づくものであってはいけない。

R：伝えることへの抵抗

ものごとが伝わるためには誤解であっても相手に話が伝わらなければならない。伝わることは影響を与えることとは違う。なのにしばしばカウンセラーは伝えることよりも影響を与えることを重んじる。

影響を与えることを重んじてしまうカウンセラー側の都合に基づく表現の1つが強調表現や上品な表現を狙った修辞技法的表現である。これらは日常の会話でよく使われる。しかし，修辞技法は発言間の論理的つながりを分かりにくくさせてしまう。

日本語の表現について私が気をつけていることを例示しよう。これらの表現は私自身が使わないように努めている。一方，クライエントが使えば，それはクライエントの都合を意味しているのであり，矛盾を模索するポイントになる。修辞技法は矛盾を隠し，詭弁を弄する方法でもある。

修辞技法的表現は次のようなものである。この本のキャッチコピーについて考えてみよう。

> 例1：「自分の面接技術に満足していますか？ もっと良くしたいとは思うときはないでしょうか？ そんなあなたに欠かせない動機づけ面接」はこの本のコピーとして，どこもおかしなところはなく，むしろインパクトがあると言っても差し支えない。ただ1つ敢えて難点を上げるとすれば，修辞技法とは無縁かと言えば，そうは言いきれないところである。
> 例2：「自分の面接技術を良くしたいですか？」は修辞技法を絶っている。この本のコピーとして例1と比べると地味である。

例1が修辞技法を使っている。例2は直截的な表現である。

<u>矛盾を隠す修辞技法的表現</u>
1）婉曲表現・緩叙法
日常的に私たちはお淑やかに上品に表現するように訓練されている。「陰

部」の代わりに「大切なところ」,「便器」の代わりに「おしっこをするところ」と言う。「悪い」の代わりに「良くはない」,「バカ」という代わりに「賢明とはいえない」と言う。相手が「楽なやり方じゃダメなんですか？」と聞いてきたときに，はっきり「ダメ」と示さず，「良くはないと思うんです」と和らげようとする。

2）人の心を打つことを狙った"心のこもった表現"

訃報を聞いたときのルーチンな表現に「尊い人を失い，心傷ついた多くの方がたに衷心より哀悼の意を心から表します」などがある。誰にも反論できないような，"心"を連発する表現には内容はない。

3）否認回避表現

話し手が聞き手からの否認は避けたいと思うようになると，否認しにくい曖昧な表現を使うようになる。自分の憶測にあれこれ言葉を付け足せば否認を避けやすい。たとえば，「彼は関西弁を喋るから，大阪出身だろう」というよりも，「彼は関西弁を喋るから，大阪出身の阪神ファンでお好み焼きが好きだろう」と言う方が否認されにくい。前者なら「そうとは限らない」と言われるだろうが，後者では「そうかもね」と言われやすい。連言錯誤を利用して相手に"イエス"と言わせるのは占い師がよく使う。

4）否定語

二重否定で緩徐法を兼ねることがある。

「否定的表現は必ずしもいつも禁止だというわけではない」→「否定的表現を使って良い」

5）反語

意図していることをわざと疑問文で述べるものである。断定を強調する効果がある。

＜文の肯否が逆になる場合＞
・誰がそんなことをするのか？(誰もしない)
・それが何になろうか？(何もならない)
・なぜ，そんなことをしたのか？（したことを許せない)

＜文の肯否が逆にならない場合＞
・誰がしたのか？(もちろんあいつだ)

・なぜ人を助けるのか？（当然のことだ）

6）不可能表現 "できない"

広場恐怖の患者は「1人で外出できない」，うつの患者は「朝，起きられない」としばしば言う。日常的によく使うので，自然になっているが，これは曖昧な表現である。もしクリニックのトイレに患者が1人で入っているのならば，「トイレなら1人で行ける」である。もし，午前中の診察にうつの患者が入っているのならば「診察の朝には起きる」である。本当に "できない" が使えるのは，「私は男で子どもを産めない」，「この本が土居先生の本並みに売れるかどうか私は予測できない」ぐらいである。「1人で外出できない」は「1人の時は，外出を避け，誰かについてきてくれるときだけ外出する」であり，「朝，起きられない」は「目が覚めても，昼頃まで布団に入っている」である。たとえば，「自分のパソコンが壊れたから，私はこの本の原稿を書けない」と私が言ったとしたら，それは真実ではない。原稿が進まず，出版社から叱られている，それから逃げたくてパソコンが壊れたことを理由にしている。"後づけ理由づけ" である。

7）病気原因表現 "うつだから，死にたい"

これは因果関係を逆転させている。「医師が私をうつ病と診断したから，私は死にたい」であるとしよう。医師がうつ病と診断したのは，「死にたい」と言ったからである。病気を原因にして結果を述べることは「死にたいと言ったから，私は死にたい」という同語反復になる。「うつだから，疲れやすい」，「うつだから，食欲がない」などは聞き流して同意してしまいやすい。あまりにしばしば耳にするからだろう。

8）曖昧の後に強調がくる表現

「十代の若者に車を運転させるべきではない。そんなことを許すのは非常に危険だ」という文章では何が危険なのか，若者が危険な目にあうのか，若者が他者を危険にさらすのか曖昧である。前半の言明は曖昧なのに，後者の言明が明確な強調であることによって，聞き手は「そのとおり」と是認してしまいやすくなる。

修辞技法の他にもMIの妨げになるものはさまざまである。一般的には「Gordonによる12の落とし穴」が知られている（Gordon T, 2000a, p.49）。

Gordon によるコミュニケーションの 12 の落とし穴
 1）命令，指示，注文
 2）警告，脅し
 3）アドバイス，示唆，解決法の提供
 4）理屈で説得，議論，講義
 5）説教，訓示，クライエントにあなたはこうするべきだと伝えること
 6）否定する，判断する，批判する，責める
 7）同意する（相手の意見を評価すること），承諾する，あたりさわりのない褒め言葉，"私も賛成だ，そのとおりだ"
 8）辱める，からかう，ラベルをつける
 9）解釈する，分析する
 10）慰める，同情する，「私にも同じ悩み」
 11）質問する，探る
 12）距離をとる，話を逸らす，笑いを取る，話を変える

さらに他に重要なものとして次のものを挙げる。

カウンセラー都合で教示
　カウンセラーは経験を積めば積むほど，種々の理論や対処法を学べば学ぶほど，自分の経験や知識を利用しようとする。クライエントの抵抗や明白な誤解は，これらの経験や知識の記憶想起のトリガーになる。クライエントが今，どういう状態にあり，どういうことを必要とするかを無視して，クライエントの表面的な発言や態度に反応して，間違い指摘反射 Righting Reflex をしてしまうのである。同情や憐憫，善意などの情動を伴うことも多い。タイミングの悪い善意に溢れた正しい指摘は「余計なお節介」である。善意反応は善意に基づくので，言っている側には問題意識がない。修正のためには誰か第三者による評価やスーパービジョンが必要になる。

教えてクレに開かれた質問
　医療やカウンセリングになれたクライエントによっては，カウンセラーは教

えてくれる人・助けてくれる人，クライエントは教えてもらう人・助けてもらう人というパターンが決まっている。ここで開かれた質問や単純な聞き返しをしてしまうと，クライエントの"教えてクレ"という気持ちから離れてしまう。「今すぐ，アドバイスが欲しいのですね。わかりました。〇〇をしなさい。これについてはどうですか？」のような明確かつ具体的で従うか・従わないかを決めやすい命令・アドバイスをした方がクライエントに添っていることになる。

チェンジトークの聞き流し

クライエントの話の流れに任されてしまい，途中で「したい」，「必要がある」，「できそう」というような発言をしても，それをそのまま聞き流して，クライエントに合わせるうちにテーマが他にそれてしまう。たとえば，クライエントが「本当は仕事したい」と述べても，すぐに「でも，やっぱり無理ですね，バカね私」と「自己ツッコミ発言」と呼べるような形で自己否定することがある。その流れに合わせて，「自分のことをバカと思うんですね」とカウンセラーが聞き返してしまうと，もう一度，チェンジトークを拾ってくるのは苦労である。

質疑応答の罠

はっきりと抵抗してくるクライエントばかりではない。「どうして」，「なぜ」，「こうじゃないんですか？」と質問を連続してくるクライエントもいる。中にはカウンセラーにとって答えやすい質問がある。それに遭遇するとつい答えてしまう。答えることが強化になり，クライエントはさらに質問を畳みかけてくることになる。MIはクライエントが自分で考えて，自分で決めることをサポートするカウンセリングである。

R：聞き返しの種類

聞き返しの基本は，相手の発言をそのままの言葉で返すことである。単純な聞き返しと呼ばれる。それだけであっても，クライエントが変わっていくことがある。一方，話が堂堂巡りになったり，まとまりがつかなくなったりする場合は，他の聞き返しが必要になる。聞き返しの代表的なもののリストを**表2.4**

表2.4 聞き返しの種類

	説明	例：逐語録5
単純な聞き返し	クライエントが述べたことをそのまま聞き返す。単なる繰り返しまたは言い換え。新たな意味や強調を加えることはない。理解したことを確認したり，会話を促進したり，同じ言葉が返ってくることによって，クライエントが自ら言葉を変えていくように促したりする。	C43：で，できないです。 T44：できないよね。
複雑な聞き返し	クライエントが述べたことに裏側にある意味を付け加えたり，一部を強調したりする。特に矛盾を広げたりする。クライエントが最初に述べたことよりも深く豊かな理解をつけ加えることができる。要約も複雑の聞き返しの一種である。	C70：そうですね。汚れてしまうとそうなりますね。自分の体が。 T71：じゃあ，清潔恐怖症だ。

に示す。

　詳しくは動機づけ面接スキルコードマニュアル（本書179頁，付録Ⅱ）を見てみて欲しい。

　単純な聞き返しは単純だが，だからこそ効果がある。クライエントが複雑な修辞技法的表現をしている場合には，それを単純な表現に直して聞き返すことによって，何が問題なのかを明確することができる。

逐語録6　うつがひどくて死にたい──病気原因表現

C：うつがひどくてずっと治らないんです。だから，もう死にたい。＜病気原因表現＞

T：うつで死にたい。＜単純な聞き返し＞

C：ええ，死ぬしかないって思うんです。うつがひどいんでしょうか？

T：死のことだけ考えるんですね。＜単純な聞き返し，病気原因表現は拾わない＞

C：ええ，ずっとそのことばかり頭に思い浮かんで。どうやったらうつが治るんでしょうか？

T：うつの治し方を知りたいんですね。＜"治る"を是認し，聞き返す＞

別の例を挙げよう。

逐語録7　十代は危険──曖昧の後に強調

C：十代の若者に車を運転させるべきではない。そんなことを許すのは非常に危険だ。＜曖昧の後に強調がくる表現＞
T：十代の若者の運転は非常に危険だと。＜単純な聞き返し＞
C：そうだ
T：十代は危険だと。＜さらに単純な聞き返し＞
C：そうまでは言わない。運転させてはいけない若者もいるということだ。

　Tの発言は単純だが，増幅している。短縮することによって何がおかしいかわかり，Cが自ら修正するようになる。逆に，Cの表現の過ちをTが指摘したならば，Cが自ら修正するチャンスはやってこない。そのまま修辞技法的表現で，自分の主張の正しさを相手に押しつけようとするだろう。
　複雑な聞き返しは種類が多い。これらも整理しよう（**表2.5**）。複雑な聞き返しには副作用もある。カウンセラーがどうしても長く考える必要が生じ，また，聞き返し自体も長くなる。クライエントに話をさせる好子はタイミングの良い応答である。応答するまでの間合いが長くなったり，カウンセリングの時間の1／2以上をカウンセラーが話したりするようでは，MIにならない。MIの学習の過程では，単純な聞き返しを繰り返しできるようになってから，複雑な聞き返しを練習することが必要である。

維持トークに対する聞き返し

　露骨な維持トークがあるとき，間違い指摘反射をせず，受け入れるのは難しい。そのためにも効果的な聞き返しを覚えておくと役立つ。その例を「逐語録5」からいくつか示す。

維持トークをカウンセラーが先に言う

▎T20：うーん。で読んでるうちになんかまた洗いたくなってきてしまっていうか洗う回数が増えてきたりする人もあるんだよね。で，読むこと自体も怖いとか言って考えたくないって人もいる。

　この部分は一般的な維持トークの1つ（**表2.1**「維持トーク」の後づけ理由づけ）を先にカウンセラーが口にしている。クライエントが口にする前にクラ

表 2.5 複雑な聞き返しの種類

	説明	例：逐語録 5
アナロジー・比喩	クライエントが述べたことを，別のよく知られている物事や故事成語，諺などを使って言い換える。指す内容は同一であっても，別の物事・状況に置き換えることで，クライエントの受け止め方が変わる。	C8：そうです。どうしても気になるのです。なんでもしますから。 T8：そんなに言うの。たとえば，一生私の奴隷になる，という条件でも？（比喩を使って，相手の考えを変えるつもりが，かえって逆効果を生んでいる）（逐語録10）
増幅・矮小化	クライエントに聞き返す内容が強調されたり，強度が強められたり，誇張されたりされる。	C95：うん。で，とんでもないことをしちゃいそうな気がします。 T96：うん。とんでもないことって，何か火をつけるとか物を盗るとか。
状況を聞き返す	クライエントは話していないが，全体の文脈から考えてありえる状況を想像し，それを加えて聞き返す。	C19：はい。一応読みました。 T20：読んでるうちになんかまた洗いたくなってきてしまっていうか洗う回数が増えてきたりする人もあるんだよね。で，読むこと自体も怖いとか言って考えたくないって人もいるのに，えー，じゃあ一生懸命なんとかどうしようか，どうするんだろうか思いながらでも読んだわけだ。
裏を聞き返す	クライエントが言葉にしていない感情や表にでていない考えを加えて聞き返す	C14：あんなことやって本当に治るんですか？ T15：もし治るならやってみたいってことなの？ －－ C39：はい。先生，それ汚くないんですか？それ。 T40：こうして，こうして触ったりする。汚いって感じがするでしょ？
パラグラフを続ける	クライエントによってまだ表現されていない次の発言の内容を治療者が予測して述べる	C49：ふーん。そうですね。はい。 T50：それができるならやりたい。
両面を持った聞き返し	アンビバレンスの両面がひとつの聞き返し反応に込められている。	T56：（前略）最終的に書いてあるトイレ，うんこまで触って，あんなふうなれたら良いって思う一方で，今ちょっとここだけでも怖いのにって両方あるのにね。

(つづく)

表 2.5 つづき

	説明	例：逐語録5
要約	クライエントの発話の最低でも二つ以上の聞き返しを，そして最低でひとつは直前ではない，以前の発言からのものを含めて，まとめたものである。	T20：うーん。で，読んでるうちになんかまた洗いたくなってきてしまっていうか洗う回数が増えてきたりする人もあるんだよね。で，読むこと自体も怖いとか言って考えたくないって人もいるのに，えー，じゃあ一生懸命なんとかどうしようか，どうするんだろうか思いながらでも読んだわけだ。
論理聞き返し	発言の逆や裏，対偶を示す。例：汚れたら，嫌な感じ「汚」の反対を「綺麗」，「嫌」の反対を「良い」とすれば， 　→嫌な感じなら，汚れた：逆 　→綺麗なら，良い感じ：裏 　→良い感じなら，綺麗だ：対偶	C69：そうですね。ていうか汚れた体で自分の部屋に入るのが嫌です。 T70：変だけどさっきまで汚れてた物を避けていたのに，じゃあ，綺麗な物を避けていることになっているわけね。（「汚れたら，嫌」に対する裏の変形，「綺麗なら，悪い感じ」）
リフレーム	クライエントが表出した経験のほかの意味を示唆し，その経験に新しい光を当てること。この経験の情動的強度を否定的から肯定的に変える性質があることが一般的である。たとえば，叱責を気遣いとしてリフレームする，など。肯定的を否定的にすることもある。たとえば，"痛飲しても乱れない"をリスクファクターのように。	C70：そうですね。汚れてしまうとそうなりますね。自分の体が。 T71：じゃあ，清潔恐怖症だ。

イエントが言いそうな行動療法をしない理由づけを言ってしまえば，クライエントはカウンセラーに同意するか，理由づけを否定するかしかなくなる。同意は抵抗が減ることにつながるし，理由づけを否定することは行動療法をすることにつながる。

　増幅した聞き返し
　強迫性障害など不安障害の患者は頭の中でいろいろな想像をする。先ざき悪いことが起こる方向に考える。それを外から止めようとすることはかえって抵

抗を生んでしまう。増幅した聞き返しはそのようなときに有効である。

- C95：うん。で，とんでもないことをしちゃいそうな気がします。
- T96：うん。とんでもないことって，何か火をつけるとか物を盗るとか。

「とんでもないこと」で想像できることなら何でも良い。クライエントの様子に合わせながら，クライエントが考えていることの一歩先を言うようにする。

- C96：うーーん。そうですね。何か普通だったらしないようなことをパニックになって今までせっかく綺麗にしてきた物もなんか何もかもワーッとやっちゃいそうな気がします。
- T97：あーぁ，全部汚してしまうってこと。

これは単純な聞き返しをしている。

- C97：はい。
- T98：じゃあ，そのなんか汚れたものがずっとどっかにある。何か全部もう取れないようになってしまった，汚れた物があっちこっち付いてしまってる，洗っても洗っても洗っても絶対取れないっていう風になってしまうとパニックになるというと，とんでもないことをする，えーと，まあ，気が狂うとか，それから人を刺しちゃうとか，自殺するとかそんな風になっちゃうとか？

「気が狂う」から「人を刺す」に増幅した聞き返しをしている。

- C98：うん。人を刺すかどうか，自殺しそう。

さすがに人を刺すまではしない，大丈夫だとクライエントが自分で自分に保証している。増幅した聞き返しで重要なことは，修飾語を使って増幅するのではなく，具体的な行動や事実を使って増幅することである。

- C95：うん。で，とんでもないことをしちゃいそうな気がします。
- T'96：うん。とんでもないことって，ものすごく大変でめちゃくちゃな行動ですか。

これではクライエントは同じようなことをそのまま言い続けることになる。

　わざと自然にずらす

　維持トークの中にはマンド（回答要求）がある。C38から質問が連続する。質問に回答してしまうと，質疑応答の罠にはまってしまう。

▎T36：もう周りに嫌なものがいっぱいある。それで，そういうものを怖がらないで，べたーっと触ってこんな風に（机を触った手で自分の顔を触る）
▎C36：嫌ーー。えーーー。なんで先生そんな触ってるんですか？
▎T37：これも信じられないよね。あなたにはできないんだ。
▎C37：はい。
▎T38：大変だねぇ。
▎C38：えー，汚くないんですか？
▎T39：ふーん。（また手で顔を触り始める）嫌な感じがするんでしょ？　こうして触ってて，自分ももしこんな風にしたらどうなるんだろうかとか思うんだよね。
▎C39：はい。先生，それ汚くないんですか？　それ。

「なんで触ってるんですか？」，「汚くないんですか？」は質問の形式を取っているが，修辞技法的表現の1つ，反語である。「あちこち触って汚い」と言っている。

▎T40：こうして，こうして触ったりする。汚いって感じがするでしょ？
▎C40：はい。汚いですよ。
▎T41：そうよね。こう，こんなにしたり（指で唇を触る）
▎C41：何，何してるんですか？
▎T42：ねぇ，嫌だよね。

質問には答えず，クライエントが言わないその場での嫌悪感，不快感を聞き返している。話のタイミングは合っているが，応答内容はずらされている。

▎C42：はい。はい。
▎T43：で，それも自分も同じことをするかと思うと，怖いって感じがする？
▎C43：で，できないです。

ここからクライエントは質問をしなくなる。「汚くないんですか？」と何度聞いても，「嫌でしょう」という聞き返ししか返ってこないので，質問することが弱化されたのである。

▎T44：できないよね。こんなところ（机を示す）も触らないでいつもこうしてるんだ（両手をあわす）。
▎C44：はい。触れないです。

■T45：で，あなたはこれ（机を示す）をどうしたい？　こんなふうにこうして触れないってふうなことをどうしたいの？

クライエントが質問しなくなったところで開かれた質問をしている。この質問の働きは次に進ませることであり，これも要となる質問のひとつである。

■C45：（沈黙）まぁ，先生みたいにこんな，あの，そんな風に楽にこうできたらいいのかもしれないですけど，でも，今，今，触れって言われてもできない。

■T46：今，できないよね。

■C46：はい。

C45でクライエントが考え始めているのが分かる。反射的にすぐに答えが返ってくる場合と，間を置いて，考えて答えが返ってくる場合とを比べれば，後者の答えの方が変化に役立つ。ただし，それは，考えている内容が，クライエントが自分自身のことを振り返り，それをどう言葉に言い表そうか，という場合のことである。カウンセラーの質問の意図はいったい何なのだろうか，カウンセラーにどういう影響を与えてやろうか，と対カウンセラーの人間関係を考えている場合は，変化に結びつかない。クライエントからみてカウンセラーがMIのスピリットを保ち続けているのであれば，クライエントはカウンセラーの意図やカウンセラーへの影響は考えなくなっているはずである。

S：サマライズ

ここでは聞き返しの役割を説明した。OARSの中で1つだけにしろと言われたら，聞き返しが残る。修辞的技法を使わない素直でわかりやすい聞き返しはそれだけでもカウンセリングになる。いくつかの技法を示したが，これらを全部使えることが重要なのではない。どれだけクライエントの考えや気持ちを余計なものを交えず，正確に聞き返せるかが大切である。単純な聞き返しを覚えて実際に毎回使えるようになってから，他の技法を覚えるようにしたほうが良い。

起 O（開問）	承 A（是認）	転 R（返聞）	結 S（要約）
・オープニング ・確立操作	・あれとこれ ・分化強化	・理解深める写生 ・タクト	・先に進む ・消去による変動

S：サマライズ（先に進むためのステップ台）

One Plate 一皿に盛られたフルコース

　ワンプレート料理というものがある。皿一枚に主食と野菜，肉，魚，さらにデザートまでを盛り合わせてしまうものである。お昼のランチメニューではよく見かける。夜ならフルコースで，一品ずつ出すものを，皿一枚にまとめてしまうのである。この皿をみるだけで，この店の得意料理の全てを見て，味わうことができる。そのお店のサマリーのようなものである。最初は楽しい。いろいろ食べられる。自分で選べるし，店の特徴もわかる。さて，もし，このサマリーを朝昼晩と続けて食べることになったらどうなるだろう。人によりけるが，早晩，他のものが食べたくなるだろう。あるいは，皿の上の料理を自分なりに混ぜ合わせて，オリジナルな料理にするかもしれない。人は同じ結果が続くと，変動が欲しくなる。自分の行動の結果がいつも同じであると，他の行動をしたくなるのである。

Atama 頭は1つだけ

　1回のセッションにどれだけ長い時間をかけたとしても，そのセッションの中でクライエントが理解し，記憶にとどめ，普段の日常生活でも思い出せることには上限がある。通常の記憶力の持ち主ならば，セッションの翌日，クライエントが理解し覚えていることは，せいぜい，パワーポイントのスライド1枚分，12文字×10行ぐらいが上限だろう。このスライドを読み上げるだけならば1分で足りる。

　話し手は自分の経験を振り返り，言葉にすることにもワーキングメモリを使っている。Miller GA（1994）や Cowan N（2001）によれば，記憶すべき要素が何であれ（数字，文字，単語，その他），若者が記憶できる量は「チャンク」と呼ばれる塊で約7個であるとされた。さらに容量は種類に依存し，

数字なら約7個，文字なら約6個，単語なら約5個である。一般に単語的内容（数字，文字，単語）は声に出して読んだときにかかる時間と記憶容量に関係があり，内容の文脈的状態にも依存する。面接という文脈のなかで話し手と聞き手の繰り返し同意し，共感（正確な理解）に達した内容ならば，記憶しやすいが，そこまでいかない曖昧な事柄は容量を多く要する。

　自分のことを振り返り，迷い，考えている状態のときは，自分が話したことを覚える方に割くだけのメモリは残っていない。その状態で聞き手が「ふんふん，それで，もっと話して」と傾聴しているだけであれば，話し手は自分で話しながら，さらに混乱するか，あるいは同じ話を繰り返すようになる。いましがた自分がした話を覚えておいたり，話を整理したりするのは疎かになる。将来，携帯電話がさらにスマートになったとしてみよう。電話で誰かと話して，電話を切ると，その内容のサマライズが1画面に出てくる。中には相手と交わした約束などがリストアップされている。そんな携帯電話があればすばらしいと誰しも思うだろう。サマライズ機能つきスマートフォンができたら，相手と仕事の話をしていたつもりが，ついつい長話になり，用件を忘れてしまう，という人には天の恵みになるだろう。

　今，眼前にあり，自分が直接経験していることを，そのまま触れながら，陳述するタクトであれば，話は今の場から離れることはない。しかし，過去や未来，伝聞の話になると言葉は連想ゲームのようにして広がっていく。自分が思い浮かべた言葉が刺激になり，クライエント自身が嫌悪情動反応を起こしてしまう場合は，その話題に触れないように避けた会話になってしまう。良いサマライズができる聞き手は，話し手が話せなかった話題も含めてサマライズしてくれる，未来型スマートフォンのようなものである。

River 川の流れのように1つの方向を

　聞き返しが数回続けば，サマライズが1回は必要になる。そして要約の対象はその場の面接の内容に限らず，逐語録にあるように治療の全体の流れもまとめたものでなければならない。要約は次のステップになるが，まだ次のステップに行くのが早ければ，まだ言葉として拾えていない部分を"裏を聞き返す"によって聞き返し，十分，クライエントもカウンセラーも十分に正確な理

解ができた（共感表出）ところまでたどりつかなければならない。

　そのためには，①早すぎる話題転換を避け，1つの方向に続けて話す，②順序を重んじる，が必要である。「いつもの慣れた決まり切った行動を止め，やってみないとわかんないことをやってみる」がERPである。このような治療に動機づけるためには「いつもの慣れた決まり切った行動」とそれで守りたい気持ち，このクライエントの場合には清潔について十分に分かり，それを汚す辛さを共感するところが最初になる。その次がERPというジャンプになる。

　この中で一貫していることの1つがマンド（確認要求）に応じないことである。

　▌C121：先生が一緒にやってくれるなら，何とかできるかもしれない。

これは，「一緒にしてくれ」要求である。これに対して，

　▌T122：うん。わかりました。じゃあ，ちょっと予定の日程たてて私の方も時間をその日から翌日までは続けて，ついとけるように。で，まあ，ちょっと監視しますけど，水を使わないように（笑）。

カウンセラーは一緒にいるが，それは儀式妨害徹底のためだ，と返している。一緒は一緒に違いないが，「一緒にやる」と「横で監視」では機能が違う。カウンセラーは汚すことによってクライエントが「とんでもないこと」（C95）をするかもしれないが，そのリスクを背負うのはクライエントであることをゆるがせにしない。MIは川の流れのようなものである。途中で堰き止められたり，支流に入ったり，淀んだりすることはある。それが，あっても常に下に流れ，最後は海につながる。その方向性を間違えてはいけない。

　ERPをするかどうかに限らず人生の決断は「やってみないとわかんない」。にもかかわらず，強迫性障害の患者は「わかんないことはやらない」。分かっていることだけやる人生は，それは繰り返しだけの人生である。強迫性パーソナリティ障害の患者の場合なら，権威ある他人が決めたとおり，間違いのない人生だけを歩もうとする。

　誰しも最初から分かっていることである。そして，誰しも分かっていることが本当に分かるためには順番が必要である。逐語録の前半は単純な聞き返しと是認が主体である。最初，クライエントは「嫌だ」だけが明確だった。そんなクライエントが自分の矛盾を見いだし，迷いはじめ，やれるかどうかについて

確認要求をするようになってから始めて,「やってみないとわかんない」をカウンセラーが言えるようになる。

S：サマライズ

　この逐語録5（本書38〜50頁）全体を要約してみよう。

　前半1／3はカウンセラーがO（開かれた質問）で開始し，クライエントに自由に言わせるだけ言わせるようにしている。

　　▪C26：嫌です。止めてもらいたいですよ。その話。怖い。怖いんです。凄く。

　このような発言が続く間，①言語には表れていない現在の状況である，"嫌な話を聞く"ということを耐えて受け入れていることを是認し，②嫌な言葉を繰り返し，R（聞き返し）している。同じことを繰り返しているうちに，発言の変化が生じる。変化を見いだしたら，それを，③R（聞き返し）で強化Reinforceしている。発言の変化が続いた結果,

　　▪C121：先生が一緒にやってくれるなら，何とかできるかもしれない。

と述べるところまでクライエントと話を続けている。どこで止めるかはカウンセラーが何を話したかではなく，クライエントの発言がどう変わったかによって決められている。

サイドコラム②

電話セールスマンに MI

　おそらく読者の誰もが，一度は電話セールスマンに苦々しい思いをさせられたことがあるだろう。たいていの人はいきなり途中で電話を切るか，悪態をつくか，をしているだろう。ガチャ切りと悪態以外の方法があることを実例をもって説明しよう。以下は私が MI を練習しているときに，本当にあった電話である。

逐語録 8　電話セールスマン①

S1：日本○ス○ー○です。良い投資マンションがあります。所得税対策に役立ちます。

H1：マンションを販売しているのですね。私に買ってくれ，ということですか？（聞き返し，話の先を続ける）

S2：そういうわけじゃないです。それは話を聞いてから先生に決めてもらうということです。このマンションはとてもいい物件です。買われた方は皆さん満足して，さらにもう一軒というかたもあります。ぜひ，パンフレットをみてください。今晩そちらに行きます。

H2：ということはそのマンションは最高の物件で，パンフレットを見たら買いたくなる，ということですね（増幅した聞き返し）。

S3：はい，とてもいいものです。税金対策になります。

H3：なるほど。ではとてもよく売れていて，あなたは有能なセールスマンですね（相手の能力を是認する）。

S4：いやそこまではいきません。とにかく，税金対策になって，買った方はみな満足して，生命保険もついてきます。リスク対策としてもいいです。

H4：税金対策，買った人はみんな満足，生命保険とリスク対策，他にはどんないい点が？（要約，開かれた質問）

S5：あーとにかく，パンフレットを見てください。いま近くに来てます

サイドコラム②

から。今日 7 時は？
H5：会ってパンフレットを見たら，絶対私がその気になるだろう，という自信があるのですね。一方，あなたは有能なセールスマンではないとおっしゃった。（増幅した聞き返し，矛盾を広げる）
S6：とにかく，税金が安くなって，生命保険がついて，リスク対策なんです。
H6：節税とリスク対策が利点ということですね。そして今晩私に会いたいということですね。他には？（要約，開かれた質問）
S7：なに話してんですか？　頭がおかしいんじゃないの？（間，H は反応しない）えーとにかく，税金が減るんです。所得税が。生命保険もつくし，リスク対策です。会った時に具体的な数字をお見せしますから（相手は，マニュアルどおりに話している。自分のネタを原井が全て話してしまっているので，これ以上続けられなくなっている）。
H7：節税について，そちらがご存知の数字はすごい金額ということですね。あと生命保険とリスク対策。他にはなにか利点は？　なにか私に話しておきたいことは？（増幅した聞き返し，要約，開かれた質問）
S8：いいえ，もうありません。
H8：そうですか。ありがとう。（話すことがつきたことを是認する）
S9：（電話が切れた）

電話セールスに対する一般的な対応は，「早く切れ」「邪魔だ」のようなマンドである。それにセールスマンも慣れており，早く切るためには，一度会う約束をすることだ，に持っていこうとする。一度会えば，判子を押させるまで粘り強く待つ。セールスの相手が苛立ち，この場を離れるためには判子を押すほかない，と考えるように持っていくのである。一言，「会っても良いが，5 分間だけだぞ」という言葉がでれば，セールスマンは「早く切れ」というマンドに服従する。

サイドコラム②

　原井はこの電話の中で，MIの原則に従い，相手にマンドを一切せず，ひたすら聞くようにしている。聞き返しと要約を繰り返している。結果的に同じ言葉が帰ってくることで，セールスマンの言語，これ自体はマンドだが，それが消去されてしまう。消去の結果，Hに対して失礼な発言，S7が飛び出すが，原井が反応しない。失礼な発言も消去され，もとに戻ってしまう。的確な要約は話を切り上げる効果がある。

　電話セールスマンを相手にしてMIを使う練習を行なうメリットは沢山ある。パワハラ・セクハラなんでもありで，お金もかからない。失敗したときには，いきなり逆ギレしてガチャ切りすれば良い。問題はいつかかってくるのか分からないことだけである。戦国時代の武士と同じように，予告なしに，いきなり襲いかかってきた電話に対して，MIで勝負するぞという気構えをいつも持っておかなければならない。まれに，詰まってしまったセールスマンが別の上司と交代することがある。新しい相手と同じ話を続けさせられる羽目になる。「新手を連れてくるなんて，なんて卑怯な奴！」と言っているようでは修行が足りない。どうしても詰まってしまって，負けそう（契約しそう）な時には「個人情報保護法は？」という奥の手もある。

　この方法が結構，MIの勉強になると分かった私は，セールスマンからかかってくる電話を楽しみにするようになった。別の例を示そう。

逐語録9　電話セールスマン②
S1：原井先生ですか？
H1：はい，どのようなご用件でしょうか？
S2：当社は福岡でマンションを扱っています。
H2：私にマンションを買ってくれということですね。
S3：ええ，はい，それは先生のご判断ということで。福岡にワンルームマンションがありましてですね。
H3：お値打ちの良い物件があるということですね。
S4：はい，ええ，でも先生が住むマンションということではなくてです

サイドコラム②

　　　ね。
H4：投資目的ということでしょうか。
S5：こういうのよく聞かれているのですか？
H5：そうですね，よくありますよ。
S6：ええ，先生もご存じかと思いますが，将来の年金が減るとかありますね。
H6：そうですね，そちらのマンションを買っておくと年金が補填されると言うことですね。
S7：まあ，そうでもないんですが，税金のこともありますし。
H7：マンションを買えば税金が安くなるし，年金対策にもなる，ということですね。
S8：ええ，まあ将来に向けて安心ではないかと。
H8：マンションを買っておけば損はない，税金と年金対策にもなるし，将来の収入の足しににもなる，ということですか。
S9：ええ，でも，はい，投資なのでリスクもあります。
H9：そうですね。確かに。他には？
S10：もうお忙しそうなので，もういいです。
H10：はい，わかりました（切れた）。

　これも最初のセールスマンと私の対応は同じである。最後は，正直，「え，これで終わり？　別に忙しくないし，もう少し遊んでよ」という気持ちになった。ちょっと優しすぎる男性セールスマン，これじゃあこれからこの業界で生きていくのは辛そう，と思う。思わず共感してしまったわけである。「頑張れ，今度会うことがあったら，MI教えてやろう」。ここでやっと私はMIスピリットに目覚めた。

第III章 介 入

MI as an Intervention

面接から巻き込んでくる強迫性障害

　誰しも確認強迫の患者との面接には苦労する。特に，会話内容自体が強迫観念の対象になる場合は，診察の最中から強迫と戦わなくてはならない。治療について患者と話しているつもりなのに，結局，患者の強迫観念と話していた，ということがある。例を示してみよう。次の例は私がMIを学ぶ前，1999年ごろに担当していたケースのことである。

事例：24歳女性と40歳の私
　主訴：自分が話したこと，忘れものが気になり，ずっと考える，自分のしたことを正確に思い出そうとして止まらない
　就職後，自分がいた場所や通った所に何か忘れ物をしたのではないかと考え，確認のために元に戻ることが始まった。切手の裏側にレシートなどがくっついていないかどうか，コピーの枚数が正しいかどうかなどの確認で時間を費やし，仕事もやめざるを得なくなった。しかし，自宅でも，ゴミ箱に誤って何か入れたのではないかと考え，家族に対して繰り返し確認を求めるようになった。母親とのケンカが生じるようになり，大量服薬し，2回の入院がある。種々の薬物療法や精神療法を受けたが，いずれも改善は得られず，私が勤務していたX病院に紹介されてきた。病院には母親と共にタクシーでやってきたが，タクシーから降りるまでに1時間かかっていた。母親とタクシーの座席やトランク，

周囲を確認していたのである。初診時のY-BOCS（Goodman WK, Price LH, 1992）の合計点は34点であった。これは強迫観念と儀式に要する時間や日常生活の障害の程度，制御などの10項目を5段階で評価するものである。0～40点の幅をとり，強迫性障害を専門にするクリニックでの平均点は28程度である。34点は重症者の部類にはいる。確認儀式に対する不合理感がはっきりせず，服はポケットのないものにし，手にカバンもなにも持たないようしていた。入院・受診に必要な持ち物は全て母親に持たせていたのである。それでも車から降りるときに確認をしていた。診察室から出るときにも確認のために出入りがあり，病棟に行くまでには30分以上かかった。

次は入院1日目の面接である。カルテへの記入のため，生活歴と病歴を取ることが目的である。Cは患者，Tは私である。

逐語録10　カルテの間違いにこだわる強迫①

C1：最近，なんだかうつみたいです。周りの人と比べると自分が幼く見えて。
T1：初診の頃と比べると，食欲とか意欲とか出てきているよ。これだけひどい強迫があれば生活が苦しいし，自由に人と付き合うことができなかったから人生経験不足になるのは当然だろうね。前からそんな風に思っていたの？
C2：高校生くらいから，暗いほうに考えていた。自動車学校のころ，「私なんか生まれてこなきゃ良かった」と母に泣きついたことがある。
T2：そう（高校卒業後の自動車学校だから，「19歳頃に母親に……」とカルテに記載）。
C3：修正してください
T3：？
C4：19歳ではありません。
T4：そりゃそうだけど。「頃」と書いてあるじゃない。
C5：どう書いてあるか確認させてください（カルテをしげしげ見つめる）。
T5：そりゃ，あなた，確認症状だよ。
C6：いえ，違います。強迫ではありません。間違えるのがおかしいのです。もう一度カルテをよく見せてください。直してください。その間違えた部分を切り離して私にください。
──（話をそらし，うつについて質問する。そのうち「19歳」の件を忘れてく

れるだろうと期待した。ところが，診察室を出た後の廊下で）

C7：さっきの話ですけど，カルテ直してください。おかしな部分を私に渡してください。一生のお願いです。言うとおりにしてもらえれば何でもします。

T7：カルテを切り離して患者さんに渡すとかは規則に違反するし，自動車学校の頃と19歳頃との間の差は，あなたの一生に相当するくらい大事なことですか？

C8：そうです。どうしても気になるのです。なんでもしますから。

T8：そんなに言うの。たとえば，一生私の奴隷になる，という条件でも？

C9：します。奴隷になんでもなります。何をしたらカルテを直してくれるのか教えてください。

T9：う〜ん（変なでまかせを言ってしまった。どうしよう？ ちょっと様子を見ようか）。じゃあ，私の車を毎日洗ってくれる？

C10：洗ったら，カルテを直してくれるのですね。じゃ，します。

T10：いや……（冗談なんだけど）……本当にするの？ そういうのはおかしいことでしょう。

C11：本当に洗います。約束します。私はすると言ったことはちゃんとします。でも，洗ったあと，車の周りに落とし物がないかどうか，しっかり確認させてくださいね。

T11：（何も言い返せず無言状態）

　この後，私は，奴隷の失言を謝罪し，退院までにカルテを修正することを約束させられた。結果的にこの患者も3カ月間の入院の間に，エクスポージャーと儀式妨害 Exposure and Ritual Prevention（以下 ERP）を行ない，確認儀式の回数を1／5以下に減らした。退院時は自宅にそのまま戻ると確認が増えるため，退院後，すぐバイトにつくようにさせた。その後，仕事を続け，5年後，看護学校に入るなどしている。退院時の Y-BOCS は22点であった。2〜3年後には8点に下がっていた。

　この患者に行なった ERP は，「忘れた，なくなった，取り返しがつかない」とつぶやき，観念をその場所を残したまま，次の次の気になる場所に移動するというものである。この患者は心の中の儀式（メンタルチェッキング）を行なっていた。具体的には，気になる場所，すなわち，強迫観念が生じるとすぐに気になる場所をしっかり見つめ，全体をイメージとして脳裏に焼き付け

るようにしていた。その場所から離れても，頭の中で気になっている状況を脳裏に思い浮かべ，そのイメージを探って忘れ物がないかどうかを確認していたのである。メンタルチェッキングを行なっている最中は，極度に集中しており，周りからの声かけには耳を傾けない。通常の治療者が行動療法として行なうような，「確認をしてはダメ」という指示をしたとしても患者は聞いていない。メンタルチェッキング中は目を開き，自分で立っていて，通常どおり意識があるように見えても，患者の意識はその場にはない。ワーキングメモリーなどの全ての認知資源を心の中のイメージに集中している。

　この患者に対してはエクスポージャーを連続することで儀式妨害になるようにした。つまり，全ての認知資源を心の中のイメージに集中し，意識を外に向けていない患者に対して，外からさらに気になる刺激を与えるのである。具体的には別のさらに気になる場所に移動するようにする。さらには患者の手に手を添えて，棚の上などに置き，いかにも何かをその場所においたかのような感覚刺激を与えるようにする。このようなことをすると，患者にとって新しい強迫観念が起こることになり，否が応でも心の中のイメージから意識をそらして，目の前の気になる場所を見つめ，その場をイメージとして脳裏に焼き付けたくなる。それを行ない始めたところで，さらに別の場所に移動させ，その場所でも同様なことを行なう。3個所以上行なうと，最初の場所についての心の中のイメージはほぼ消えてしまっている。先ほどいた場所はどんなところで，どんな所に棚があるか，忘れ物をしやすそうな場所のサイズ，明るさなどの情報が消えてしまっていることに気づく。忘れ物をしたかもしれないのに，どんな場所に忘れたかすらもはや思い出せない，そのような状態になると，確認儀式の衝動や強迫観念は生じず，諦めの境地になっていることを経験してもらうことができる。これがこの ERP の狙いである。

　結果だけからみれば，MI を身につけていなくても私はこの患者を治すことができた。患者と一緒にショッピングセンターなど忘れ物が多そうな場所に2時間ほど外出し，気になるところを探し，気になれば，さらに気になるようなことをする，というのを週に2〜3回行なった。

　不安階層表は次のようなものである。

1）ポケットに何も入れず，手に何も持たずに，車に乗る
2）外来診察室，事務室に行き，棚や机に触れる
3）ポケットに財布を入れて，外来のトイレに入る
4）財布とカバンを持って電話ボックスに行く，テレフォンカードを出す。
5）カバンにものを入れ，外来の暗い倉庫に行き，カバンを置く。
6）外来待合室でカバンを横に置いて，雑誌を開いて読む
7）ショッピングセンターに行き，そこで上記の全てをする
8）全てを自分でする

　上記のようなエクスポージャーを週に2～3回同伴で繰り返して行なった。外に出るたびに，ちょっと下手をすると先のような会話になるから，エクスポージャーは大変な作業だった。1～2時間かかるというだけではない。腕力も要したのである。外出のたび，気になる場所が生じる。手には何も持たず，ポケットに何も入れていなくても，患者は手頃な高さにある棚のような場所を見つけると，その場所を一心に見つめ，動こうとしない。私は患者の行動を観察し，患者が立ち止まり確認を始め次第，患者に話しかけ，事前の約束どおり，ERPをするように"動機づけ"ていた。

　それでも患者がその場から動かないと，イメージエクスポージャーしながら，物理的に体を引っ張り，連れ出していた。私は身長176cm，体重74kgである。患者は身長150cm，40kgと小柄だった。物理的に持ち上げ，引っ張り出すことは私には可能だった。

　ショッピングセンターなどの壁際に公衆電話があるようなところで，姿勢を変えたり，何か他のものに気がそれたりしたときが，最もそうした行動が起きやすいところだった。

　こうやって治していたわけだが，この間の患者に付き合うことは大変な労力である。治療して，また働けるようにしよう，ここで諦めたら病院から退院できなくなる，一生病院暮らしだ，などと説得していた。この熱心さが患者さんの治療に役立っている，自分のやり方は正しい，と思っていた。そして，強迫性障害の新患については月に2～3人の患者さんを診るのが精いっぱいだった。

仮想事例：24 歳女性と 50 代の私

　現在の私はこのような患者を月に 20 人程度新患として受け入れている。全て外来で治療し，2 カ月間，数回受診してもらうことと 3 日間集中集団治療プログラムに参加してもらうことで Y-BOCS なら半減させることができる。プログラム終了時で Y-BOCS が 20 点以上のケースは 1 割以下である。外来で 2, 3 年もかかって Y-BOCS がようやく 8 に下がるということはない。今なら，どのように MI を使って応じるか，書いてみよう。

逐語録 11　カルテの間違いにこだわる強迫②

C1：19 歳ではありません。
T1：「頃」と書いてあるじゃない。
C2：どう書いてあるか確認させてください（カルテをしげしげ見つめる）。
T2：さっき自分の話したのと同じことが書いてあるかどうか気になるんだね。
C3：そうです。これは間違いです。直してください。直してこの部分を切り離して私にください。
T3：カルテに間違いを残したままだとどんな気持ちになるの？　退院後，治療が終わった後も，間違いはカルテにずっと残るのだし。
C4：つらいです。ずっと，間違いがあるかどうか，どこが間違っているのか，考え続けて死にたくなります。ですから，そこを切り離して私にください。
T4：ここに 19 歳の字が残っていると，トイレも食事もせず，ずっと止まって考えたままになるね。
C5：そうなんです。ずっと 19 歳が頭に残って離れない。逃れようと思っても頭から消えない。死ぬしかないか，と思うときもあります。ですから，ください。
T5：そう，大量服薬したこともあったね。それで 2 回入院した。それでもやっぱり強迫は消えなかった。そして今，ここに行動療法を受けに来ているわけだ。
C6：私，どうしたらいいんでしょうか？
T6：19 歳を消そう，切り離そう，忘れようとすればするほど気になるよね。一方，行動療法の「エクスポージャーと儀式妨害」をしようとして，あなたはここに来ている。
C7：そうですね。やっぱり切り離したらダメなんですか？　エクスポージャー

しなくちゃダメ？
T7：貸した本に，そう書いてあった？
C8：「気になることはそのままにしておきなさい，嫌な気持ちのままでいることがエクスポージャーだ」と……。
T8：そう，よくわかっているじゃないですか。19歳は，どうしたらいい？
C9：でも，やっぱり気になるんです。お金やハンカチじゃなく，個人情報だし。これだけは切って私にください。明日から行動療法をがんばりますから。
T9：頭の片方では，19歳の間違いをほったらかしにした方がいいとわかっている。もう片方では，嫌だ，間違いは切り取りたい，と思う。迷っているうちにだんだん「今回だけは特別，切らせて」という気持ちが強くなるね。迷うと楽な方に逃げたいと思うのは誰でも同じだ。
C10：ええ。ずっと考えていると苦しい。どうしたらいいのか教えてください。
T10：19歳の間違いほったらかしと，切りとるのと，二つの道がある。どちらが治療になると思うの？
C11：やっぱり，切っちゃダメですね。わかりました。
T11：そうね。すごいね。さ，今日の面接はここで終わりにして移動しましょう。

　解説しよう。開かれた質問はT3，T8，閉じられた質問はT10である。聞き返しはT2，T4，T5，T6，T9である。T6，T9は治療全体の状況も含めたサマライズになっている。T7は形式的には閉じられた質問であるが，実際には聞き返し（相手の言葉を続ける）に相当している。C11でクライエントがカウンセラーに服従するようになったところを見計らって，T11でマンド（移動命令）をしている。忘れ物恐怖の患者の場合，観念を惹起する刺激が目の前からなくなれば，急速に観念が弱くなることを見越している。刺激のない場所に移れば，このような強迫観念・確認儀式にどう対応したらよいかを落ち着いて話し合うことができる。

無理矢理も悪いことばかりではない
　この女性は退院のときに，私に記念写真を撮ることをせがんだ。手元にその時のスナップ写真がある。小柄なクライエントが私と腕を組み，本当に嬉しそうに写っている。あれこれ考えると苦労しているが，それだけクライエントと

の繋がりが強かった。MIを使うようになり，腕力を使う苦労がなくなり，短期間でスムーズに治せるようになった代わりに，一緒に腕を組んでスナップ写真を撮るようなクライエントもいなくなってしまった。抵抗するクライエントにエクスポージャーを押しつける私，そのような体験から学んだこともあるのだろう。MIを知らない段階で行動療法を知ったこと，無理矢理なやり方で治療終結までもっていけるスキルを身につけていたことは今も役立っていると思う。無理なやり方，間違ったやり方を読者に勧めているわけではない。しかし，どんな無理や間違いでも，そこから学ぶことはできる。

ネット相談におけるMI

　ネットでの相談対応は非対面の精神療法に分類できる。このような非対面のみの精神療法の限界は，治療者からの手出しはまったくできないことである。最初に利用者が自身の問題を解決するために機材を用意しなければならない。自ら行動を起こして，自分の問題を書き込み，提供者の質問に応じ，さらに問題を書き込まなければ，展開しない。対面の場合であれば，クライエントがまったく行動を起さない場合にも，提供者には行なえることがあるが，非対面では提供者には何もできない。オンラインカウンセリングの目標はクライエント自身が適切な問題解決行動を起こすことにある。逆に言えば，提供者が問題を解決することはありえない。このような場合に何が可能かについて具体例を示して論じることにする。

"エキスパートに聞く"——サイトにおける方法論

　メンタルヘルス相談の具体的な例として，私が開設している相談掲示板を示す。この掲示板の開設目的は，私が開設しているサイトが強迫性障害についての情報提供サイトとして，よく知られるようになり，クライエントからの相談メールが多くなったためである。このため，メールの返事に手間を取られるようになった。相談メールのほとんどは以下のどれかにあたる。

　1）お勧めの病院を教えて欲しい

2）家族や知り合いが病気だが，受診を拒否している。私はどうしたら良いか
3）現在治療を受けている，うまくいっていないがどうしたら良いか

　これらについて，全てに平等に回答することは負担が多すぎる。誰に答えて誰に答えないかという区別も不可能である。有料で相談に応じることはできるかもしれない。しかし有料にしたとしても課金システムを保険診療が主体である医療機関の中で作ることは難しい。このため，個人宛メールの返答として，掲示板を参照するようにさせた。1）の相談に対する答えは，掲示板の過去ログを参照すれば，分かる仕組みになっている。現在では，掲示板での質問のほとんどは，2）と3）であり，強迫性障害とうつ病，そのほかのストレス関連疾患に関連したものである。無料で行なわれる"エキスパートに聞く"タイプの相談掲示板になる。①医師法に触れる行為，すなわち診断やアセスメントは行わない，②医療機関受診中のクライエントからの相談の場合には，医療過誤や法令違反が明白な場合を除いて，受診先の治療方法を評価・批判することは行なわない，を原則としている。評価が欲しい場合はセカンドオピニオン外来を申し込むことを勧めるようにした。また，できるかぎり，掲示板を閲覧している不特定多数の人の参考になるようにすることを目指している。
　いままでに，削除対象になったメッセージは，患者と思われる人物からの特定医療機関を名指した中傷メッセージが1度，程度である。患者の1人が，自身の実名や職業，現在受診中の医師を明記し，そして勤務先での処遇について糾弾的な内容を書き込むことがあった。しかし，荒れることはなく2〜3回の応答でそのまま沙汰止みになった。公開掲示板であることから，クライエントと私以外の第三者が応答することも可能だが，雰囲気を察してか，このようなケースも今までに2〜3回あった程度である。"炎上"したことは一度もなく，もちろん，閉鎖に追い込まれたこともない。
　相談掲示板に書き込まれたある事例を示す。この掲示板の内容はネット上で公開されている。

事例：A子，パニック障害とうつ病と結婚

逐語録12　相談掲示板──パニック障害

C1：H県の20代後半女性です。4月初めに初めてパニック発作を起こし，4月末に2回目の発作。それから少しのことでも発作を起こすので5月初めに心療内科を受診。パキシル10gを毎日夕食後飲んで，今は全く発作がありません。

　5月に結婚の予定がありました。彼は3月に親に伝えたのですが，彼の母親が3月に入ってからうつ病にかかっていました。彼の父親は母親が直ってからとの事で6月まで待っていましたが，うつ病は何年も根気よく直すものだと私も彼も私の親も思っていたので，家を探し，先に生活を始めると彼の父親に伝えましたが，看病に疲れきってしまった彼の父親は彼の母親のことが面倒だから私と彼に看てくれと頼んできました。そうじゃないと結婚は母親が治ってからだというのです。

　私の彼は父親に任せられないと母親と一緒に住むと言っています。彼の母親は薬を大量に飲んで救急車に運ばれたり，私たちの結婚を聞くとテーブルをひっくり返したり，飛行機のチケットを勝手に取り東京へ飛んでいき捕まったり，毎日死にたいと泣いていて，薬の副作用か髪が抜けているそうです。うつ病の原因は，20年ほど朝5時から夕方までパートで働いていたが，去年癌で手術し，パートを辞めたことが考えられます。

　私は一緒に住む自信がありません。パニック発作が治ってきたのに，また起きそうでこわいです。逆に一度心療内科に通い，治ってきたことをお母さんに伝えることがお母さんに勇気づけることができるのかとも考えています。うつ病のお母さんと，一度も会ったことのないパニック障害の私がやっていくことができるのか，アドバイスをお願いします。

T1：彼の母親と一緒に暮らすのは大変なことが起きそうだ，と心配ということですね。そして，彼は母親が心配だから母親と一緒に住むと主張しているのですね。彼はどのようにしたらよい，とおっしゃっているのですか？

C2：彼の実家はJRで3時間程の場所で，田舎です。私たちの住んでいる所の病院のほうが進んでいると彼は考えています。看病を放棄してしまっている父親の元にいても治らないから，母親をこっちに呼び寄せ入院させ，治ってきたら一緒に住み，完全に治ったなら父親の元に返すことが理想だと思っています。私が不安だと伝えましたが，そんなこと言わないでがんばってみようと言われます。

結婚を延期し，彼の母親が治るまで待つべきか，先に結婚し母親を呼び寄せるべきか迷っています。うつ病になった彼の母親は一度も会ったことのない私がずっとついていることに嫌な思いをしないのでしょうか。彼の父親がついていることが一番理想だと思うのですが……。

T2：まとめると，①会ったことがない，配偶者ももてあますような病気をもつ，50代の女性と一緒に住み，また治療に協力すること，には気が進まない，②彼が母親について考える計画や見通しには，A子さんは同意できない，③彼とは一緒に住みたい，なんとか彼と意見を一致させたい，ということですね。

C3：なんだか人生相談になってしまい，申し訳ございません。聞きたいことは，①うつ病で夜の徘徊，薬を大量に飲む，東京まで勝手に行ってしまう，死にたいと泣く，という症状は，どのくらい治るまでにかかるのでしょう，②うつ病の患者さんは，知らない人に看病されることで，悪化したりしないのでしょうか，③世間体を気にし，内科に通院させていて悪化する一方なのですが，精神科に通院させたほうがいいのでしょうか，ということです。医学的にアドバイスをお願いします。そのうえで，自分のパニック障害と付き合いながら看ていけるものか判断したいと思います。ながながとすいません。

T3：A子さん，質問をまとめていただきありがとうございます。"医学的にアドバイス"とは，医師が患者を直接診察した上で行なうことを指します。上げられた質問①～③については，彼氏と彼氏のお父様が担当医からお聞きになっていることと思います．

C4：そうですね。自分で悩んでいてもしょうがないですね。自分も彼の実家へ行き，お医者さんと直接話しをしてきます。彼の親も彼も病院へまかせっきりで何も聞いてくれないので……。どうもありがとうございました。

　この掲示板のやり取り自体はMIそのものである。面接との違いは，1つの応答の中に複数の要素が盛り込まれていることである。それでも，中に，命令や指示，警告，議論，解釈を避けている。また，最初からアドバイスや指示を出すことをしないようにしている。情報提供も明白なことのみ単純に述べるようにしている。①聞き返し，②開かれた質問，③クライエントの気持ちや考えを確認・是認する，④要約を行ない，その中でクライエントの話の矛盾を引き出す，⑤解決についてはクライエント自身で決めるようにさせる，を行なって

いる。これはMIの原則そのものである。MIを使うことでクライエントが自ら積極的に問題に取り組み，変化の決意をすることを援助できる。

　この原則は，ネット上の掲示板での相談に大変有効である。ネットでの相談は，困っているから，どうしたらいいか分からない，だから教えて，という相談になりやすい。自分がどれだけ困っているかについては雄弁に語っているが，問題解決に必要な情報，たとえば，いままでにどのような問題解決を試みてきたか，何が変わると困らなくなるのか，を書いていないことが多い。相手を特定できない匿名の相談では，提供者が何らかの活動を起こすことはありえない。クライエント自身が自分で問題を特定し，自分で解決する他はない。対面で行なわれる一般的な医療では，悩みがある人は，苦しんでいることを訴えれば，それでよく，それに対して専門家は一方的に助けを施す，というスタイルが普通である。ネットでの相談ではそのようなやり方は取れない。

ここまで増幅した聞き返しにも肯定する全般性不安障害の患者

　MIを覚えてから，聞き返しを不安障害の患者にルーチンのように使う。便が嫌いな不潔恐怖の患者が「狂ってめちゃくちゃしてしまいそう」と言えば，「大便を手で弄ぶようになるとか」（増幅した聞き返し）と返せば，「どれだけ気が狂ってもそれだけはしない」と言う。「死にたい」と言えば「お墓に入りたいと思うのね。あなたの墓石の上を鳥が舞い，糞をポトリ」（話の先を言う）と言えば，「そんなの死んでも嫌だ」と言い始める。

　会社員の夫，中学生の二人の息子と一緒に暮らす，45歳の女性を面接することがあった。本人も正社員として働いている。次男は過去に医師からADHDと診断されたことがあり，日常の整理・清潔保持は不十分であり，忘れ物が多い。本人は次男の日常生活態度を常に心配している。兄弟の喧嘩は日常茶飯事である。本人の診断は全般性不安障害と小動物に対する特定の恐怖である。逐語録の一部を示す。全体については別の本（原井宏明，2011）を参照して欲しい。この本の中ではMIを使いながらアクセプタンス＆コミットメントセラピーを行なうことについて解説している。

逐語録 13　兄弟間殺人を心配する不安障害

T1：お話をまとめると，ジュースの取り合いから兄弟がけんかし，兄が弟を殴り，弟がそれを止めようとしてバットで脅した，誰も怪我していないし，壊れたものはない。今回はお母様がおられたから良かったけれど，今度はきっと殺人が起こる，と思っておられるのですね。

C1：はい，長男の様子がおかしくて，勉強している時間は誰も部屋に入るなと言うんです。野球部で 14 人の部員と仲良くしていて，友達も多かったんです。とても明るい子だったのに，最近，親とも話をしなくなりました。塾の友達としか話をしなくなったんです。夏休み前と様子が変わってきました。笑顔もないし，拒否的だし，食事はするけれど，家族と一緒には食べません。

T2：長男の様子が夏休みで変わってきた，これからもっとひどいことが起こると思うのですね。

C2：ええ，長男がバットをとりあげて，包丁を持出したりするだろうと思います。こんなことは普通のことではありません。

T3：200 人の同級生の中で兄弟げんかをするのは，あなたのところだけだ，昔の人はしなかった，と思うのですね。

C3：ええ。うちは特別だと思います。

T4：そうすると，特別に危険な家族である，そこで，殺人が起こらないようにしたい，というのが一番の目標ということになりますね？

C4：はい。けんかがなければと思います。

T5：けんかをすれば殺人になる，と思われるのですね。

C5：はい

このあと，母親として，兄弟げんか殺人を予防するために何をしているのかについて話をさせるようにした。最後は，親の心配行動がかえって兄弟げんかを助長していることが本人にわかるようにした。本人は息子たちの野球バットを家に置いておくのが怖くて，車のトランクにいれて勤務先に持っていってしまっていたのである。

しかし，「兄弟げんか殺人が起こる特別に危険な家族」とまで増幅したのに，それに「ハイ」と言われると，私もさすがに，それ以上に増幅する聞き返しが思いつかなかった。ここで呆れてしまわずに共感を続けられようにするために

はかなりの修行がいる。

家族療法としての MI（CRAFT）

家族が最初の相談者

　アルコールや薬物使用や依存が問題になるのは，止めたいという動機づけが本人に不足している場合である。患者自身が自分に問題がある，このままではいけないと考え，実際に医療機関に受診しなければ，医療機関は無力であり，相談機関も家族の相談相手だけで終わってしまう。

　自分には問題はないとか医療の必要はないとか考え，周りの勧めを拒むのは依存症患者だけではない。私の施設は強迫性障害 Obsessive Compulsive Disorder：OCD の専門治療機関であるが，新患の2割程度は，家族相談である。患者本人は自身の過度な手洗いや確認，家族への巻き込みを異常と認めず，治療の勧めにも応じない。薬物療法や行動療法のような有効性が立証された治療法があっても，本人が受診しなければ絵に描いた餅である。

　コミュニティ強化アプローチと家族トレーニング Community Reinforcement Approach and Family Training：CRAFT とは，患者の家族を対象にしてコミュニケーション方法をトレーニングするものである。家族の行動が変わることによって，患者が自分を変える必要があると考えるようになる。コミュニティ強化アプローチ Community Reinforcement Approach：CRA のやり方を家族に習得させることによって患者の行動を間接的に変えようというものである。一種の家族療法だが，家族全員を同席させるのではなく，1人で変え行なうことが多いので，一方向的家族療法 Unilateral Familiy Therapy と呼ばれることもある。

　以下，飲酒を例にして CRA の歴史と特徴について，ミラー（Miller WR ら，1999a）や Meyers RJ ら（1998）に基づいて解説する。さらに，物質使用性障害に対して行なわれた比較研究を紹介する。

問題飲酒者に対するアプローチ

　1973年，問題飲酒者に対する CRA を用いた最初の臨床試験が行なわれ

た（Hunt GM と Azrin N, 1973）。以後，一貫して CRA の有用性が実証されている。CRA は行動療法の原則に従い，アルコール問題を克服するために大切なことは，飲酒よりも魅力的な選択肢を患者に与えることだとする。CRA の考え方からすれば，抗酒剤 Disulfiram による嫌悪療法や患者を問題に直面化させるようなカウンセリングでは効果がないことになる。実際の臨床試験結果も CRA の考えを支持するものであり，罰よりも褒美を重視する CRA はアルコール問題以外にも適用が広がっていった。CRA は問題行動を罰しても効果がない，問題行動を"強化"する要因を減らし，他の両立しない適切な行動を"強化"すべきだと考える。

飲酒行動の行動分析と面接スタイル

行動分析学では，ある行動の後に起こる刺激がその行動を促進させる場合，その刺激を強化子（好子）と呼び，減らす場合に罰子（嫌子）という。CRA では患者の飲酒行動をセルフモニタリングなどをもちいて振り返り，強化子と罰子を探る。さらに飲酒のきっかけとなる刺激（先行刺激）を調べる。飲酒をしていないときを特によく調べるようにする。さらに，飲酒に対する罰子が増えるように，「迷惑反省リスト」のようなチェックシートを利用して，今までの酒の上での失敗や，患者の本来の生き方を話題にするようにする。このようにして患者自身に自分のことを振り返らせるためには，共感的なカウンセリングスタイルである MI が直面化スタイルよりも有効である。CRAFT は家族療法的な要素と MI の要素を統合している。

アプローチの特徴

新しいコーピングスキル，特に対人コミュニケーションにかかわるスキルを患者が身につけられるようにロールプレイ（酒の誘いを断わることや自己主張など）を行なう。家族に対しては患者が飲酒したときに，飲酒自体には注目しないように指導する。注目・叱責が強化子になることがあるからである。

患者が回復するために重要なことは，断酒を目指す仲間との関わりと飲酒以外の楽しい活動を増やすことである。飲酒行動のパターンを行動分析することにより，先行刺激と強化子を見いだすことができれば，飲酒が最も起きやすい

状況を特定できるようになる。さらに計画的な日常生活を送れるように支援し，健康行動を増やすような情報を提供し，コミュニケーションの手段を工夫し，就労の手助けをする。採用面接や履歴書の書き方などを練習させたりすることもある。CRAの目標は，患者にとって素面の人生が酒よりも価値あるものになり，生活環境に患者が積極的に関わるようになることである。

以上のような指導は決して強要して行なうものではない。動機づけ面接スタイルを用い，最初は週に数回以上集中的に行なうようにする。90年代の終わりからCRAは医療を拒否する患者へ働きかけるための一方向的な家族療法と統合されCRAFTというアプローチへと発展した（Meyers RJとSmith JE，1997）。飲酒している患者本人が来なかったとしても，治療者は家族に患者の生活環境を整えるよう働きかけることができる。

CRAFTのエビデンス

国立アルコール乱用・依存症研究所 National Institute on Alcohol Abuse and Alcoholism：NIAAA において，130組の家族を対象に3つの治療法を比較したRCTが行なわれた（Miller WRら，1999b）。AAやアラノンなどの12ステップを用いるものと，ジョンソン研究所のプログラム（飲酒者と家族が直面化を目的としたミーティングに参加する），CRAFTである。CRAFTでは64％が断酒を成功することに比べると，ジョンソン研究所プログラムでは30％，アラノンではたったの10％であった。CRAFTでは3〜6カ月をフォローアップしたすべてのケースで，治療前より幸福感が増し，うつ症状や怒りの感情が減り，絆が深まり葛藤は減ったと家族が報告した。

薬物依存症者をもつ家族はCRAFTプログラムに参加した62組の家族のうち74％が患者を治療にのせることができた。患者が治療を受けなかった場合でも家族自身が楽になったと感じた（Meyers RJら，1998）。

CRAFTの具体例

CRAFTがどのようなことをするか，Smithから一部を引用しよう（Smith JEとMeyers RJ，2007）。この本の第5章は家族がIP（想定患者，依存症の問題を抱えているのに，受診する気のない人）とのコミュニケーションをどう

表 3.1 ポジティブなコミュニケーションのためのガイドライン

1. 短く	あれこれ言わず端的に話す
2. ポジティブに	「○○しない」「○○してはいけない」のような否定文，否定命令を使わない。「○○する」「○○しなさい」のような肯定文を使う
3. 具体的な行動に特定する	「やる気を出せ」ではなく「ゴミを出せ」のように具体的な行動に触れる
4. 感情に名前をつける	不安だ，ストレス，のような曖昧なことではなく，いつどこで喜怒哀楽が生じるかを特定し名前をつける。
5. 話が通じていることを示す	聞き返しと共感
6. 責任の一部を受け入れる	IP だけでなく，家族にも責任があると話す
7. 助けになることを示す	家族は責めているのではなく，助けようとしていると話す

やって改善するかに当てられている。最初に家族に対して，次のようなカードを示し，ポジティブなコミュニケーションスキルを教える（**表 3.1**）。

　これらについて，具体例を示し，ロールプレイ／リバースロールプレイをしながら，家族がポジティブなコミュニケーションスタイルを取れるようにする。たとえば，「1. 短く」については，悪い例として，

　　　いつも帰りが遅いわね。もう私にはお手上げだわ。毎晩毎晩，心配で心配で気が気じゃない。昔，若い頃，親と一緒に暮らしていたときは，そんなに毎晩遅くなることはなかったわよ。飲みに行くのも 1 日おき，そして 12 時までには帰ってくるようにしていたじゃない。携帯電話もっているんだから，最低，遅くなるって電話ぐらい思いつかないの？

を示して，次に良い例として

　　　もし 12 時を過ぎるなら，電話してくれない？　そうしてくれたら，大丈夫かどうか心配せずにすむから。

を示す。カウンセラーと家族の間でIPと家族の役割をとり，ロールプレイを行なう。例を示す。

逐語録14　夫婦間コミュニケーション

T1：ここで，ご主人が今週，今のカウンセリングの説明書を見つけた時の状況を再現しましょう。私が，ご主人役をします。ご主人との場面をこの場で再現するように話してください。ただし，今回は現実とは違ってもかまいません。さっき渡したカードに書かれたガイドラインを参考にしてやってみてください。さっき説明した7つのスキルを使ってみるわけです。ご主人が言ったか言わないか，あるいは言いそうかどうかにはこだわらないでくださいね。誰も聞いていない，この部屋で練習し，後でやり取りを振り返ることが目的ですから。どんなことでもどんな風に感じたか，あとで教えてください。さあ始めましょう（声音を変えて夫役を治療者が演じる）。このガイドラインとやらは何だ？　俺に何も言わないで…こんなことをして，俺を操ろうとしているのか！？　そいつ（カウンセラー）はお前に今さら何をやらせようってわけ？（批判的に笑う）。

C1：（ロールプレイ中）　あなたがそうやって笑うのが嫌でたまらないの。あなたにとってはバカバカしいかもしれないけど，私にとっては大切なことなの（ロールプレイを止めて，治療者に向かって話す）。もうこれ以上何も言うことが思いつかないわ。

T2：いいですね。ちょっとロールプレイを止めて，振り返ってみましょうか。ロールプレイの会話のなかで，あなたが良かったと思うところを教えてください。そして，あなたがご主人と次にそんなことがあった時，今度はこうしてみたいと思うことはどんなことでしょうか。

このようなトレーニングを繰り返し，家族の対応が変わることで，上記の場合は実際に夫が患者として受診するようにもっていくようにできる。

私が私をトレーニングする

トレーニングの背景

精神療法の世界ではCRAFTのような行動療法は珍しい存在である。

CRAFT はカウンセラーがクライエントに直接，関わることがない。クライエントが生活している環境を家族を通じて変えることで，クライエントの行動が変わることを目指すものである。クライエントと直接面接することは，あれば便利だが，随伴性を変えるために必要なものではない。逆に言えば，クライエント中心アプローチや精神分析，一般の認知行動療法，さらに薬物療法や精神科診断であっても，クライエントと直接面接することはほぼ不可欠な要素である。ならば，面接の仕方について，精神療法・診断・薬物療法のそれぞれの流派が議論し，プログラムを作り，トレーニングしていてもよさそうなものである。

そのようなものは恐ろしいほど，ない。精神科医にとって身近にあるものと言えば精神分析ぐらいだろう。診断については DSM などの操作的診断基準に基づく SCID や M.I.N.I. などの半構造化面接，そして，薬物療法の場合には薬効検定に必要な SIGH-D（Moberg PJ ら，2001），SIGMA による MADRS（Williams JB と Kobak KA，2008）がある。薬効検定のための評価尺度については面接トレーニングビデオがあり，評価者間一致率を高く保つ工夫をしている。精神療法にもトレーニングビデオがあって良さそうなものだが，そうしたものがでてきたのは 2000 年以降だし，日本にあるものはたいていが英語版の翻訳である。

私の背景

私が行動療法を学んだのは肥前療養所に就職してからである。当時の情動行動障害センターのセンター長，後の臨床研究部長である山上敏子先生（現 早良病院）に会ったことが，私が行動療法をするようになる道筋をつけた。そして，村上優先生（現 国立琉球病院院長）から声をかけられアルコール病棟を担当したことが，依存症の臨床と MI を学ぶことになる道筋をつけた。エビデンスの知識は古川壽亮先生（現 京都大学医学部）からきている。彼が実働部隊の中心だった GLADS（Furukawa T ら，1998）の研究班に私も加わったのである。彼からコクラン共同計画などの系統的レビューの存在について教えてもらったことが，Project MATCH から MI へと私の興味がつながる道筋をつけてくれた。

私は共通一次試験（現センター試験）が始まる前年の1978年に医学部に入った。最初から医者になるつもりはなかった。一期校には建築学科を受けた。数学や美術が好きだったし，建築は私に向いていると思ったからだ。しかし，第二志望だった岐阜大学医学部に行くことにした。当時は石油ショックの時期で，工学系は将来の就職が厳しいと思いなおしたからだ。医学部卒業時，生化学教室に行く予定だった。私には試験管を振り，研究することが似合っている。しかし，神戸大学精神科に行くことにした。岐阜から出てみたいと思いなおしたからだ。私が精神科医に向いているとか，話し上手だからというわけではない。神戸大学精神科に行くことにしたのは，中井久夫先生の本（1982）が面白かったぐらいの理由である。

　神戸と洲本で研修医の1年間を過ごした。この頃，神戸大学の研修医全員が描画法をしていた。私も風景構成法やバウムテストを担当した患者全員に行ない，診察の時それを患者と2人で横に並んで眺めていたのである。描画法はトレーニングしても，面接法をどうするという概念はなかった。面接と言えば"シュビング的面接"であり，われわれ研修医にとってのシュビング的面接とは無言の慢性精神病性障害の患者のそばでじっと黙って座っていることだった。十数年以上入院している中年女性の患者の側でそれをしていたら，いきなり股間をつかまれた。「何するんや？」と思わず叫んだら，「ええやんか，減るもんやないし」と患者が答えた。それまで全く喋らず，会話というものがない患者だった。そんな患者でも話せるのだ，ということに私は自分の股間以上に驚いた。でも，それから会話を続けることは私にはできなかった。

　1986年に肥前療養所に就職し，山上敏子先生の下で行動療法を学ぶようになった。私が行動療法に向いているとか，エビデンスがあるからというわけではない。肥前から神戸大学に求人があり，それに応じたのが研修医の中で私1人だけだったからである。山上先生の下につくようになったのも，そのときオーストラリアのカンバーランド・カレッジ Cumberland College から作業療法士が2人，研究のために来ていて，彼らのための通訳を私が仰せつかったからである。山上先生の行動療法研究グループは肥前の中では内村英幸所長が率いる神経生化学グループに次ぐ大所帯だった。私にとっては行動療法のグループに入るのが自然だった。行動療法はそれまで教えてもらっていた精神療法と

はまったく違っていて興味をひいた。そして，強迫性障害を治せるということに驚いた。神戸大学病院の病棟にも強迫性障害の患者はいた。たびたび洗面所で動かなくなり，スタッフを困らせていた。しかし，何もできることはなかった。中井先生の本のどこからか引用して"あなたの病気はポンと抜けるように治る"と患者に伝えるのがせいぜいだった。もちろん，どうやって抜けるかは当時の神戸大学のスタッフで知っている人は誰もいなかった。

行動療法研究グループの恒例行事が世界行動・認知療法学会に参加することである。私も 1988 年のエジンバラ大会から参加するようになった。強迫性障害に対する ERP をエドナ・フォア Edna Foa のワークショップで学んだ。帰国してすぐに主治医として担当していた不潔恐怖，手洗い儀式の患者に使い，結果はフォアの言うとおりだった。このワークショップの資料は現在も利用している。1992 年のゴールドコースト大会で，パニック障害に対する内部知覚エクスポージャーをデイビッド・バーロー David Barlow のワークショップで学んだ。広場恐怖の患者に運動負荷のエクスポージャー課題を使うようになった。1995 年のコペンハーゲン大会で，MI をリンダ・ソーベル Linda Sobell とマーク・ソーベル Mark Sobell のワークショップで学んだ。このときはただ聞いただけだった。誰に何をどうできるのか分からなかった。

患者を脅す

1990 年からアルコール病棟を担当するようになった。病棟医長は村上優先生（現 国立琉球病院院長）だった。当時はアルコールリハビリテーションプログラム（ARP）と呼ばれる 3 カ月間の入院が基本だった。村上先生の報告書（村上優ら，2002）のタイトルが「心に鍵をかける」であるように強引な浪花節が普通だった。院内でシンナーを使った 10 代の患者を村上先生が体で押さえつけていた様子を今も覚えている。私も，入院を嫌がるアルコール患者に対して身体診察をしながら「この肝臓はもう石のように堅くなっている，腹水もたっぷり」とつぶやき，手掌紅斑と前胸部の蜘蛛状血管腫を見てため息をつき，音叉で振動覚をテストして「もう小脳もダメになりかけている，入院しないと助からない」と脅していた。入院中に無断で離院し，飲酒し，自己退院する患者には，「あなたは絶対に再飲酒し，いずれ今回退院したことを後悔

するだろう」と告げていた。ARPでは退院した患者の転帰調査を毎年行ない，年度末の病棟総括で報告するようにしていた。その調査のため患者に電話をかけたとき，飲酒し自己退院した患者が私の予想を裏切り，断酒し，回復していた。その患者は「先生にああ言われたことで，なにくそと思って発憤したから断酒できた」と答えていた。「押しつけるのも悪くないことだ」と思うようになっていた。しかし，主治医が誰であっても飲酒転帰が変わらないことは気になっていた。誰がやっても同じなら，治療法を研究したり，勉強したりする理由がない。担当した患者の数ではアルコールの新患は年間30人ぐらい，強迫性障害の患者は年間3〜4人ぐらいだったが，強迫性障害の患者を治療することの方が面白かった。こちらの方は誰が担当するかで治療結果にはっきり分かる違いがあったからだ。

　アルコール病棟で身につけたことを，担当した強迫性障害の患者に私は向けるようになった。実際，アルコールの患者の強迫的飲酒と強迫儀式の類似は字面だけではない。ERPにおける3日間洗浄行為の全面的な禁止（"水抜き"と呼ぶ）は入院による解毒（デトックスDetoxと呼ぶ）とよく似ている。

　2002年に私は次のように書いている（原井，2002）。

　　　　強迫性障害の患者を行動療法で治療するときに問題になるのは治療への動機づけである。強迫性障害に対する行動療法の中で中核的な治療はエクスポージャーと儀式妨害（以下ERP）である。これは，患者に対して強迫症状を起こすような状況に意図的に留まらせ（エクスポージャー），その間，強迫行為や儀式行為・回避行動ができないようにする（儀式妨害）。そして，その状態を強迫症状が軽くなるまでの十分な時間，継続することである。患者は一時的に高いストレスにさらされるので，患者の治療意欲が必要である。またこの治療による治療転帰はERPを患者自身が自分から進んでさまざまな場面で行なえるかどうかにかかっている。

　　　　治療者の側から言えば，ERPを始めるまでは，「絶対，これで治る，逆にやらないと強迫性障害は一生このままだ」とハッタリをかませながら，患者を説得する。あれこれ思い悩み迷う患者に対して，その気になってくれるまで待つ。ERPを始めるまでに，どのような刺激にエクスポージャーに入るまでにまた，することを後でもめないよう決めておく。いったんや

り出したら，有無を言わせず，患者と議論せず，儀式妨害を行なう。いったん患者が強迫観念と強迫行為をしたいという衝動で頭がいっぱいになっているときには，まともな会話にならない。この雰囲気は，アルコール依存症の治療と似ている。酒が入っていない素面のときに患者と治療について話し合う。一度，治療に入れば，その約束どおりに行なう。患者が酔っ払っているときには，いろいろ理屈をこねて約束を変えたいと言ってきても取り合わない。強迫性障害の患者に対して患者と合意の上でERPのセッションを一度始めたら，途中で泣いても怒ってもパニックっても儀式行為はさせない。

　私は次第に山上先生から，「患者の話をもっと聞け」とよく怒られるようになった。山上先生は口癖のように上のようなことがダメだと指摘されていたわけである。怒られてもどうしたら良いのか私は分からなかった。「聞け」と言われても，私にできることはじっと黙って傾聴することだけで，それで，できることは患者の冗長な話や強迫的確認に引きずり回されることだけだった。次第に私は「忙しいからそんなに患者の話を聞く暇はありません」と口答えするようになった。もっと怒られた。

　今，思えば，私にははっきりと足りないものがあった。本当にダメだった。しかし，「ダメだからダメ」と言われても，それで足りない部分を補えるような新しい技術を学習できることはない。言い訳や口答えが上手くなるだけである。

精神分析家は面接法の本を書く／行動療法家は書かない
　翻訳本を除いて日本の面接法の本で売れているものを調べてみた。土居健郎の『方法としての面接』（1992），神田橋條治の2つの面接本（1990，1995）が今でもベストセラーである。この2つは私が神戸大学精神科の研修医であったときの教科書でもあった。肥前に行ってから，新しく学んだ面接法はSIGH-Dのような半構造化面接だけである。これで，チェックリストのような形で連続質問し，系統的に診断をつけることは上手になったが，患者の話を聞くことはできていなかった。

　山上先生と神田橋先生には多くの共通点がある。故桜井図南男教授がふたり

が九州大学に入局したときの教授であったことである。また，ふたりとも同時期に九州大学精神科の講師であった。お互いの専門である行動療法と精神分析を比べることがよくあったという。

　ふたりにとって，面接法についての師匠になっている桜井先生の面接がどのようにすばらしかったかについて，神田橋先生の本は次のように描いている。

　　　わたくしたち十人（1年目研修医）が一様にひきつけられたのは，そうした講義内容ではなく，桜井先生の面接技術の実際であった。
　　桜井先生の面接のすばらしさに接するのは，教授回診のときであった。若いときに患われたメニエール病のせいで，片方の耳が御不自由であったので，いつも，ちょっと半身になり，患者の方へ首をかしげるような姿勢で話しかけておられた。それが，柔らかな雰囲気を生みだし素敵にみえた。質問されるときの言葉が，平易で，それでいてよく選ばれたものであった。「まわりの人のことが，気になるの？」「そう，どんな風に？」「そんなときは，いつも，どうしているの？」と質問してゆかれると，毎日面接している主治医のわたくしたちにさえ，初耳の話が，患者の口から流れだし，驚いたり，面目まる潰れの思いをしたりするのが，毎度のことであった。なんとか真似しようと，いろいろ質問の言葉を工夫したりしたものであった。そのことが後になって，精神療法の勉強をしてゆくさいに役に立った。それ以来の工夫の成果は，本書の一部となっている（神田橋條治，1995，p.8）。

　　　わたくしは，面接技術に注目するようになって以来，努めていろいろな先生方の面接に陪席をおねがいし，勉強した。そうした経験のたびに決まって思うのは，わたくしたち10人の面接の仕方が，一見各人各様で個性豊かにみえても，実は，多くの点で共通していることであった。その共通点こそは，桜井先生の面接に惚れこんでいる間に染みついた先生の面接技術の一部であることが見えてきた。（神田橋條治，1995，p.16）

　この10人の中には山上先生も入っている。一方，山上先生は桜井先生のことを本に書いていない。実際にお会いして話を聞くと，神田橋先生と同じように桜井先生の面接を賞賛される。研修医のとき，桜井先生とふたりで食事をし

たことが，山上先生にとってとても嬉しい，人に自慢したくなる思い出のようでもあった。きっと，研修医に対しても良い聞き手であったのだろうと思う。

　山上先生は自分の面接法についても書いていない。桜井先生とそれも似ているようだ。

　　　　先生に，面接の本を書いてください，診断学の本を書いてください，臨床の手引きの本を書いてください，と口ぐちにおねだりしたものであった。先生はいつも「よしよし」というような雰囲気で笑っておられたが，本を書いてくださる気配はなかった。それでも，おそらく，十五年間ほどは，おねがいし続けたような記憶がある。待ちくたびれたあげく，わたくしたちが一致した結論は，「先生は，自分の技術を，言葉でのべることがおできにならないのだ」というものであった（神田橋條治，1995, p.14）。

　書くどころか，突き放したところがある。『山上敏子の行動療法講義 with 東大・下山研究室』（2010）には，「聞く」ことに重点がある。本の中に「聞く」に類する言葉が90回程度，現れる。面接技術の習得の話について，次のように書いている。

　　　　臨床心理学の授業で，たとえば面接の仕方がテーマであると，私は私の面接と学生の面接といかに違いがあるのかを見せます。学生はどうあがいても私の面接のようにはできないし，それを再現することはできません。技術は体得して覚えるしかないの（p.194）。

　山上先生の側にいるだけでは，私には面接をどうすれば良いのか分からなかった。まるで学生と一緒である。
　そんな私が，神田橋本を読んで自分でもやってみたことがある。

　　　　「ほう」という応答は優れたものである。間や，トーンや，アクセントの加減次第で，さまざまの意味を付与して投げかえすことができ，しかも，コトバをかなり鳴き声的に用いているので，意味の種類は多くなく，発声

している側で，そのときどき付与されている意味を認知しやすい。さらにもうひとつの利点は，意識して意味を付与しながら「ほう」を使うように努めると，自然に表情や姿勢が同調して，好奇心，驚き，同情，軽視，疑いなどの非言語レベル表現が上達する。聴く作業における姿勢や，応答としての身振りを身につけるための最短距離であるので，ぜひ試みられるようおすすめする（神田橋條治，1995, p.124）。

　しかし，私が「ほう，ほう」言ってみても何の御利益もなかった。どうすれば，御利益があるのかどこを読んでも分からない。今，MIができるようになって考えれば，「ほう」が優れているのではないことがわかる。単語自体には何の御利益もない。応答の仕方がもともと優れている，すなわち相手の様子をよく観察しタイミングを選べる人が使うと，「ほう」が生きるのであって，「ほう」が観察とタイミングの代わりになるのではない。

　今，確信をもって言えることは，どんな本であっても本を読んでも面接が上手くなることはないということである。桜井先生の面接はそんな方法では学べないと山上先生も言うだろう。神田橋先生もそのことを分かって本を書いているのだろう。騙すつもりで書いているとは思いたくない。

転　換

　2000年，村上先生が主任研究者である厚生労働科学研究費を受けて薬物依存の治療について調べるようになった。薬物依存の治療について系統的レビューを行なうと，CBTと12ステップ，MIを比較したProject MATCH（1993）に行き当たる。CBTも12ステップも知っていたが，MIを知らなかった私にはMIが興味深く思えた。薬物依存患者の日米比較のためにハワイに2カ月滞在し，患者の面接調査を行なった。その結果を発表するため同年5月のアメリカ精神医学会に参加した。薬物依存シンポジウムの聴衆からMIが評判になっていることを知った。

　2001年再びハワイに滞在した。矯正関連の職員を対象にしたワークショップに参加するとテーマはMIだった。ハワイ大学はMatrixプログラムという薬物依存治療法の臨床試験をすることになった。ロサンゼルスのMatrix

Institute にて，ジェーン・オバート（Obert J ら，2000）のワークショップを受けた。やはり MI であった。MI を本格的に学ぶべきだと考え，ミラーに連絡をとった。ミラーはトレーナーになれという。2002 年にハワイで TNT（Training for New Trainer）をするからそれに申し込めという。私自身は MI のワークショップに何度か出た程度である。トレーナーになって，自分がワークショップをするなどとても自信がない。結局，もたもたするうちに 2002 年には間に合わなくなった。2003 年にクレタ島でするから，今度はそれに申し込めと言われ，申し込むことになった。1 人でどう勉強したら良いか？と尋ねると，MI のビデオを繰り返し見ろ，が答えだった。7 本ある VHS のビデオテープ（Miller WR と Rollnick S，1998）を繰り返し見るようにした。

MI 本（Miller WR と Rollnick S，1991b）も読んだが，今でも印象に残るのはビデオの方である。ミラーがアルコール問題のある大柄のインディアン風の男性を面接している場面がある。目を合わせず，ぼそぼそと一言二言しか話さないクライエント相手にしてミラーが聞き返しを進めていくと，次第にクライエントが妻とのいさかいについて話し始める。どのように聞き返すかは本よりもビデオが参考になる。

2001 年から菊池病院において Matrix プログラムに準拠した薬物依存治療プログラムを菊池アディクショントリートメントサービス（KATS）と名づけ，行なうようになった。このときが MI を実際の患者に実際に使い始めた最初である。主な対象は 10 代のシンナー依存の患者さん達だった。KATS は患者を縛りつけない。断薬も前提にしない。継続することと計画的で健康な生活に関連した行動を増やすことだけを目標にした外来だけのプログラムである。鍵はかけようがない。私には村上先生のように逆らう患者を体で押さえつける肝っ玉もない。しかし，MI のような"甘いやり方"でうまくいくかどうか自信はなかった。

シンナーを駐車場で使ってから診察室に入ってくるだけならまだしも，セックスフレンドも一緒につれてくるような 17 歳の女子高生がいた。あるとき，価値観並べ替えエクササイズを行ない，MI のスタイルで聞き返しをしていったら，子どもが将来欲しい，友達を減らしたくない，と言うようになった。そして，その場で，入院してシンナーを切りたいと言い出したのである。彼女は

実際に翌週から，1週間入院し，シンナーを切ることができた。MIを使うようになって，私自身にとって以前は不可能だったことが可能になったことを実感した最初の瞬間である。

2003年クレタ島にてTNTを受けた。MIトレーナーネットワークMotivational Interviewing Network of Trainers（以下MINT）に加わった。勤務先の病院の薬物依存治療スタッフにMIを教えるようになった。MIに関する文献資料が必要だと考え，ミラーらによる治療マニュアルを翻訳した（Handmaker NS, Miller WRほか, 1999）。翻訳は著者のWEBサイトに掲載している（http://harai.main.jp/puroto/puroto1.html）。

自分自身の経験から，MIを学ぶにはビデオが必要だと思っていた。ミラーのビデオと同じような構成で日本人が登場する訓練用DVDを作ることにした。

「動機づけ面接トレーニングビデオ・日本版【導入編】」を2004年に作成した。2004年に国際行動認知療法学会が神戸で開かれた。MIのワークショップとシンポジウムをMINTのメンバーに声をかけて企画した。米国のスーザン・バターワースSusan Butterworthとドイツのウルフェルト・ハプケUlfert Hapkeが応じてくれ，ワークショップを開催した。このときからMIのワークショップを日本国内の要望に応じて開くようになった。30分程度のものから丸一日のものまで年に数回行なっている。2009年には「動機づけ面接トレーニングビデオ・日本版【応用編】」を作成した。このDVDは強迫性障害の患者・家族のサポートグループである「OCDの会」からリリースしている。

山上先生は聞き返しをしていた

肥前の行動療法グループでは毎週，症例検討会があった。入院患者さんの場合は患者さんにも来てもらうことが普通だった。そこで，山上先生が患者さんに質問をする。本当はそのような場面でこそ，山上先生の面接の仕方に気づくべきはずだった。しかし，山上先生が聞き返しをしていることに気づいたのは，私にMIができるようになってから，もっと後である。正確にはこの本を書き始めてからだ。

1990年，現代のエスプリが山上先生の編集で，行動療法について本を出し

た（『行動療法―生活を豊かにする技術（現代のエスプリ 279）』）。当時，肥前での同僚だった中島勝秀先生と連名で，私も社会技術訓練について書いている。この本の座談会のところを引用する。山上先生が司会になり，久野能弘先生（当時，兵庫医科大学），足達淑子先生（当時，福岡早良保健所），三好邦雄先生（当時，東京医科歯科大学）が出席している（以下，敬称略）。OARS は私がつけたものである（p.8 から引用）。

逐語録 15　座談会で聞き返す

山上 1：社会事象でも個人の精神現象でも，なにかが問題になった時に，行動療法はどんな問題の解きかたをするのでしょうか。(O)

久野 1：問題の解き方としてまず頭におくのはものごとをできるだけシンプルにとらえようとすることです。その行動はどんな場面で，どれくらいの回数生じ，その行動が生じた結果，どんな結末が得られているのか，ということを分析します。（中略）今，いったことをまとめますと，クライエントが，ある訴えをしたとき，それが学習性のものであることが明らかになった場合に，その行動が，オペラントなものか，レスポンデントなものかを判断し，学習理論にもとづいて，これに対処するということになるのです。

山上 2：足達先生，先程，ご自分の生活の仕方にも，人との関係の取りかたにも，行動療法のプリンシプルのようなものが応用されて実際に役に立つとおっしゃいましたが。(O：形式的には質問ではないが，山上 1 の O を足達に振っている)

足達 1：私は現在，人に一緒に働いてもらわなければならない立場にありますが，一般に「管理職の心得」などを見ると，「この人は仕事に意欲がない」というようなとらえ方をして，意欲を持たせるにはどうしたらいいかというような今までのいろんな問題解決方法が行動療法にはあったと思います。（中略）子どもにお手伝いをさせるにしても，宿題をさせるにしても，職員にして欲しい仕事をさせるにしても，こちらがやって欲しいことが非常に明確になるのだろうと思います。何か問題にぶち当たった時の指針が作りやすい。問題が本人の曖昧模糊としたところではなくて見えるところで勝負をするという点が気にいっています。

山上 3：やって欲しいところは，本当を言えば，自分がやることがなにかがわかるということになりますね。相手にどうしてもらいたい，こうして欲し

いという時には。(S：足達の長い発言を端的に要約している)

足達2：相手に何をして欲しいか，そのために自分がとるべき行動が明確になるということだと思います。

山上4：相手をどうするというわけではなく，結局，相手をそうさせるのは自分がどうすればよいのかというように，自分の行動をどうしたらいいかということに関していろんな知恵を与えてくれるということでしょうか(R：リフレーム)。(中略)

足達3：先程言ったのと同じで，こちらが相手に何をして欲しいと思うかを明確にするということは，相手が何をしたらいいか，何ができるかということをはっきりさせることにもなります。自分ができそうなことを指示されて努力して達成するというのは気分のいいことです。わからないことを言われている感じがしないで済む。できることをできる形で言うと，相手も具体的な自分のイメージを作ってそこで共同作業が始まるという，仲良く治療が進むという感じを持ちます。

山上5：そうですね。(単純な同意　このあと他の対談者も同じ方向に同意し始める)

久野2：そのような感じをうけます。しかも，対等なんです。相手がこっちを強化して来るし，こっちが相手を強化する。強化すべき対象が具体的な行動として目に見えているから，これに対してこちらが具体的に対処できる。相手もこちらの働き掛けに対して対処できるから，クライエント－セラピスト間でお互いに対処する対象が明確であるというところだと思います。(中略)

山上6：足達先生の公衆衛生，衛生教育，健康教育の分野ではいかがですか(O)。

足達4：これは既に常識ですが，今の公衆衛生的課題，日本などの先進国において問題になっているものというのは，主たる病気の構造が感染症から成人病などの慢性疾患に変わっていますので，健康づくりとか，成人病の予防が最大のテーマであるわけです。行動変容，つまり，ライフスタイルを変えないといけないところにきています。(中略)それから同じ情報伝達の方法でも，知識を与えることによって行動が変わる部分がありますが，だけれども，知識の与え方のところでどうしたら知識が正確に伝わるか，健康教育のパンフレットはどんなふうに作るべきかとか，そういったところで随分使えるのではないか。実際には，今，いろいろなところで試しているレベルですけれども，どうも今までのやり方よりは手応えがあるという

のが実感です。
山上7：することがたくさんある。（R：足達の長い話をサマライズし，言い換え）
足達5：どうしたら行動の変容ができるかという成績を少しずつ蓄えて，それを広く知らせていくということが大事ではないかと思っています。
山上8：八十年，健康に楽しく生きるために。クオリティオブライフということにつながることなのでしょうね。（R：相手よりも大きな視点からのリフレーム）

　1990年にこの本を私は読んでいる。行動療法の概念は分かった。しかし，当時の私には座談会の中で山上が何をしているかは分かっていなかった。MIを学んでから，今，読み直すと「山上1，6」は開かれた質問になり，他の発言は聞き返しか要約になっていることがわかる。オウム返しではなく，相手の発言の中で味噌になるところを取り上げ，短く返している。「山上7，8」の聞き返しは，「足達4～5」の長い発言が持つ意義を的確かつ端的に捉えている。全体の座談会の流れを掴みながら，開かれた質問と聞き返しだけで，行動療法の全体像を座談会の参加者全体の口から出るようにしている。本来は山上自身，1人で語ることができることなのである。

> **サイドコラム③**

「橋本さん」を演じてくれた医師の感想

「逐語録5（本書38頁）」の彼女は菊池病院で私から強迫性障害に対する行動療法とMIを学んでくれた弟子の1人である。私のスーパーバイズの下で、彼女自身が主治医として担当した不潔恐怖の患者を想定してDVDで患者役を演じてくれている。彼女に、強迫性障害を治療できるようになった感想を一度聞いたことがある。

逐語録16　原井と弟子
医師：強迫の治療をこうやってしっかりときちんとできるのは、私にとってはうれしい経験です。他所の病院、ここで3箇所目ですが、前にいた2つの病院では、このようなことはとてもできなかったし、指導もしてもらえなかった。この病院で指導してもらって、吸収できた、これがとても良かったと私は思います。
原井：前はどうだった？
医師：前は直接的に言って、こっちがあたふたしているようなところがありました。それでは伝わらないです。今は、どううまく少しずつ方向を変えていくかというか、というのを考えています。まだ、でも、それが私には凄く難しいです。
原井：そうね。もちろんそれは簡単にはできないですね。一方、前は、こうやらなくてはならないから、こうしなさいよというようにしていたのでしょう？　それでは今よりももっと難しかったと思うけど。
医師：そうですね。そんなやり方をずっと、いままで多分やってきていたみたいです。で、それで変わった患者さんというは多分、いないと思います。でも最近、やり方を変えて、患者が時々変わってくれるようになってきたんです。
原井：それは臨床が良くなったということかしら？
橋本：そういう気がします。

サイドコラム③

原井：前だったら，なかなか変わらない患者さんを前にして，思うようにいかないから，最後は，自分がこれだけやって，これだけがんばってうまくいかないから，患者に腹を立てていませんでしたか？

医師：そうですね，逆切れに等しいですね。こっちの勝手な（笑い）。でも，ますますいい加減にしろという怒りだけで，ますます泥沼に入っていっていくようになっていました。最近，うまくいっていなかったら，どういうふうに，こちらがアプローチしていけば患者が変わっていくかを考えるようになったんです。いま患者がどういうスタンスにいて，どう考えているかを今はすこし考えるようになりました。

僭越ながら，私が山上先生を超えることができるようになったかもしれない，と思った瞬間だった。彼女が強迫性障害を治療した経験を，治療体験文集『とらわれからの自由』に書いている（橋本加代，2009）。彼女によれば，「（熊本大学病院での）研修医時代，同期の医師が強迫性障害の入院患者さんを担当していたのですが，その治療がほぼお手上げ状態となっており，その時の指導医が『こうなったらもう＜鬼＞の原井先生にお願いするしかない！』と言っていたのです」。

MI 以前の私はその名もとどろく＜鬼＞だったようだ。

第IV章　研　究

MI as a research agenda

MIは面接を技術にする

　　傾聴や共感が重要だと書いてありますが，それは技術として訓練しないとね。そのプロセスが大事だし，傾聴が必要であるということは当たり前のことです。だけど，傾聴するということは技術です。それは技術としてとりだして訓練しなければいけないことです（山上敏子，2010，p.130）。

　技術は体得し身につけ，訓練することができる。訓練の結果，技術レベルがどうなったか，技術向上の結果，何が得られたかも評価することもできる。逆に言えば，評価がなければ，訓練の成果は目に見えないし，誰にでも分かるような成果が見えなければ，体得したかどうかも分からない。世に知られる酒造りの達人がいたとしよう。その技術は秘伝であり，誰も酒造りの場面を見たことがないとしよう。もし，その彼の技術の結晶である酒の味も誰も知らないのであれば，その達人の評判はガセである。酒造専門家だけ分かる味，というのでもおかしい。彼の酒を誰でも嗜むことができ，酒造りのことを全く知らない素人が飲んでも，すぐに美味と分かるぐらい美味でなければ，達人と呼ばれる資格はない。「本の中でだけ達人」，「伝説の中でだけ達人」もよくいるが，書棚の肥やしになっているだけである。

　訓練・評価を受ける必要がないほど上手な達人もいる。そのような技術の天

才的達人はその技術を体得した覚えがない。いつの間にかできるようになっていて，どうやってできたか，下手はどう直せば上手くなるかを，下手な人でも分かるようには説明できない。一方，上手であることは周りの人にもなんとなく分かり，また本人も周りの人間の中で誰が上手か下手の判断はすぐできる。

　逆に言えば，本当に下手な人は，訓練・評価を受けていないのに，体得した気分でいる。本人なりの体得した体感でもあるのだろう。身体表現性障害の患者が「自分の鼻が普通の人の数倍に膨らんでいる」と体感し，主張することはもっとも至極なことであり，共感すべき対象だが，精神療法のプロが「自分の共感は普通の人の数倍である，体感でわかる，説明できないのは私が精神療法の天才的達人だからだ」と主張するならば，その鼻をへし折らなければならない。しかし，「伝説の中でだけ達人」になるとその鼻は手の届かないところにあるし，「本の中でだけ達人」となると折るべき相手は読者や出版社の審美眼ということになる。

　行動療法が他の精神療法とは違った発展を遂げた理由はユニークな理論や技法を発明したからではない。天才的達人の説明できない・真似できない技術を説明できるように，学習もできるように，訓練と評価の方法を磨いてきたからである。行動療法は技術の体得を重視するが，体得の体感は許さない。究極的にいえば，行動療法自体についても行動療法に関して全くの素人が納得するような結果を出さなければ，その療法自体の存在を許さない。

　MIは認知行動療法ではないし，研究発展の経緯から言って通常の概念でいう行動療法でもない。しかし，その研究・進歩の仕方は行動療法そのものである。MIと研究は切っても切り離せない。

　研究と臨床は無関係だ，自分は臨床の技を磨くことに関心があり，研究には興味がないと思う読者がいるかもしれない。もし研究が患者の病理を究めることならば，確かにそれも一理ある。しかし，MIでの研究対象は，クライエントとカウンセラーの言語そのものと関わりの質である。言語と関わりの質に関心がない，というならば臨床家失格だろう。言語と関わりの質は研究にはなじまない，数値化できないから，と思う読者もいるかもしれない。研究のためには数値化は欠かせないのは確かである。しかし，数値化できないから研究しないというのは研究しないための言い訳である。酒の味覚のような官能的評価

も点数化され，研究されているのである．独立行政法人酒類総合研究所は毎年，全国新酒鑑評会[脚注]を開き，訓練を受けた審査員が決められた基準に沿ってリカート法（5点法）で評価し，結果を公開している．

言語行動と関係性を評価する

　言語行動と関係性を評価し，数値化するツールが，援助反応質問紙 Helpful Responses Questionnaire（以下 HRQ），動機づけ面接スキルコードマニュアル第2.1版 Manual for the Motivational Interviewing Skill Code, Version 2.1（以下 MISC 2.1）と，動機づけ面接治療整合性尺度第3.0版 Motivational Interviewing Treatment Integrity 3.0（以下 MITI 3.0）である．

　HRQ はカウンセラーの聞き返しの深さを評価するための質問紙である．今，ある方法の中ではもっとも簡便に MI のスピリットに添った聞き返しができているかどうかをチェックできる．課題文は状況に応じてさまざまに作り直すことが望ましい．一般的なものの他に，ソーシャルワーカーのスーパーバイザー版，糖尿病児の親版などを私も作成した．これらは MI のワークショップにおいて，参加者のスキルを研修前と後で比べるために用いている．

　MISC 2.1 はカウンセラーとクライエントの双方を評価するために開発されている．チェンジトークなどの概念の開発，洗練に関する研究を行なうためにはこちらが必要である．一方，カウンセラーの MI のスキルだけを評価したい場合には，MISC 2.1 は手間がかかりすぎる．カウンセラーのスキルを評価し，結果をフィードバックすることが目的である場合には MITI 3.0 の方が適している．**付録**（本書173～254頁）でこれらの日本語訳を提示する（付録Ⅰ：援助反応質問紙（HRQ），付録Ⅱ：動機づけ面接スキルコードマニュアル（MISC）第2.1版，付録Ⅲ：動機づけ面接治療整合性尺度（MITI）第3.0版）．

　脚注：全国新酒鑑評会は平成23年度で第100回を迎える．その年に製造された清酒を全国規模で調査・研究することによって製造技術と酒質の現状および動向を明らかにし，もって清酒の品質向上に資することを目的にしている．明治時代から今日に至るまで，日本酒の品質の向上のために大きな役割を果たしている．

オリジナルの英語版は評価者間一致率などの信頼性や外部妥当性の検討が行なわれているが，日本語版についてはまだ行なわれていない。日本語の文法・語法にあったツールの開発も必要だろう。今後の研究開発の土台となることが，私の願いである。この2つのツールについては，原著者であるTheresa B. Moyers博士の許可を得て，翻訳・転載した。オリジナルは以下のサイトにある（http：//casaa.unm.edu/mimanuals.html）。

言語を分析する

MIは言語を使う。言語の成立には最低でも2人，すなわち話し手と聞き手が必要である。1人だけでも，自分の気持ちを言語にすることができるが，そのような能力は聞き手との間でのやりとりを通じて言語を学習した結果，できることである。最初から，1人しかいなければ，本だけしか読んだことがなければ，"楽しい"という言葉がどんな感情状態を指しているのかピンとこないだろう。言語を分析する方法にはソシュールのような記号論，チョムスキーのような生成文法があるが，いずれも個別の学派の域を超えられない。その学問の枠内に止まり，臨床に応用されることはない。言語を分析し，その分析の成果が現実の臨床や問題に応用できているのは，応用行動分析 Applied Behavior Analysis（以下ABA）だけである。

ABAは，スキナー Burrhus F. Skinnerから始まる行動に対する見方である。ABAが臨床などの現場にもたらした成果の中には，広汎性発達障害の幼児に対して日常の要求を言語でできるように養育することや，チンパンジーが記号言語でヒトとコミュニケーションをとれるように訓練することなどがある（松沢哲郎，2000）。近年知られるようになったアクセプタンス＆コミットメント・セラピー（ACT）もABAの応用である。これから，ABAのあらましを言語行動に重点を置きながら説明する。

ABAの基本的考え

ABAは基本を徹底する。
（1）因果関係ではなく，システムを見る

あるヒトが，ある場所で，ある時，ある振る舞いをする．"何故"そのようにふるまうのか？　という問いかけに対する答えを行動随伴性を通じて環境の中に求める。原因・結果のように一方向に考えるのではなく，結果が原因に影響を及ぼし，関係が逆転もすると考える。常に全体のシステムから行動が生起しているとみなし，1つ1つの行動を相対的に捉える。

(2) モデルからではなく，個別の行動から見る

あるヒトの行動を説明するとき，モデルのようなそのヒト以外のところから来た概念を持ってきてそのヒトに当てはめることはしない。あくまでそのヒトと周りの環境の関係性を分析することに集中する。ABAによる動機づけや抵抗，うつ病の認知モデルというものはない。

(3) 気も心も徹底的に行動からみる

行動主義を方法論的行動主義と徹底行動主義に峻別し，後者の立場をとる。認知や心的構造と呼ばれ，外から観察できない"心の中の出来事"も"私的事象"として，分析の対象にする。信念や認知，心的構造を説明概念としては採用しない。"認知"も環境によって変わる行動とする。

(4) 死人にできないことは全て行動

ある事柄が行動かどうかを見分ける方法が"死人テスト"である。「死人にもできることは行動ではない」というルールである。またその事柄は，たとえば日本語をよく知らない外国人にも分かるように身振りも交えて具体的に例示できるものでなければならない。それを"具体性テスト"と呼ぶ。この2つを通過できる全ての振る舞いが行動である。従って，言語や思考，感情，胃腸の動きも等しく行動である。「元気がない」，「じっとしている」，「笑わない」は死人にもできるから，これらは行動ではない。

(5) 言語も行動

言語のあるヒトの行動の制御を，直接随伴性制御行動とルール支配行動の2つに分ける。

(6) 行動を機能で分類する

行動の分類を機能によって行ない，行動クラスや行動システムと呼ぶ。行動の外見や日常言語での命名法には従わない。たとえば，「空を見ろ」と声を出す行動と，無言のまま空を指さす行動は，同じ行動，マンドに分類される。ど

ちらでも側にいる人が空を見ると言う行動（プライアンス，服従行動）が生じる。同じ結果によって維持されているからである。

(7) 刺激と行動の二重機能性

通常，人は一度，物事に名前をつけるとそれは状況が変わっても同じものであるように振る舞う。行動の分類を機能によって行なうということは，一度，分類した行動でも状況によって機能が変わることになる。「空を見ろ」は側にいる聞き手にとっては刺激だが，話し手にとっては行動である。また，「空を見ろ」という音が自分の耳を通じて聞こえてくることは，話し手にとっては音声刺激である。同じ単一の行動が分析の仕方によって行動クラスが変わることを二重機能性と呼ぶ。光子に粒子と波動の二重性があるのとよく似ている。

行動クラス

行動クラスとは行動をその形成の仕方から分ける方法である（**表4.1**）。物

表4.1 基本的な行動クラス

視点	行動クラス	説明	例
学習の有無	習得的行動	経験を通じて学習した行動	右を見ろと言われて，右を見る。曲に合わせて踊る
	生得的行動	遺伝子によって決定されている行動，定位反応，走性や本能的行動	「声がする方向を見る」などの定位反応（無条件反応の1つ），睨まれたら目をそらす，など狩猟採食行動・天敵回避行動・なわばり防衛行動・排泄行動・性行動は本能的行動
学習の仕方	直接学習行動	本人が直接自分で体験し習得した行動	誰にも教わらず，自然にMIを身につけた人のMI（ミラーやロルニックのMI）。桜井図南男先生の面接
	ルール支配行動	言語ルールに従って行なっている行動	本を読み，ビデオを見て，ワークショップで教えてもらった人のMI（私のように）
刺激と行動の関係	レスポンデント行動	刺激間の関係から刺激に対する行動（反応）を学習すること	間違い指摘反射 Righting Reflex
	オペラント行動	行動の後に生じる刺激（結果）から，今後の行動をどうするかを学習すること	自分の応答でクライエントの発言がどう変わるかを知り，その結果に応じて発言を変えること

事を分類する方法には，①外見や形態，規則によって分ける，②成り立ちや機能，結果によって分ける，の2つがある。たとえば，人を分類するとき，通常私たちは男女に分ける。戸籍などの規則によって生まれたときから死ぬときまで太陽が上がる方向と同じように一緒である。では，歌舞伎の女形はどうだろうか？　坂東玉三郎は歌舞伎舞台という状況での振る舞いは女性行動を果たしている。恋愛の相手はどうだろう？　通常私たちは異性愛を考える。しかし，同性愛もある。どうやって異性愛者と同性愛者を見分けるだろう。これは外見や形態からでは分けられない。ある人のある行動を，ある状況でどう振る舞うかによって分類することが行動クラスである。

　見た目が全く違っていても同じ行動クラスになることもよくある。たとえば，あるカウンセラーがMIを身につけるという行動は，実際の人を対象にしたコミュニケーションにおいて，実際に相手の行動が変化するという結果を出すという結果によって維持される，カウンセラー自身の行動クラスのことである。MIを全く知らない人でも，できていることがあるだろうし，ビデオやワークショップによってできるようになる人もあるだろう。実際に使ってみることなしに，この本を読むだけで"MI"という行動クラスが形成される人は"いない"というのが私の主張である。

行動システム

　行動システム（Timberlake W, 1993）は行動クラスをさらに大きくした考えである。行動クラスは個別の行動を分類する方法だが，行動システムは生物全体の行動を大まかに機能で分けたらどうなるかというアプローチをする。全ての行動をその機能から大きく分類する方法である。行動システムは大きく分ければ探索と摂食，生殖，防御，社会行動になる。言語行動は社会行動から派生してきている。1人で考えごとをしたり，電子メールをやりとりしたり，この本のように教育的資料として書き残したりするためにも言語を使うが，言語の本来の使い方はMIのような面接である。他の個体が眼前にいるときの行動の1つが言語である。ヒトの社会行動に言語は欠かせないが，言語が果たしている機能そのものは言語をもたない社会性動物には広く見られる。霊長類ではとくに顕著である。命令行動やエサの場所や危険を知らせる報告行動，仲間

の関係を保つ融和行動，求愛行動などについて，チンパンジーがする行動は音を消して姿だけを見ればヒトそのものに見える。チンパンジーが3人以上いれば，「心の理論」と呼ばれる，他者の意図を推測して，その相手の裏をかくような社会行動をとる。ジレンマ・ゲームのような行動経済学的実験を行なうと欺き行動や融和行動，支配行動，排除行動が見られる。

　このような機能をみる立場からは，チンパンジーがエサ場に集まって相互に毛づくろいをすることも，ヒトが宴会場で相互に酒を酌み交わし，ゴシップや四方山話をお喋りしているのも，同じ融和行動に見える。社会行動システムを分ければ，融和行動の他に，社会階層の上昇と防衛，支配と服従，求愛などがあるだろう。探索や防御を共同で行なうこともある。融和や社会階層，支配と服従には言語が普段から大きな役割を果たしている。言語だけでも完結する場合もある。

　行動システムの考えの延長に至高点 Bliss point という考え方がある。人は普段から探索と摂食，生殖，防御，社会行動といった行動システムのそれぞれを自分の理想的なレベルで従事している。どれかが環境によって制限されると，制限されたものが好子（強化子）になる。たとえば，摂食行動が制限（遮断化）されれば，摂食行動が好子になる。探索行動のあとに摂食行動ができるのであれば，探索行動が強化されることになる。

行動随伴性

　ABA のもう一つの独特の考え方は随伴性である。これは普段の常識的な物事の考え方である因果論とは相容れない。「患者が治らないのは，病気が重いから」と常識的なヒトは考えるが，ABA は「患者が治らないのは，病気が重いと言っている人がいるから」と考えるのである。アクセプタンス＆コミットメントセラピーは ABA に基づいて，言語がもたらすこのような弊害をかわせるようにしている（「ここまで増幅した聞き返しにも肯定する全般性不安障害の患者」（本書 106 頁）を参照）。

　ABA は最初から，因果論を捨てている。全ての出来事，行動の間には原因→結果という単純な関係はなく，結果が原因になり，原因が結果にもなるという動的な見方をする。「ある行動をして褒美がもらえれば，その行動が増えた，

表 4.2　基本的な行動随伴性

行動の結果	結果の操作	行動が増えた	行動が減った
直後の好子（強化子）	提示	正の強化	
	除去		負の弱化（消去）
直後の嫌子	提示		正の弱化（罰）
	除去	負の強化	

表 4.3　MI における基本的な行動随伴性

クライエント発言の結果として カウンセラー発言	結果の操作	発言が増えた	発言が減った
直後の好子：是認や直後の頷き，興味直後の抵抗・教示	提示	正の強化	
	除去		負の弱化（消去）
直後の嫌子：間を置いた返事，同じ聞き返しの連続，増幅した聞き返し，サマライズ	提示		正の弱化（罰）
	除去	負の強化	

褒美が行動の原因である」とヒトは考えやすい。ABA はそうではなく，「行動が増えたから，それは褒美だ」と考える。結果を見るまでは，原因らしきものは原因なのか単なる飾りなのかまったく分からない。行動したら，どのような結果が起こるか，それがその前の行動に影響を与えるという，時間的に逆転した考え方をする。これが行動随伴性である。**表 4.2** は基本的な行動随伴性の分類である。ある結果によって行動が増える場合が強化であり，減る場合が弱化（罰）である。

　MI を学ぶ前ならば，クライエントの発言が原因でカウンセラーの言語が結果だと思っていただろう。MI はそれを逆転させる。カウンセラーの言語がクライエントの言語の中であるものを増やし，あるものを減らす（**表 4.3**）。

　何が好子になるか，嫌子になるかは，実際に会話をしてみなければ分からない。"相手が怒る" は一般的には嫌子だが，相手を怒らせることが好きな人もいる。"相手が褒める" は一般的に好子だが，「あなたは本当に綺麗で性格も良い，褒めても褒めても褒め足りない，もう私が結婚したいぐらい」と言われて喜ぶのは結婚式の披露宴の新郎新婦ぐらいである。普段の会話で言われたら，

それは"嫌み"か"嫌がらせ"である。悩みを相談する場所であるカウンセリングの場面で，褒め言葉を使うとしたら，それは全体の1割以下だろう。言葉の中の何が好子か嫌子かは後の文脈しだいということになるが，それでもいくつかの目安になるものがある（**表 4.4**）。

　嫌子を続けると予想外の発言が出てくる。一般に「弱化（罰）の副作用」として知られているものである。1つには慣れが生じる。慣れの結果，嫌子が好

表 4.4　会話における嫌子と好子のガイドライン

応答	種類	影響されやすいクライエントの発言	例
好子	目を合わせて頷く	言語行動全般が強化される。答えやすい質問は強化を得ることをシグナルするため，条件性好子になる。	相手の話の終わりに目を合わせる。そらしたらそらす。相手が身振り手振りをするならその方向を見る。共同注視をする。
	応じやすいマンド（要求）		「え？もう一度言って」「今朝，電車は混んでました？」
	反応の変動		声音や表情を変えながら，いろいろな応答をする。「へー」「あら，そう」「わー」「すごーい」
	直後の感動詞	直前の情動的な表現が強化される	感動を表す「あら」「まあ」「へー」応答する「ふーん」「はあ」掛け声「さー」「それっ」
	直後の発言に関連した質問	一続きの言語行動が強化される	「それはどういうこと？」「○○ということですか？」
嫌子	強い情動表出	直前の行動全般	大げさな喜怒哀楽表現大声で笑う，泣く，苦悶の表情，怒り
	難しいマンド（要求）	発言全体	「目先のことではなく将来，自分がどんな風になれば良いか，具体的にどう考えていますか？マニフェストのようにはっきりと言ってください」「その癖を止めろ」
	3回以上の同じ言葉の繰り返し	直前の同様な発言が弱化される	同じ聞き返しの繰り返し。質問の繰り返し。
	答えを考えるために時間がかかる質問，無関係な質問，外れた応答	言語行動全般の弱化	「この1カ月，使ったお金はいくらですか？」

子に逆転することもある。5回以上同じ言葉で聞き返しても，同じ発言が続くならば，表面的には，嫌子に見える対応も，後では好子の機能をもつようになっている。2つめにはその場では言わなくなっても，別の場面，テーマで同じ発言をまた言い始める。好子に変わった嫌子の出現を期待している。3つめには全く新しい予想外の発言を始める。「なんでそんなこと聞くんですか？」であったり，急に立ち上がったりすることもあるだろう。また，今までにはない新しい見方，気づきを示す発言であることもあるだろう。同じ嫌なことを言われ続けると，予想外の行動が生じるのである。これは何も予想外のことではなく，弱化（罰）の副作用として一般的なことである。新しい発言を上手く拾い，強化することで，クライエントの言動を変えていくことができる。

ポジティブコントロールとネガティブコントロール

　行動随伴性には正と負，強化と弱化がある。同じように介入操作をポジティブとネガティブなものに分けることができる。好子を使い，行動を増やす方向でコントロールするものがポジティブであり，嫌子を使い，行動を減らす方向のものがネガティブである。クライエントはしばしばカウンセラーにとって嫌悪的な行動をする。カウンセラーとしては止めさせたい。止めて欲しい行動を止めさせるためにはどうしたら良いだろうか？　たとえば授業中や面接中に携帯でメールをしたり，洗面所で1時間以上手洗いをしたりする患者がいたとしよう。これはカウンセラーにとって迷惑である。たいていの人はネガティブコントロールを使う。罰を与えるしかない，と思っている人も多いだろう。行動分析学は止めさせるために使う介入に別の提案をしてくれる（**表4.5**）。

　これだけでみれば，ポジティブコントロールが良いことが分かるだろう。しかし，ネガティブコントロールがなくなることはない。特に抹殺法・嫌子法は対決的なカウンセリングも含めて幅広く使われている。道交法違反から始まり，殺人まで社会は問題行動には罰をあたえることにしている。抹殺法（刑務所に収監したり，死刑や国外退去にしたりする），実名報道や刑罰（嫌子法）などの形で罰をあたえる。いわゆる不買運動やクレームも抹殺法と罰の一種である。おそらく，抹殺法と嫌子法は，カウンセラー側にとっては強化的である。対立行動や合図法はどの環境をどういじるか，どのような行動をターゲットにする

表 4.5　刺激の種類からみた介入操作の行動クラス

刺激の種類	行動クラス	説明	期待される結果	例
ネガティブコントロール	抹殺法	問題を起こせばカウンセリング中止，以降お断り	カウンセラーにとっては抜本的な問題消滅だが，クライエントはいなくなる	カウンセリング中に問題行為があればカウンセラー退出，院内規則を乱したら強制退院，サヨウナラ
	嫌子法	相手が嫌がることをする	一時的にクライエントの行動が減り，カウンセラー側は強化される。カウンセラーはもっと強い嫌子を使うようになる	（逐語録10）T5　そりゃ，あなた，確認症状だよ（相手に指摘する）
	負の弱化（消去法）	相手が好むことを止める	一時的にはクライエントの行動が減る。減った後に増えることがある（反応バースト）さらに続ければ行動が減る	返事しない，表情を変えず，無言でいる。反応を遅らせる。例：携帯に手がいくと同時にカウンセラーが突然，無言になる。手が離れると何事もなかったように話す
	ネガティブルール（阻止の随伴性）	今はしないが，将来，抹殺・嫌子法を用いることを約束する	しばらくは行動が減るが，ルールの裏をかく行動が形成される	今回は大目に見るが次回ルールを破ったら即退院と紙に書いて貼る。そのうち見えないところでルールを破る
ポジティブコントロール	対立行動強化	問題行動と同時にはできない行動をさせる	対立行動の選択が良ければ，これだけで問題解決	（逐語録5）C6～T14ではクライエントが行動療法のテーマについて考えたり，話したりすることを示せば是認している。
	合図法	合図を出したときだけ問題行動が起こるようにする。そしてその合図を二度と出さない	特定の刺激があるときだけ行動が出現するようになる	（授業中の学生の携帯メールの場合）携帯メールをしてよいタイミングを決める。カウンセリング中に「さ，いまからどうぞ」と声をかける。次からは言わない
	他行動強化	問題行動以外の行動をなんでも良いから強化する。好子をランダムに与える無随伴性強化など	問題行動が中断し，他の行動に移行する。好ましい行動が出現すればそれを強化	携帯を開いてから時間をおいて顔や服を誉める。洗っている最中，ランダムに声をかけ共感を示す

(つづく)

表 4.5　つづき

刺激の種類	行動クラス	説明	期待される結果	例
ポジティブコントロール	動機法	行動を維持している背景そのものを変える	行動全体を変えることができ，カウンセラーのその場の対応に依存しない	携帯メール自体に対する強化を減らす。家族や友達から授業理解に対する強化が得られるようにする。メールには誰も返事をしない

かについて頭を使わなければならない。嫌子法にはそのような負担はなく，また即時の負の強化もある。また，嫌子法を使うと，相手に対して社会的に優位に立てることも強化になる。相手がその罰に反応し，抗い，最後はあきらめ，耐える様子を見ることが，罰を与えた側にとっては，自分には権力があるという意味になるからである。

　直後の返事は好子であり，遅延した返事は嫌子になることが普通だが，それも実際の会話の中から判断していかなければいけない。また，言語行動の中には，レスポンデント行動にできるものもある。MI は ABA の言葉でいえば，クライエント発言の中から，いろいろな発言を引き出し，それに対するカウンセラーの反応の仕方，すなわち結果を操作して，クライエント発言の特定のクラスを強化しようというものである。表 4.6 に「逐語録 5」から一部の例を挙げて，クライエントの発言の前に提示する刺激制御と，後に提示する随伴性制御について，種類を示した。

言語行動の行動クラス

　スキナーの分類に従って言語行動を分類してみよう。他にも，テクスチャル（読み），ディクテーション（音声を書き取る），コピーイング（文字を書き写す）がある。これらはとりあえず MI の状況では現れない。さらに重要なものに，オートクリティックがある。この言語オペラントは，話し手自身の言語行動の制御下にあり，話し手の言語行動を制御している事象に聞き手を触れさせるものである。たとえば，クライエントがカウンセラーに「話を聞いて欲しい」と言う場合，もし「どうしても今，私の話を聞いて！」と言ったとしたら，

表4.6 刺激提示のタイミングからみた介入操作の行動クラス

介入の時点	行動クラス	説明	期待される結果	例
クライエント行動の前 "刺激制御"	確立操作	後から来る好子の価値を高める随伴性制御の強化	発言が増える	開かれた質問やアジェンダ設定，興味深く聞いているという態度
	エクスポージャー	先行刺激を繰り返し，十分な時間提示し，レスポンデント行動を弱化する	「できない」のような不可能化表現，拒否，婉曲表現のような回避的表現が減り，ありのままに直裁的に話す。	T59では，一回の発言で4回「便」と言う。
	ルール提示	具体的な行動の指示を一度に1つずつ出す	服従行動が増える。新規で複雑な行動を速やかに習得できる	MISC 2.1に従って，逐語録をコーディングする。
	モデリング	他の人の行動を観察し，模倣する	言語化できない言葉の抑揚のような複雑な行動も速やかに習得できる	ビデオを見てそのとおりの言い方を真似る。
クライエントの行動の後 "随伴性制御"	好子の提示	クライエントの標的発言行動の直後に好子を提示する。	ターゲットになった発言行動が増える	C6〜T14ではクライエントが行動療法のテーマについて考えたり，話したりすることを示せば是認している。
	好子の撤去	クライエントの標的発言行動の直後には好子を提示しない。	ターゲットになった発言行動が減り，他の代替行動が増える	C26：嫌です。止めてもらいたいですよ。その話。怖い。怖いんです。凄く。T27：うーん。うーん。うーん。もうその事考えるだけでも嫌って感じだよね。ここでは是認せず聞き返しのみ
	分化強化	クライエントの発言行動を分類し，特定のものの直後に好子を提示する	あいまいな願望が次第に具体的な行動計画になる（シェイピング）	T111からは是認が少なくなり，具体的な行動計画のところでのみ是認している。
	間歇強化	強化は毎回よりも間歇的に行なう方が効果的。部分強化消去効果（PREE）	強化をやめても行動が消去されにくくなる。	最初は是認を毎回行なうが，コミットメントを言い始めたら，是認を間歇的にする。

(つづく)

表 4.6　つづき

介入の時点	行動クラス	説明	期待される結果	例
クライエントの行動の後"随伴性制御"	他行動分化強化	ある発言行動を減らしたい時，それと両立しない発言を標的にして選択的強化する（DRO）	人は同時に2つのことは話せない。維持トークを減らしたい時，チェンジトークを強化するようにすれば，嫌子がいらない。	C6〜T14まで，クライエントは「嫌だ」を連発するが，カウンセラーは嫌だ発言にはかまわず，読んだこと自体，カウンセラーの話を聞いている自体を強化している。

　用事があって相手に何か伝えようとしているのではなく，話し手であるクライエント自身について，話しているときの状態について，カウンセラーに伝えている。「後で話を聞いて欲しいのですが。」であれば，今度は用事を伝えているのではなく，いつ聞いてもらえるかという時間について答えろという要求，マンドになっている。

　表 4.7 に「逐語録5」から一部の例を挙げた。全体に，カウンセラーはマンドの機能がある維持トークにはエコーイックを返すことが多い。「できない」，「やりたくない」はそのままエコーイックするのである。タクトには複雑な聞き返しをしている。チェンジトークが多いタクトにはサマライズを行なっている。T115でははっきりと態度による社会的強化を使っている。

マンドとタクトによる違い

　何か目的があって行なわれる会話の中で主たるものはマンドかタクトである。イントラバーバルの場合は次のようになる。話としては融和的だが，中身はない。

逐語録17　イントラバーバル
T1：この1週間いかがですか？
C1：うつがひどいんです。仕事のストレスですかね。
T2：そうですか，まあ仕事はそんなもんですね。誰でもうつになるような会社でのストレスがあるのでしょう。嫌な社会になったもんです。
C2：やっぱり社会のせいですか。社会が変わらないと。

T3：会社は社会の鏡ですからね。会社勤めは大変ですね。でも大きい分いいでしょ。あなたの会社は一部上場だし，私も仕事がきつくてね。経営者と言ってもこっちは個人経営ですからね。保証はないし，最近，事務がやめちゃって。もう内輪でゴタゴタ。割り切れないですね。
C3：いや，割り切りも大事ですね。何かにつけて。
T4：そうそう。ホント，他の患者さんに私もそう言っているんですがね，まあ，

表 4.7 基本的な言語行動のクラス

名称	機能	刺激 / 結果	説明と例
マンド	要求	確立操作（話し手の欲求など）/ 欲求などに応じた特定の結果	欲しいものが制限されたり，嫌悪的な事態に置かれるなどの動因操作を受けて自発され，それらの動因の低減や嫌悪事態の除去によって強化される言語行動。マンドは聞き手に対して好子や嫌子を指定する。幼児が親に「マンマ」というなど。【例】開かれた質問のほとんど
タクト	報告	非言語的な状況・刺激・変化・気づき / 日特異的な結果，承認などの社会的強化	「そうだね」や「なるほど」，「すごい」などの是認のような般性好子により強化を受ける言語行動。タクトは特定の事物が弁別刺激となって自発され，聞き手はその事物とタクトの関連が，2人の間で共有できるほど一致しているとみなされる場合，是認を呈示して強化する。例：幼児が犬を見て（弁別刺激），「イヌ」というタクトを自発すると，親はタクトを「そうだよ，よく覚えたね」という般性好子によって強化する。【例】C113：うーーん。それは治療の。治療をこうやって入院して治療してる成果ですかね？ T114：どう思う？ C114：うーん。言われてみたらそうかもしれない。T115：うーーーーん。そう思うよ。私も。C115：（何度も頷く。治療者も合わせて頷く）
エコーイック	音声模倣	一対一対応する先行する言語刺激 / 社会的強化	オウム返し。【例】C34：触れないです。T35：触れないね。（中略）C43：で，できないです。T44：できないよね。（中略）T50：それができるならやりたい。C50：それができるようにはなりたいですけど，
イントラバーバル	言語間刺激制御	一対一対応しない言語刺激 / 社会的強化	語呂合わせや連想ゲームのような言語の繋がり。タクトが主として事物の視覚的な弁別刺激に対する言語反応であるのに対して，イントラバーバルは他者あるいは話し手自身の言語刺激を弁別刺激とする言語反応。【例】「名前は？」，「お元気ですか？」などの質問に答えること。「いち，に，さん，次は？」とか，「バラは赤い，すみれは？」などの言葉に応答すること。

お薬だけでなんとかなれば良いんですけどね。
C4：そうですね，お薬も私には役立ってますから。今度も1カ月分ですね。ありがとうございました。

＜マンドばかりにしてみよう＞

逐語録18　マンド
T1：この1週間いかがですか？
C1：職場のストレスで酷いうつです。何とかしてください。
T2：仕事があるだけマシだと思いなさい。ストレスは受け止め方の問題。
C2：なんですか，先生はうつを治すのが仕事でしょう。なにかいい治療をしてください。
T3：私だって仕事がきついのです。でも家族でゴタゴタするよりは仕事の方が割り切れて良いと思いましょう。そういうポジティブ思考がないと治りませんよ。
C4：先生はいつも仕事の話に持っていきますね。それ以外はないんですか？
T4：まあね，他の患者さんにも私はそう言っているんだから，諦めて下さいよ。
C5：（しょうがないなあ。薬だけもらっとこう）。また前と同じで出してください。

＜タクトばかりにしてみよう＞

逐語録19　タクト
T1：この1週間いかがですか？
C1：生活は普段どおり過ごしていますが，先週金曜日に同僚から言われた一言がずっと残っています。
T2：今も頭に残っているんですね。それでも生活も仕事も決まったとおりにこなしている。
C2：そうです。目先のことだけに注目しようと思うのですが，一人になるとふと思い出して，自分はこの先，このままで良いのか？って考えてしまいます。
T3：中年にさしかかり，自分の人生を見直す，という感じですね。同僚の一言がそのきっかけになった。仕事ばかりで良いのかと？
C4：今の仕事も安定して良いのですが，本当にやりたいかというと迷いがでます。先生でも仕事のことで考えることがあるのでしょうか。
T4：そうですね，この年代になると誰しも自分のいままでを振り返り，これからの残りをどう使ったら，と考えるものですね。
C5：そうですね。先生に良いことを教えてもらいました。自分のやりたかった

ことが頭に思い浮かびます。今は子どものことも考えなくて良いからですね。個人的なことで，長話してすみませんでした。ありがとうございました。

（退出後　クライエント「あ，薬のこと頼むのをすっかり忘れてた」）

マンドとタクト

マンド Mand とは英語のコマンド Command から共同を意味する接頭辞のコ（Co）をとった造語である。話し手の行動であり，聞き手がそれに服従することが，マンドを強化している。「○○をください」のような要求，「○○は何ですか？」のような質問，「走れ」のような命令文がマンドの代表例である。「お茶」のような単語，目配せや咳払いでもマンドになりうる。タクト Tact とは英語のコンタクト Contact から同じく接頭辞のコン（Con）をとった造語である。コンタクトは現実との接触を意味している。コンタクトレンズが角膜と直接接しているのと同じである。タクトも現実と接触し，それをありのままに表現することを意味している。「今日は暑いですね」のような時候の挨拶，一緒に風景を見ている人に「あそこの花はパンジーですね」のように命名すること，などが良い例である。タクトできることは外側の出来事だけではない。自分の内側についても，「眠い」，「お腹が空いた」などと状態をタクトできる。

ヒトの幼児が言語能力を発達させるとき，最初に獲得する言語がマンドである。「おっぱい」と言ったあと，お乳を与えられることによって，「おっぱい」というマンドが学習される。「だっこ」，「おんぶ」なども同様に学習される。こうやって欲しいおもちゃや食べ物も得られるようになる。そして，親はそのうちにマンドだけでなく，具体的なものを命名することを強化するようになり，それがタクトになる。幼児期に爆発的にタクトが増える時期がある。

マンドとタクトの区別は機能の分類であり，表面的な語彙の分類ではない（**表** 4.8）。「お茶」も状況によっては，「お茶を出せ」というマンドにもなるし，目の前に置かれた飲み物の種類を命名するタクトにもなる。聞き手が存在し，聞き手がどう行動するかがわからなければ，マドかタクトかも区別できない。また，言語習慣が確立するためには，良い聞き手が必要だが，一度確立すれば，他人という聞き手がなくても維持できる。自分自身を聞き手にするこ

表4.8　マンドとタクト

	マンド	タクト
環境に対する影響力	話し手は聞き手の行動を介して，環境を変えることが可能になる。→話し手に対するエンパワメント。環境から話し手への強化子が大きくなる。【例】メディアを介した影響，放送機器を通じた避難指示	聞き手は話し手の感覚器官を介して，刺激に反応することが可能になる。→聞き手に対するエンパワメント。聞き手が経験できる幅・能力が大きくなる。全体として言語コミュニティが豊かになる。【例】被爆者の話を通じて原爆「ピカドン」の恐ろしさ，人びとの助け合い行動を知る。
聞き手の行動	マンドは話し手の欲求不満や体調不良などが確立操作となり発話されている。聞き手は話し手がマンドしはじめる前の非言語行動，態度や表情を読むようになる。その後の結果や話し手の精神状態以外の周囲の状況を無視するようになる。マンドを受けてばかりいる聞き手は話し手の顔色を伺ってばかりいる人になるのである。	タクトは現実の刺激との接触の後に発話されている。話し手の欲求不満とは無関係である。聞き手は話し手の状態とは無関係にその後の結果や周囲の状況に興味を持つようになる。タクトを受けてばかりいる聞き手は話し手の状態を無視して，「それもっと教えて，知りたい」とせがむようになる。

とができるのである。内言語や独り言，他人には読ませない自分だけの日記はその良い例である。2人がいるとき，1人が相方について「眠そうだね」と話し，相方が「うん，そうだ」と言えば，最初の話者は「眠そう」という言葉を運用できるようになる。他人の眠気状態をタクトできる能力が，自分の眠気をタクトできる能力につながるのである。人は1人だけでは言語能力を発展させることはできず，言語能力がなければ，自分の状態を言葉で言い表すこともできない。

　マンドとタクトの区別は良い・悪いではない。いずれもMIの中では必要である。1つだけ，はっきりしているのは，クライエント自身が自ら変わることを目指しているMIではカウンセラーがクライエントに「こうして変われ」とマンドすることはない。MIはひたすら「どうしたいか？」と開かれた質問でマンドする。これは，クライエント自ら，自分の課題に直面して，自分が自分で自分のために何をいつ具体的にどうするかを考えることをマンドしている。クライエントがタクトすることができればそれを是認している。

人間の脳は因果論者

普段の私たちはABAのような考え方になじめない。それには理由がある。人間の脳というものは，規則性の記述が現前になくても，いくつかの出来事を知覚・認知しただけで，それらが因果的に結びついていると考える因果論者である。たとえば「子どもの頃の親から厳しいトイレのしつけが原因で，大人になってから強迫性障害が起こる」という命題Aがあるとしよう。この主張はもっともだとして，スッと受け入れられやすい。これを「厳しいトイレのしつけを受けた子どもの全員が，大人になってから強迫性障害を起こす」という普遍的な命題Bに言い換えたとしたら，それはどうかと思うだろう。「強迫性障害ではない大人は，子どもの頃に親からの受けたトイレのしつけが甘かった人だ」という命題Cにしたら，流石におかしいと思うだろう。命題AとCは論理学上，対偶の関係にあり，真偽が一致しなければならない（**図4.1**）。

ある主張がはっきりしないとき，その対偶を考えて，それの真偽を検討することは数学の世界ではよく使われる手段である。しかし，対偶をさっと思いついて考えるのは，人間の脳にとっては骨が折れることである。高校を卒業していれば，数学Aでドモルガンの法則と真理値表を学んだことがあるはずだが，日常でこれを使える人はわずかだろう。

最初の主張が真か偽かはっきりしないのにもかかわらず，受け入れられやすいのは，述べている事柄が，この主張が記述する順序で起きているためである。どんなものでも前に起こったことが原因で，後に起こったことが結果だと思い込みやすいのである。医学的には強迫性障害に限らず，機能性精神疾患で原因

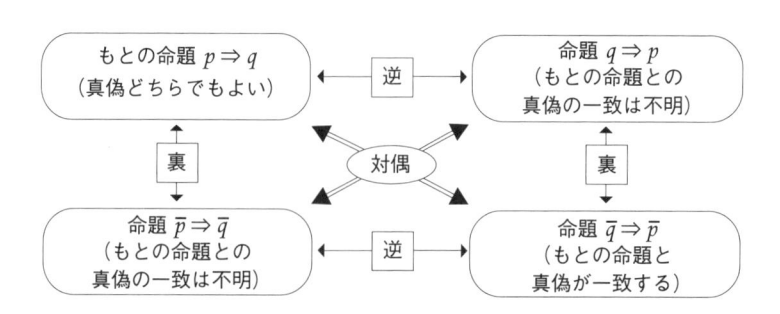

図4.1 基本的な論理学

が特定できる疾患はない。にもかかわらず，うつ病患者の場合であれば，自分がうつになった原因を昔に遡って探そうと考え込む。脳科学者も脳科学者で，技術的進歩の著しい脳機能画像装置を使い，うつ病の原因である脳の特定の部位を突き止めようとする。脳の異常の結果，うつ病になった，脳が正常化したから，うつ病が治ったと主張する。本当のところは，うつ病になったから脳に異常がでたのかもしれない。

　人間は日常生活を送る上では，そのような考え方，つまり「全ての出来事には原因がある」とする考え方をして，特に問題は生じない。この考え方ができないと結婚式のスピーチでは困るだろう。だが，いざそれが本当にそうなのか，正しく論証しよう，科学的に究明しようとすると，実は非常に困難である。

　ABAは因果論ではなく，随伴性，すなわち物事の関係性の中だけで物事を論じようとする。因果にこだわらないことで，物事の関係性をもっと自由に，そして有効なやり方で，見れるようになるのである。

後づけ理由づけ

　なぜあの選択をしたのか，なぜ今こうしているのか，なぜそんなことを言うのか，なぜそれがしたいのか。1人で自問自答したり，相手と議論していると，あれこれと理論武装し，相手も自分も納得させようとする。たとえその場しのぎの理由づけと分かっていても，繰り返すうちに，その理由が本物らしく感じられるようになる。言葉を持つヒトは本能的に理由づけをしたがるものであるし，常識として理由がある方が格好良く，そうあるべきだと思っている。メディアが犯罪を報道するとき必ず動機，罪を犯した理由をつけて記事を書く。たとえ，容疑者が黙秘していたとしても。確かに，冷徹なほど首尾一貫した理由づけは「哲学」や「主義」と呼ばれ，一本筋の通った「哲学」に基づいて生きる人は格好良い。

　理論武装は完成までに段階がある。まず最初に行動がある。理由ではない。理由は後から必要になるのである。DARN-CATが最初から明確ならば理論武装する必要がそもそもない。「好きだから京都弁を喋る」は動機づけがはっきりしている。「予約があるから病院に行った」は正しい。そしてどちらも理論武装の必要がない。まず行動があり，その行動が他人に見えたとき，他人が

「なぜ？」と問いただしてくれる。その「なぜ？」に対して返答し，あれこれ考え，他人と語りあううちに，いつのまにか自分でも，理由に基づいて行動しているような気になってくる。

　あるいは，自分の行動が他人の目に触れる前に自問自答してみることもあるだろう。初診の患者であれば病院に来て医師に「なぜ，受診したのか？」を聞かれたとき，患者自身で答えを用意しておくのが習わしである。「本を読んで自分はうつ病だと思ったから」でも，それはそれで立派な理由になる。「ご近所だから」や「駅で看板を見たから」，「暇だったから」という理由では医師も気が悪い。「デパスが欲しいから」，「障害年金が欲しいから」では医師によっては門前払いになってしまう。診察室のような場所では，筋道立った「理由」がお互いのために必要である。

　しかし，理由づけをすべて剝ぎ取っていくと，最終的に残るのは単純な「情動」や「衝動」である。「好きだから」，「したいから」という刺激に向かう正の走性に基づくものと，「嫌だから」，「したくないから」という刺激から遠ざかる負の走性に基づくもののどちらかである。全ての後づけ理由づけが取り払われた裸の情動・衝動には嘘がない。MIはクライエントの言葉の中から，理由づけを取り払い，裸の情動・衝動を見えるようにする方法でもある。

サイドコラム④

クライエントは MI に気づくか？

　MI は普段のおしゃべりとははっきりと異なったコミュニケーションのスタイルである。融和行動の機能がない。ではクライエントはカウンセラーが MI をしていることに気づくだろうか？
　「学会で MI もどき（逐語録2）」で述べた，学会での質問スタイルに MI もどきを使ったことがよくある。私が MI を使うことを知っている聴衆は割と早くから気づく。一方，私に質問されている発表者はほとんど気づかない。いままでで，私が普段と違うコミュニケーションスタイルを取っていることにすぐに気がついたのは 1 人ぐらいである。彼は広汎性発達障害の幼児に対する応用行動分析を使った自宅での養育の名手である。ある学会でのケース検討会で彼が自分のケースを報告した。治療としてはうまくいっているのであるが，ある聴衆が彼の自宅訪問の仕方を問題にした。倫理的問題があると，彼の態度を非難しはじめたのである。会場の聴衆が，彼をサポートする側と批判者の二手に分かれそうになった。合間をみて私が手を挙げ，それまでの議論をサマライズし，最後に，今後の自宅訪問では彼自身はどうするのかについて開かれた質問をした。私の開かれた質問に対して，彼はすぐに答えず，迷ったようだった。「私は別にいいんです。先生は私に何をお聞きになりたいのですか？」と切り返してきた。
　彼は言語の機能に関する感覚が鋭い。後日，彼に私の診察場面に陪席してもらったことがあった。何がタクトでマンドなのか，全体でどの行動クラスが多いかを的確に指摘してくれたのが印象に残る。その患者さんとは長い付き合いだったにもかかわらず，私はその場ではマンドが多くなっていることに気づいていなかった。
　私の知る限り，私が MI をしているとその場で気がついた人は彼ぐらいである。患者でもまれに，原井が他の医師とは違うスタイルで聞いてくること

> **サイドコラム④**
>
> に気がつく人がいる。毎日 50 人程度を診察する，なごやメンタルクリニックの臨床での 3 年間で，今までに 2, 3 人の患者でそういうことがあった。「どうして先生は，私にアドバイスしないのか，患者の話を聞いてばかりでは受診した意味がない」と言い出したのである。それでも，原井が何をしているかについて述べることができる人はいなかった。ただし，私が MI を教えた人を除いては。
>
> 〈2019 年 1 月補足〉
> 　この記事の主人公は今も私の大切な友人であり，行動療法の仲間である。彼も私を信頼して患者を紹介してくれる。名前は奥田健次，行動分析学者・専門行動療法士，西軽井沢学園理事長である。
> 　このコラムを読んだ彼から名前を出してほしいという依頼があった。

文章術にも MI

1 枚のスライドの 20 行以上の文章を盛り込んでいる学会発表を思い浮かべて欲しい。1 枚のスライドを読み上げるのに 1 分以上の内容があるものは，聞き手の能力を超えている。話し，聞く行為を支えているハードウェアであるワーキングメモリの容量は限られているのである。もし，あなたが，そのような発表スライドを用意する人ならば，この本を読む前に木下が書いた古典『理科系の作文技術』を読んで欲しい（木下是雄, 1981）。

第Ⅴ章　態　度

MI as an attitude

非特異的という特異的な治療因子

　MIの歴史は，特異的な治療法を非特異的な治療法と比べたとき，治療結果は同じ，一方，非特異的な違いであるカウンセラー間の些細な行動の違いは治療結果を変えた，という発見から始まっている。特異的な治療法が非特異的な治療と結果においては同じというのは，精神療法だけに限らない。抗うつ薬の場合を例示してみよう。

　今の私たちにとって抗うつ薬はうつ病に特異的に有効な治療薬だということになっている。特に内因性うつ病と呼ばれる状態についてはとくにそうだということなっている。「薬なしではうつ病を治せない」と思い込んでいる患者や医師は多いだろう。私の患者の一例だが，うつ病の診断で病休を取らせ，一方，薬はゼロにした。はたして職場から電話がかかってきた。「なぜ薬なし？　薬なしなら病休や治療必要なしではないか？」と，私に問い合わせてきたのである。「薬なしなら治療必要なし」，はたして本当にそうだろうか？

　内因性と心因性に分けたとしても，どの患者にどの治療法が適するのかを判断する根拠にはならないことが臨床疫学的研究によってはっきりした（Kessing L, 2007）。そして2000年代になり，抗うつ薬の効果を疑わせるエビデンスが出てきた。今日，薬の効果を確かめる王道は，プラセボ対照二重盲検無作為割り付け比較試験 Randomized Controlled Trial（以下RCT）である。薬を飲んだグループの方がプラセボを飲んだグループよりも治療結果が良

いことを示せば，その薬はうつ病治療に有効だと認めてもらえる．しかし，最近の試験では薬がプラセボに勝てない場合の方が多くなったのである．プラセボを飲んだグループの治療結果が良すぎて，薬が負けてしまう．プラセボ対照試験のメタアナリシスを行なうと，プラセボ反応と西暦が相関していることがわかる（Walsh BT ら，2002）．このようにプラセボ反応が年を追うごとに上がっていく現象は"プラセボドリフト"と呼ばれている．プラセボドリフトは他の薬でも起こっている．機能性胃腸症に対する消化管機能改善薬のRCT（Suzuki H ら，2006），統合失調症に対する非定型抗精神病薬のRCTでもプラセボ反応が良くなってきているのである（黒木俊秀，2009）．プラセボ反応が良くなったことは薬の立場を悪くしているが，患者の立場からすれば良いことである（Andrews G ら，2001）．言い換えれば，イミプラミンしか使えなかった頃，SSRI がまだ日本では使えなかった頃よりも，今の方が"薬"なしで治る患者の割合が増えたことになる．今は，プラセボで改善する患者は半分を超える（原井，2006a）．「薬がなくても，うつ病は治ることがあり，その可能性は 5 割を越える」が正しい．そして，どこのクリニックでもどの医者でも同じように 5 割の患者が治るわけではない．

プラセボ反応とは

この本の読者は当然，MI のことを知っているはずだし，他の精神療法もいくつか知っているだろう．一方，薬とプラセボを比べる RCT がどのようなものかは，大半の人が知らないだろう．臨床試験はどのようにして行なわれているのか，具体的なところを患者の立場から示すことにしよう．以下は，仮想的な患者による一種の感想文である．原井宏明（2006a）から引用，改変している．

> 1年ぐらい前から調子が悪く，疲れているのに眠れなかった．頭痛と肩こりもひどい．胃がむかついたり，眩暈もする．仕事は何とか続けられていた．内科で胃薬と睡眠薬をもらったり，耳鼻科で眩暈の薬をもらったりしたが良くならない．近くのメンタルクリニックを受診した．「軽いうつ病

ですね，薬を出します」と言われて胃薬など含めて数種類の薬をもらった。薬がだんだん増えてくることは不安だったが，ある程度眠れるようになったので，様子を見ていた。ある朝，ホームで電車が来るのを待っていたとき，「このまま電車に吸い込まれれば，死ねるんだ」と思った。ふと横をみると，駅員が驚いた表情で私の方を見ていた。そんな自分が恐ろしくなり，このままでは良くならない，と思い，別のクリニックを受診することにした。

　受診したら，うつのことだけでなく，夫婦生活や体重のことまで聞かれた。確かに，もう1，2年ぐらいセックスレスになっているし，体重も数キロ落ちていた。家族に対して自分のことをどう思っているかと聞かれたとき，涙が出て止まらなかった。ハミルトンうつ病尺度という評価尺度では22点だと言われた。「仕事できるギリギリのところですね」と言われた。実はゴールデンウィークのような長い休みのときの方が辛いんです，決まり切った仕事をしている方が変なことを考えずに済むから，と答えた。「治療についてはどうしますか？　何か希望は？」と聞かれたが，先生にお任せします，と答えた。「普通に薬を出すこともできますが，治験という方法もあります。新薬に効果があるかどうかを試す研究です。一度，治験コーディネーター，CRCの話を聞いてもらえませんか？」と言われた。話を聞いてもらったことへの安心感からか，もう少し，話を聞いてみようと思った。

　CRCさんの治験の説明は長かった。同意文書は10ページ以上あり，うつ病と種々の治療法，患者の権利，治験薬の期待される作用と副作用，治験中の注意事項などが詳細に書かれている。被験者が守るべき項目がやたらに多い。プラセボ反応を減らす目的だそうだ。一部の短時間型睡眠導入剤を除いて，向精神薬の併用は全面禁止が原則である。痛み止めやサプリメント，麻酔剤なども禁止の対象になる。抗不安薬の頓服はできない。睡眠導入剤も量が決められ，眠れないことを理由に薬を毎日飲むことはできない。他の精神科・心療内科と二股をかける，心理士のカウンセリングを受けるも禁止である。飲酒もしないように勧められる。受診は毎週決められたときに行ない，予約制である。忙しくても薬の処方だけもらうことはできず，必ず問診と重症度評価が行なわれる。予約を変えることはできるが，前後2，3日までという縛りがある。服薬は確実にチェックされ，飲み残しも薬の空き袋もすべて病院に持ってこなければならない。有害事象（副作用）のチェックも治験の目的なので，治験中に経験したありとあ

らゆる予期しない症状はすべて報告しなければならない。以前は少しでも体調が悪いと，かかりつけの内科にかかっていろいろな薬を出してもらっていたが，今度はCRCに相談してからでないと薬は使えない。

　治験期間中に患者が自分で記録する症状などを書く日誌が手渡され，日誌の内容が毎回の受診でチェックされる。さまざまな説明は担当のCRCさんがしてくれる。忙しそうな院長先生につまらない質問をするのは申し訳ないが，CRCさんなら相談しやすそうだった。治験期間中に起こった予期しないこと，気になることがあればCRCさんに何でも連絡するように言われた。「もし，副作用など起こって止めたいと思うときはいつでも止められますよ」と言われた。わかりました，とりあえずやってみます，と答え，サインした。

　最初の1週間は薬なしの期間（観察期間）である。この間，前のクリニックでもらっていた薬を止めなければならない。薬を止めて2日目ぐらいから，不眠や肩こり，眩暈などの症状がでてきた。CRCさんが「離脱症状が起こるでしょう」と言っていたがそのとおりだった。治験を続けるならば，薬は飲めない。飲めば治験は中止となり，新薬を飲むことはできず，せっかくの検査や同意説明が台無しになる。でもどうしようか？　やっぱり眠れない，不安になる，前にストックしていた抗不安薬を飲もうかどうしようか，と迷っていたら，CRCさんから電話がかかってきた。明後日の受診の予約を確認したいという。不眠と不安の話をしたら，CRCさんは話を詳しく親身になって聞いてくれた。今の症状を乗り越えれば，治験薬を開始できる，治験を開始すれば症状も良くなってくるだろうと説明してくれる。つらいけど，このままやってみようと思うようになった。

　治験薬を開始したら，胃がむかむかするようになった。「薬が合わないのかな，胃腸が弱いせいなのかな」と不安になる。CRCさんに電話したら，症状の話を詳しく聞いてくれる。しかし，最後に「一時的であっても治験薬を減らしたり，止めたりするときは治験自体を中止しなければなりません。内科を受診して他の薬をもらうこともできますが，薬によっては治験を止めないといけないかもしれません。治験を続けるかどうかはあなたの自由です」と言われる。こう言われると，せっかく始めたのだから，このまま我慢して続けようと思う。症状はまだ良くならないが，このまま続ける。

　2, 3週すると多少良くなってきた感じがある。前ほどには自分を責めなくなったし，あれこれ体のことを心配することがなくなってきた。休みの

日に子どもと遊ぶこともできるようになった。朝は軽いものしか受け付けないが，夕食ならある程度食べられる。薬が効いてきている感じ。副作用も心配だから，このままの量で続けたいと先生に話すと，症状評価ではまだ完全ではないといわれる。そう言われると，確かに体のだるさやため息がまだ残っている。治験薬が増やされる。副作用の不安があるが決められたことなので増やされた薬を飲む。

　体調が悪いと思ったとき，電話をかけて話を聞いてもらうだけでも良くなる気がするし，実際，多少の不調は内科に行かなくてもなんとなく流せるようになり，あんなに頼っていた痛み止めや湿布，胃薬も使わなくなっていた。治験に入ってからは内科に一度も行っていない。

　5，6週すると次第に気分が晴れてきた感じがある。症状評価を受けると，自分でも前と違ってきたことに気がつく。先生が初診時の評価と比較して話してくれる。初診時のとき，自分がどうしてあんなにマイナスに考えていたのか，薬の副作用を怖がっていたのか，正直，よく分からない。今は，異性に対する関心が出てきて，身だしなみを気遣うようになったし，昔の趣味をまたやろうという気持ちもでてきた。何よりも自分を責めなくなったことが分かる。子どもが駅などで騒いだりしたら，叱ることもできるようになった。

　8週目では，ハミルトンでは5点と言われた。まだ，家族のことで不安になったり，体調不良を気にしたりがある。でも，消えたいと思うことは全くなくなった。朝の気怠るさもなくなった。先生は，これから2週間かけて薬を減らして，止めていきます，という。薬がなくなるのも不安だが，薬がなくなってどうなるか，離脱症状があるかどうかを確かめるのも治験の目的の一つと言われる。もし，それが不安なら，治験を止めて，普通の保険診療に変えて，まったく同じではないけれど，同じような効き目のある市販の抗うつ薬に切り替えることもできます，と言われる。あれこれ考えると不安だけれど，決められたとおりやってみようと思う。

　10週目，減らしていくと眩暈や耳鳴りが生じた。だけれど，前のように内科や耳鼻科を受診したりせず，そのまま様子を見ることができた。前のように不安でCRCさんに電話することもしなかった。むしろ，減らしたらどうなるのだろう，薬がなくなっても私は元気な状態でおれるのだろうか？　と興味をもっている感じだった。結局，何事もなく，薬を止めることができた。1カ月後，フォローアップでまた来て欲しいと言われて，診察を受けた。ハミルトンは前と同じぐらいだった。家族のことで気がかり

> なことがあるが，これは私のうつ病のためというよりも，お互いの問題だと思う。もし，また悩むようになれば今度はカウンセリングを受けることも考えてみたい。
> 　以前，メンタルクリニックを受診したときは，薬を飲め，だけだった。毎回の受診のときに聞かれることは「薬は前のままでいいですか？」だけだった。副作用があると言えば，「軽い薬にします」と言われて，安定剤が増え，それでも治らないと言えば副作用止めの薬が増え，効き目がないといえば別の薬が追加された。次第に，先生には相談せず，自分で調整して飲むようになっていた。そのうち多少良くなれば薬を1，2日止めることもあった。1年間，この調子でクリニックに行ったり，行かなかったりしていたが，完全に良かった時期は一度もなかった。

　ここまで読んでもらえば分かるように，RCTにおけるプラセボ投与イコール無治療ではない。錠剤の中の含有物が違う以外は薬物療法と同じことをしている。プラセボでうつ病が改善したとは，プラセボがうつ病に効いた，という意味でも，うつ病が自力で自然に治ったという意味でもない。日時を決めて計画的に受診してもらい，ハミルトンうつ病評価尺度 Hamilton Depression Scale：HAM-D（Hamilton M，1960）で評価し，錠剤を処方し，服用アドヒアランスをチェックされる，これだけのことを8週間，毎週繰り返すことは，それだけで治療的である。患者にはプラセボの可能性があるとは伝えるが，薬が何であるかは伝えることはできない。そもそも，治療者自体が知らない。このような治療について，たとえ，その錠剤の含有物が乳糖だったと後で分かったとしても，「これは薬物療法ではない」と言う人はいないだろう。

　実際の臨床ではプラセボは処方できないから，抗うつ薬を出すことが順当である。では，プラセボ反応を期待しながら，抗うつ薬を投与することは，本来の薬物療法だろうか？　抗うつ薬の作用機序や飲み心地に関心があり，それで効果を説明できる，それこそが薬が必要な理由であると考える薬物療法家からすれば，プラセボ反応が薬が必要な理由であるという主張には納得しないだろう。あるいは毎週の計画的な受診と評価，服薬アドヒアランスを高めることが精神療法であると主張する人もいるだろう。精神療法がなければ，上記の患者は症状や気分に合わせて薬を増やしたり，減らしたり，内科を受診して薬をも

らったりすることを止められないでいたはずだ。その一方，上記のような治療を認知行動療法と呼ぶ人もいないだろう。CRCと医師は精神療法的に接しているが，ベックの認知療法で言う，うつ病に特有な認知を扱うことはなく，うつ病に対する特異な治療的介入もない。非特異的な行動である服薬アドヒアランスを高めようとしているだけであり，うつを治そうとは試みてもいない。そもそも，治験では，薬だけでなく，うつ病を治すことをターゲットにした認知行動療法を併用することも禁止されているのである。

では，いったい上記の感想文を書いたような患者はどういうメカニズムで治ったのだろうか？ 患者とCRCとの関係性が関係しているのは誰でも思うだろう。短時間型の抗不安薬や催眠鎮静薬の頓服使用をせず，症状の変動に合わせて薬を増減，変更しないことによって回復を妨げなかったともいえる。症状の変動に合わせて治療を変更すると，たとえ一時的な改善が得られたとしても，改善は継続しないし，症状の長期的な回復よりも，短期的な変動に患者も治療者もより注目するようになるからである。うつ病が治るとは，気分の変動によって患者の日常生活行動が左右されなくなることと等しい。気分の変動によって薬がころころ変わることは，うつ病が慢性化し，患者にとって患者役割が固定化することを引き起こす。実はこれはカウンセリングも同じである。

次はある30代の女性のうつ病患者の感想である（『とらわれからの自由7』より）。私のところは3個所目だった。当初はHAM-Dの17項目で22点，抗うつ薬と催眠鎮静薬を合わせて8種飲んでいた患者が，薬物整理と2週おきの受診で2カ月後にはSSRI 1種類でHAM-Dが6点になった。

> 1番最初にかかったクリニックの主治医とは相性が悪かった。うつ病と境界性人格障害という診断を受けていた。服薬していても，それが自分に適していたのかもわからなかった。「若い人のうつは嫌いだ」と病院でも責められていると感じて，通院自体をストレスに感じていた。自虐的になってきて，拒食も起こした。両親は主治医のことを信頼していたので，通院をしないなら面倒を見ないと親からも責められ，孤立無縁になった。「もう，来ません」と主治医に言うと「もう，来ないで。後悔するでしょう」と言

われ，喧嘩別れになった。しばらく自分は間違ったことを言ったのだろうか，したのだろうかと落ち込み，親からも責められ，死にたい気持ちになっていたが，こんなことを言う主治医は医師としてどうなんだろう？とも思うようになり，かろうじて冷静になれた。

　2番目のクリニックの先生は真逆な先生で，なんでも「うん，うん」と聞いて「君は悪くないんだよ」と言ってくれた。ところが，昔ながらの考えなのか，少し調子が悪いと訴えるたびに薬を出してくれて，頓服も出るしでドンドン薬が増えていった。しまいには，どれを減らしたらいいのかもわからなくなっていくうちに，凶暴性がでてきた。急にパッとキレたり怒鳴ったり，何かが憑りついたように怒り出すので親が心配し始めた。ちょうどその頃，NHKで「うつ病には薬が多過ぎると凶暴性が出る人がいる」というテレビを見て薬が多いんじゃないかと思っていろいろ調べてクリニックを変えた。

　最初，原井先生にかかったときに，「うつではない」と言われた。ショックだった。病気じゃなかったら，嬉しいはずなのに「うつ病じゃなくなったら，私は何なのだ？！」と思うと，両親には世話になれないし，病気という隠れ蓑がなくなって，一時的にパニックになった。冷静に考えると，先生に言われたことは間違ってないし，もし，うつじゃなかったら，これからのやり直しも簡単になるんじゃないかと自分の中で整理ができた。その間，自分がどんな話をしていたのかは，今となってはよく思い出せないが，一つの分岐点は睡眠薬をやめた時だった。今までのクリニックでは，眠れなかったら睡眠薬を使うのが当たり前で，寝入りが悪かったら睡眠導入剤，途中で目が覚めるんだったら持続性の睡眠薬という具合に処方されてきた。でも，原井先生の説明では睡眠薬を増やすと結果的にうつ病がよくならないという話をされたので，やめようと思った。薬が抜けるまで2週間くらいは眠れないと言われていたが，本当に眠れなかった。その頃は，眠れなかったら徹夜して好きなことをしようと思えて，眠れないことがそんなに苦痛ではなかった。その代わり昼間がすごく眠たくなった。それを耐える事の方が辛かったので睡眠薬を飲みたいと何度も思ったが，今飲んだら一からやり直しになるから2週間は頑張ろうと思ってやっていると，10日目くらいから何か変わってきた。ちょっと眠れるようになってきて，睡眠薬が抜けたら，頭がすっきりしてきていろいろなことが考えられるようになってきた。それが不思議だった。脳が働くようになってきて，難しい言葉も使えるようになってきたり，漢字を思い出したり，何か違うなと

思い始めた。その頃から徐徐に変わり出した。

　変わり出すと，いろいろ他も変わってくる。今のまま，専業主婦で夫と一緒にいたら死んでしまうんじゃないかと思うようになった。もともと夫とは不仲だったので。でも離婚なんて考えられなかったのが，危機感を覚えてきた。飼い殺しになるんじゃないか，60歳で定年退職したあと二人っきりになったら恐怖だと思った。今ならまだ若いんだから，離婚しなくてはいけないと思い，そのためにはお金を100万貯めようと思い，とにかくバイトをしようと思った。働き出すと，自分が人間扱いされていることに気づいた。夫からは，「お前なんか……」と言われていた自分が，ちゃんと一人前に扱われる喜び，男性からは女性として扱われる喜びを驚きとともに感じた。私はもしかして悪くないんじゃないかと思えた。夫から言葉で虐げられていたけれど，それほどの扱いを受ける人間ではないと思えた。外出するためにお化粧もして，周囲にも気を使えたり，生活も規則正しくなってきた。働きに行くと何も嫌な思いをすることがなくなった。仕事をしていて，ありがとうと感謝の言葉を言われることもあり，ボロクソに言われることなど外では一度もないことに気づいた。自分のいる家がおかしかったとすれば，早急に離れないといけないと考え，必死にお金を貯めて，ヘルパーの資格をとった。お金を貯めて子どもを引き取って離婚するのに2年くらいはかかるかなと思って，そのくらいを目処にやっていた。

　ところがひょんなことから夫から離婚を切り出された。それもいろいろな偶然が重なっていたのだが，夫は私がすぐに承諾するとは思いもせずに発した言葉だったかもしれない。頑張っていればいいことがあるなと思った。夫は外では評判もよく，その夫に耐えられないという私をみんながわがままだと責めるほどだった。殴ったりされないので，傷もできなかったため，夫の本性に離婚するまで親も気付くことができなかった。本当のことが分かってもらえてから，よく耐えたねと言われた。母親も一時期ひどく精神状態が荒れたこともあったが，どうやってだか折り合いをつけて今ではダンススタジオに通ったりして元気にやっている。姉のところにも子どもができたりして忙しくもなっているのに，風邪引いたと言えば，駆けつけてくれるなど親子関係も普通になった。今は，正社員の仕事も見つけて，元気に暮らしている。

　最初の先生も問題だが，2番目の先生も良くなかったと今は思う。「ああ，そうなのね，大変，苦しいね，」と同情的共感をするだけのカウンセリングを続けると，そういう話の聞き方をされているうちに，どんどん自分が不

> 幸に思えてきたりする。自分はもう病気だからこのままでいいんだと再認識するようなことになってきてしまうと思う。ごちゃごちゃとあの人とこんな関係の中で落ち込んだなどという話をしていても，それだけでは何ら前進がない。カウンセラーの中にはそこを聞いてあげましょうというのが普通なのかもしれないが，うつ病の人をそんな聞き方でかえってダメにしているんじゃないかと思う。うつを守ってもらうことによって，どんどん自分がダメになっていくような感覚が患者側にはある。病気は確かに病気だけど，人並みに尊重して扱われたり，役割を与えられたりすれば，人間って意外と頑張れたりする。やっぱりできたという喜びとか，人の役に立てたという喜びとかが人間にとって必要だし，嬉しいなと思える。働くこととかもすごくいいと思う。
> 　ほんとに疲れ果てて，本当に休憩が必要な人にとってはどうかわからないけれど，ある程度休みが取れたら自分に向き合うことを助けてくれるサポートが欲しい。そういうことを原井先生にしてもらえて，よかったと思う。

　この症例の場合は初診30分，あとは10〜5分の再診である。特異的な治療としては，頓服薬を定時薬に切り替え，同種同効薬を等価換算表を使って同力価の一種類にまとめ，漸減すること，1種類のSSRIの実効量までの漸増，気分のセルフモニタリングを行なった程度である。もちろん，薬物変更については本人の抵抗があった。毎回の診察はほとんどMIだった。教育教示的な部分は薬物管理のところだけである。MIの面白いところは，患者がカウンセラーの話をよく覚えていないことである。この患者の感想文でも「その間，自分がどんな話をしていたのかは，今となってはよく思い出せない」。

　「患者から話を引き出す」のがMIだが，逆に言えば，患者は私から何を言われたかを覚えていない。ときどき，先生から「あなたの病気は治る」と言われたので頑張りました，という患者がいる。実際にはそのように言ったのは患者であって，私ではない。行動療法をするとき，私は「治る」という保証はしない。

　本人は「原井先生にかかったときに，『うつではない』と言われた」と書いているのだが，私はきちんとHAM-Dをとり点数を伝えている。18点あった

のだから，うつ症状としては中等症である。一方，私は「うつ病」でも，睡眠薬をこのまま飲んでよい理由にはならない，と伝えている。「うつ病」を理由にすることをやめようと最初の診察の後，患者自身で考え始めたはずだ。そのことが印象に残って，そしていつのまにか，原井から「言われたこと」にすり替わったのだろう。人間の記憶は曖昧なものである。その場その場の状況や文脈によって細部はもちろん全体的なニュアンスも変わってしまう。そして曖昧だから，病気のままでいることにも，変わっていくことにも使える。後者に焦点をあてたものがMIである。

第VI章　結んで開いて
MI to close and open new lines

O：開かれた質問を開く

　第III章「概念」で述べたように，MIの4つの戦略は，O：開かれた質問，A是認，R聞き返し，Sサマライズである。最後にOについてもう一度振り返ることにしよう。開かれた質問とはクライエントからの広い範囲の答えを可能にする質問である。自分自身の観点からみた考えや感想，自己開示をするようクライエントを励ます働きがある。開かれた質問はカウンセラーが予想もしない，驚くような答も可能にしてくれる。一方，そのためには，答える側であるクライエントが考え，話しやすくする工夫が質問する側に必要である。

　そうした例の1つが，解決志向ブリーフセラピー Solution Focused Brief Therapy で知られているミラクルクエスチョン（de Shazer S ら，1986）である。典型例が以下のようなものである。

> 今夜，寝ている間に奇跡が起こったとします。朝になって目が覚めたとき，あなたは何をしたり，考えたり，信じることで人生に奇跡が起こったと気づくでしょうか？

　これは質問というよりは課題というべきものである。カウンセラーの役割はこれから引き出されるものに対して聞き返しとサマライズを繰り返すことになる。一方，この課題を考え答えるためには頭の手間暇がかかる。自発的に答え

表 6.1 開かれた質問の種類

	種類	説明と決まり文句	例
完全に開かれた質問	自由回答を誘う	相手に自由に話すことを促すマンド。どのような話が期待されているか，聞き手が何を期待しているかを示す意思表示がない。「どうぞ，話してください」「？」「どうですか」（サマライズに続く）「他には？」	T55：どんなとこ？　T109：どうしよっか？　T114：どう思う？
	状況設定つき質問	現在の状況を説明し，どのようなテーマについてなのかを限定するアジェンダ設定の機能がある「この2週間どうでした？」「待合室で待っている間は？」「自分の状態で，もうすこしこうなったら良い，と思うのはどんなこと？」	T1：橋本さん，どうですか？　先週，行動療法，エクスポージャー，儀式妨害のやり方を説明して読んでもらいましたがどう思いましたか？
	回答例つき質問	開かれた質問のあとに，回答例をいくつか例示する。クライエントが答えに時間がかかるとき，考えに手助けをする。	T54：他の患者さんの話聞いててどう思った？　この間患者の会があったじゃないですか。そこで○○とか（患者の会での感想を例示）
制限つき開かれた質問	仮説質問	ミラクル・クエスチョンのように仮定条件を置いて考えさせる。クライエントに考えてもらう自由課題	すっかり強迫もうつも良くなったとしたら，どんな生活になっていますか？　この病気がそもそもなかったとしたら，今頃，何をしていますか？
	極限質問	最悪・最善の場合，極小・極大の場合を考えてもらう課題	T93：ずうーと汚れている物が何か付いてて，汚れてる，汚れてる，汚れてるって感じになって，どうなるの？（永遠の汚れ）目に見えない，空気のなかの塵よりも小さな便がついたらどう感じる？（最小の汚れ）
	視野質問	過去はどうだったかや，将来を見通して考えてもらう	子どものころに，同じようなことをしたらどんな風に感じる？この先，たとえば10年行動療法をしないで，いまのままだとしたら，どんな風に考える？
	詳述質問	クライエント自身の体験について詳しく話して貰うようにする	パニックになるというのはどんな風になる？　たとえば頭や胸，腹，手足は？

てくれるクライエントばかりではない。もっと答えやすく，しかも引き出すことができるような質問のいくつかを**表6.1**に例示しよう。

閉じられた質問だが，開かれた質問と間違われやすいものも例示しておこう。

100〜0などのルーラーを用いて，問題の程度を数字で表すようにする程度質問は閉じられた質問である。たとえば，「今の症状を0（まったくなし），100（最悪）としたら，今現在は何点ぐらい？」，「午前中から今までのあいだ，強迫観念が頭の中にあったのはどのくらい？ 0〜100％では？ 100％を頭が一杯ということで」などがある。後者はVisual Analog Scale：VASと呼ばれ，定規のような記入用の用紙があるとつけやすい。また出生地や年齢，職業など正解が1つしかないものを問う事実質問も閉じられた質問である。

状況設定つき質問の例

これは，おそらく日常的もっともよく使う開かれた質問である。普通の精神科クリニックでの通常の診療場面を想定してみよう。初回面接であれば"自由回答を誘う"質問が最も多いだろうが，再来では，次のような質問が便利だろう。

> T：この2週間どうでした？（CとT（Cの発言，Tの聞き返しとサマライズ））
> …………
> T：時間があと1，2分です。他に，この間で話しておきたいことは？　　　　　　　　　　　　　　　　　　　回答時間を設定
> C：（新しい症状をクライエントが説明する）
> T：その症状は，今朝起きてから今までの間ではどうですか？　参照時間を設定
> T：その症状は，何分ぐらい続く？　　　　　　　　　継続時間を設定
> T：その症状のせいで，どんなことが困りますか？　　障害程度を設定
> T：次の受診までの間では，どうなって欲しいですか？
> 　　　　　　　　　　　　　　　　　治療に期待する結果を設定
> C：（その症状を治して欲しいと述べる）
> T：治療についてどういうのなら，たとえば薬とか，あるいはカウンセリングとか，受けたいと思いますか。　　　　　回答例つき質問

C：（薬を飲んで治せるかどうか，知りたいと述べる）
T：（特定の薬物療法と経過観察の2つを説明） どちらでも良いと思いますが，どう？　　　　　　　　　　　　　　　　　選択肢を用いた閉じられた質問
…………

C：初めての症状だし，仕事してから，こちらにも遅れず来ました。しばらく，様子見ようと思います。
T：わかりました。では，次回2週間後に症状がどうなったか，何か記録しておいてください。今回は前と同じ処方を出します。

自己是認

　最後になった。MIはカウンセラーの資質を問わない。もし，面接に向いた性格というものがあるとしたら，私はとてもそれからほど遠い。そんな私がMIのビデオを作り，本を書いた。これは，トレーニングをすれば誰でもMIができるということになる。

　小学校のころ，私はよく泣いていた。口下手で内気だと思っていた。岡山の祖父の家に親戚が集まったときに，顔が合わせるのが嫌で離れの部屋に閉じこもっていたことがある。中学1年では演劇部に入った。理由は私以外には誰も入らなかったこと，そして人前で話すのが苦手なのを直したかったからだと思う。弱小の部で新入生で入ったのは私1人だった。30年後，顧問の先生が退職した。その記念のパーティーに出たとき，私のことは顧問の先生の記憶に残っていなかった。人数の少ない演劇部を私なりに支えたという気持ちがあっただけに悔しくは感じた。でも，芸達者な先輩や後輩に挟まれていたから仕方ないと思うほかない。私は"口が回らない"。

　このような私が面接法について，しかも本を書くなどというのは，小学校のときのソフトボールの遠投のテストで20mぐらいにしか届かない子どもが，甲子園のマウンドに立つようなものである。よくこんな無理なことをしていると，自分で自分を慰めている。

　私は本当に小学校のときのソフトボールの遠投で20mぐらいしか私は投げられなかった。私には"肩がない"。肩はなくても困るのは体育の授業のとき

だけだが，口だけは回ってくれないと，どんな仕事に就いても困るだろう。

　この本を，私のような口下手と内気，ボールを投げられない，しかし，面接の仕事に関わらざるを得ない人に捧げたい。

付　録

付録 I
援助反応質問紙

Helpful Responses Questionnaire（HRQ）
Miller, W.R., Hedrick, K.E., Orlofsky, D.（1991）
The Helpful Responses Questionnaire: A procedure for measuring therapeutic empathy.
Journal of Clinical Psychology, 47：444-448

　面接の場面で人が話しそうなことを6個の文章で示しています。それぞれの文章に対してあなたが知っている人，たとえば患者や同僚などを思い浮かべ，その人が自分の問題を話している場面を想像してください。あなたは相手を援助したいと考え，できるだけ相手の役に立つような答えをしようと思っています。それぞれの文章をよく読み，どのような一言を最初に発すれば良いか考えてください。相手の話を聞いてすぐにあなたが話すべき，相手の助けになるような最初の一言を書いてください。話は短くしてください。1～2文，2行までにとどめてください。

① 41歳の女性が次のような話をします

　昨夜，うちの夫が異常にハイテンションで，どこかに出かけ，夜遅く帰ってきました。訳の分からないことで夫が私に大声で怒鳴るので，言い返したら，いきなり平手打ちされました。もう信じられません。それから夫は手がつけられなくなって窓を割り，テレビまで壊してしまいました。まともじゃありません。もう，この人をどうしたらいいのか分かりません！

② 36歳の男性がつぎのような話をします

　隣に住んでいるあの男はちょっと普通じゃないです。こちらまでおかしくなりそうです。家にしょっちゅうやってきては，勝手にあれこれ物を借りていき，いままで一度も返してくれません。夜遅くに電話をかけてくるときもあります。こっちが寝ていようが何していようがお構いなしです。もう，さっさとどこかにいなくなって欲しいです。

③ 15歳の女子中学3年生が次のような話をします

　もう自分でも何が何だかわからないんです。知り合いはみんな，夜遅くまで親に内緒

で外で遊んでいます．うるさい親の言うことなんか無視して，一緒に行こうよって皆が誘ってくるんです．みんなから嫌われたり，変とか，まじめすぎとか，つきあいが悪いとか思われたくないんです．でもみんなと一緒に遅くまでいたらどうなるかもわからないんです．

④ **45歳の親が次のような話をします**
　娘は本当は良い子なんです．いままで親が学校から呼ばれるようなことは一度も起こしたことがありません．でも心配なんです．最近，帰りがだんだん遅くなってきていて，しかもどこで何をしているのか全然わからないんです．ちょっと前には耳にピアスなんかしてきて帰ってきました．親には何も言わないで勝手にですよ！ときどき娘が家に連れてくる友達は，どういえばいいのでしょう，そういうタイプの友達とはお付き合いしないで，と何度も言っているんです．娘にとって良い影響はないと思うのですが，言うことを娘は聞いてくれません．

⑤ **43歳の男性が次のような話をします**
　うちは今，悲惨な状況です．昨夜，飲んだ後自分が何をしたか覚えてないのです．今朝起きたとき，テレビが壊れていてどうやら私がやったようなんです．しかし，妻が一言も口を聞いてくれないんです．まだアルコール依存症というほどひどくはないのですよ．その気になれば2，3週間飲まないでも平気なんですから．だけど，妻になんと言えばいいのか，このままじゃまずいです．

⑥ **49歳の元教師が次のような話をします**
　私の人生なんてね，生きる意味なんてないんですよ．子どもには何もしてやれませんでした．仕事も見つからない．一生振り返って，良いことなんかひとつもありませんでした．何をやってもうまくいかず，失敗ばかり．もうこの先，頑張る意味なんてそもそもないんじゃないか，ってよく思います．

回答例と評価方法
　この質問紙は聞き返しの深さを評価するようにデザインされている．評価者はそれぞれの反応について聞き返しの深さとコミュニケーション上のロードブロックを見るようにする．ロードブロックとはクライエントの防衛を高め，変化が起きにくくなるような反応である．

　＜ロードブロックの例＞
　　・命令や脅し
　　・理屈で説得する，議論する，講義する
　　・否定する，批判する，ラベリングする　「それは反抗期」，「だけど」
　　・助言する，示唆する，解決を与える　「してみたら？」

・同情する

注意：同情は相手の感情や状況に対してカウンセラーの立場から見た判断を行なうことである。動機づけ面接における共感はクライエントの立場からクライエントの感情や状況を正確に言葉にすることであり，通常の意味でいう同情としての共感とは違うことに気をつけて欲しい。クライエントが避けて述べないようにしていることや言い換え，裏側に隠された意味を聞き返すことが，共感の一つになるです。このような場合にもカウンセラーがどう感じるかは反応の中には交えないようにすることが動機づけ面接に添った反応になる。

HRQを評価するために，それぞれの反応に1〜4の点数を次の基準に従ってつける。それぞれについて実際の反応を用いて例を示す。

＜1点：ロードブロックのみ＞

反応が聞き返しを含まず，最低でも一つ以上のロードブロックを含む場合につける。クライエントの発言に無関係な反応や不完全な反応，的外れな反応に対しても1をつける。

【例】
- あなたは酒を飲んではいけません。それがあなたが治療を受ける条件なのです（命令）
- あなたの行動が家族生活を台無しにしていることがわからないのですか？（理屈で説得する）
- 酒を飲んだあとに覚えていないという事実があなたがアルコール依存症という意味なんですよ（ラベリング）
- もう少し娘さんと話し合ってみてはどうでしょうか（示唆）
- （私と）一緒に話し合って考えましょう　（示唆）
- 私も15歳のころそうでした　（同情）
- あなたは可哀想ですね，あなたの辛さは私には痛いほど分かります　（同情）

＜2点：聞き返しとロードブロック両方，閉じられた質問のみ＞

聞き返しとロードブロックを両方含んでいる場合，または，閉じられた質問のみで，聞き返しもロードブロックも含んでいない場合に2をつける。

【例】
- 兄弟もお酒を飲むのですか？（閉じられた質問）
- 親子関係を壊さないような娘さんとの接し方を知っていますか？（閉じられた質問）
- それは大変でしたね。おけがはありませんでしたか？（閉じられた質問）
- 生きる意味ってなんですか？　教師として今まで頑張って来たじゃないですか？

表1　評価点数と文例

1点		命令やラベリング，同情などの妨げのみ
	1	それはひどい，DVですね。
	2	その人，おかしいんじゃない。
	3	親に心配をかけてはいけません。
	4	お気持ちはわかりますが，一方的に娘さんにああしろ，こうしろと言っても通じませんよ。
	5	あなたにはアルコール依存症という自覚が必要です。
	6	一緒に酒を飲んで気分を変えよう。酔って嫌なことを忘れよう。
2点		聞き返しがあるが，妨げや質問もある
	1	それは大変でしたね。ご主人に何かあったんですか？
	2	すごく自分勝手な人ですね。以前からどういうつきあいされているんですか？
	3	それは難しい立場ですね。友達を選んだほうが良いですよ。
	4	最近，気になることが多いのですね，ご主人はどう思われているのですか？
	5	酒でまずいことが起こったのですね。他にはおかしいと思われたことは？
	6	生きる意味がないという感じですね。そもそも生きるとはどういうことだと？
3点		妨げはない
	1	ご主人がたいそう興奮されたのですね。
	2	それは迷惑な方ですね。
	3	親には迷惑をかけたくないのですね。
	4	娘さんのことが心配なんですね。
	5	奥さんとの関係がまずい状態になったのですね。
	6	お子さんを大切に思っておられる。
4点		共感を伴う複雑な聞き返し
	1	今晩，これから，顔を合わせるのも嫌だ，という気持ちですね
	1	今こうして話している間はいいけれど，自宅に帰ることを考えると，怒りがこみ上げてくる。
	2	誰かに，隣の男性を連れて行ってもらいたい，という感じですね
	2	最初は近所つきあいだからと思って我慢していた，今は，もう限界ということですね。
	3	友達つきあいは大事にしている，その一方で，このまま続けていくと，後で後悔しそうで怖いと。
	3	友達に嫌われるのも怖いし，親から怒られるのも怖い，ということ。
	4	娘さんが，そのお友達と一緒になると思うと恐ろしい
	4	娘さんの様子が変わってきて心配なのですね。そしてそれは友達のせいだと思っておられる
	5	奥さんがあなたのことを理解してくれない
	5	このままでいくと離婚する，と奥さんが言い出すだろうと。
	6	明日のことを考えるのも，もう嫌だということ
	6	もう，先が見えない，このまま生きていくより，綺麗にさっと人生を終えたい，と思う。

（開かれた質問＋ロードブロック）

＜3点：ロードブロックなし＞

クライエントの発言を単純に聞き返しているだけの場合，あるいは聞き返しと開かれた質問が組み合わされている場合は3をつける。複数の反応がある場合にはそれらの中で最も高いレベルの聞き返しを評価する。ただし，一つでもロードブロックが含まれていれば2点にする。

【例】
- それであなたの悩みはどんな問題を起こしているのですか？（開かれた質問）
- これからあなたはどうしなくちゃいけないと思っているのですか（開かれた質問）
- あなたは奥さんとうまくやっていくことがとても難しいようですね。あなたにはこれからどんなことができると思いますか？（単純な聞き返しと開かれた質問）

＜4点：共感を伴う複雑な聞き返し＞

クライエントの発言の聞き返しを含み，それが異なった言語や隠された意味も含んでおり，質問にはなっていない場合に4をつける。複数の反応がある場合は，もっとも高いレベルの聞き返しを評価する。ただし，一つでもロードブロックが含まれていれば2点にする。

【例】
- ともだちの輪に入りたい気持ちと入ったら後悔するかもという気持ちの両方があるんですね（両面を持った聞き返し）
- この先の人生を考えるだけでも，気が滅入ってくるんですね（パラフレーズと隠された意味に言及）

6個の文章について，全体を合計し，合計点が評価点数になる（**表1**）。

付録 II
動機づけ面接スキルコードマニュアル
第 2.1 版

Manual for the Motivational Interviewing Skill Code (MISC) Version 2.1
William R. Miller, Theresa B. Moyers, Denise Ernst, and Paul Amrhein
Center on Alcoholism, Substance Abuse and Addictions
The University of New Mexico

A. MISC Ver. 2.1 について

　動機づけ面接スキルコードマニュアル（MISC）は最初 1997 年に個人カウンセリングセッションのオーディオテープやビデオテープから動機づけ面接（MI）の質を評価する方法として開発された。MISC の利用法としては次のようなものが考えられる。

- 臨床試験プロトコールにおいて，カウンセラーが MI を正しく行なっていることを保証する
- MI を学ぶ過程において，技術向上のために目標を特定することを含む，セッションの詳細なフィードバックをカウンセラーに提供する
- トレーニング前後のカウンセリング技術を比較することによって MI トレーニングの効果を評価する
- カウンセラーとクライエントの反応の関係を調べるために心理療法プロセスの研究を行う
- 心理療法のプロセス評価から治療結果を予測する
- MI とその効果の基礎となるプロセスに関する新しい知識をもたらす

　MISC 1.0 を長年使う間に，どのカテゴリーが無駄な重複になっているか，または信頼性が低いかついて，さらにどのプロセスが MI の有効性について重要かについて多く

のことが分かってきた。また，MISCによってMIのスキル獲得において困難な点が明確になった。

この経験に基づき，MISCの旧バージョンを信頼性，効率，そしてトレーニングと臨床への関連性において改善することを目指してバージョン2.1を開発した。測定道具を改定することの不利な点は，もちろん，その信頼性と妥当性をもう一度示さないといけないことである。多くのMISC 1.0の強みは保ちながらも，この測定ツールをさらにすぐれたものにできると信じて相当な変更を行なった。

この新バージョンの特徴を研究され，性質が明らかになるまでのしばらくの間は，目的によっては心理測定の性質が知られているMSCI 1.0を使い続けるのが望ましいかもしれない。セクションAではMISC 2.1に導入された目立つ変更とその根拠を概観する。

MISC 2.1の心理測定データが得られ，更なる改善点が見いだされれば，引き続き改訂版を発行することになる。改訂がわずかなら同じバージョンナンバー（たとえば2.0）を使い更新の日付けを加える。コード化に影響する大きな変更をする場合はバージョンナンバー表示（2.2，2.3など）を変更する。このコードシステムを使用する前に，最新のバージョンかを確認するようにして欲しい。情報は動機づけ面接ウェブサイト（http://www.motivationalinterview.org）にある。

A.1. MISCの構成の変化

MISCバージョン1はそれぞれのテープに3回"パス"を必要とした。①最初の回は全体評価スケールを完成するため，②2回目でカウンセラーとクライエントのそれぞれの発話が行動カウントに分類され，③最後の回でカウンセラーとクライエントの会話時間が記録された。MISC 2.1ではもはやカウンセラーやクライエントの相対的会話時間の計測のための3回目のパスは含まない。時間計測のためのパスは費用対効果が低い。それは追加で必要とされる時間に対する情報も比較的わずかしか産まず，MISCの予測される効果にも寄与しない。クライエントとカウンセラーの会話時間に特に興味をもつ研究者は，もちろん，この時間計測パスを含めてよい。クライエントとカウンセラーの会話時間記録は非常に高い評価者間信頼性（通常＞.95）を示した。

MISC 2.0は二つの別べつのパスを使っていた。1回目は全体評価スケール，2回目は行動分類である。これはコード評価者にとって極めて困難な作業であった。なぜなら18のカウンセラー行動コードと7つのクライエント行動コード，（そのうち6つはさらに－5から＋5の強度の判定を要す）を追いかける必要があったからである。MISC 2.1では，全部で3回のパスを行うことにした。初回は全体評価，2回目はカウンセラー行動評価，3回目はクライエント行動評価である。経験豊富な評価者ならば2回目と3回目を結合できるかもしれない。

もちろん，セラピストとクライエントにそれぞれ1回パスをして行動分類を終えて，

それぞれのパスの終わりに全体評価をすることも考えられる。これは治療の統合性よりも治療経過やセラピストの有能性により関心がある時，とくにコストが問題の時はなお望ましいかもしれない。しかしながら，一般的には3回のパスを選ぶようにしたい。3つ，理由がある。①初回パスは行動カウントに影響されずに全体評価を可能にする。②途中の中断なしに最初から最後まで通して聞くことによって得られる全体的評価は，正確な全体評価に役立つと信じる。③もし同じ評価者が3回パスすべてを行うならば，初回パスは行動コードをつけるための文脈的観点を与える。実際に全体評価が，先に行動コードをつけることによってバイアスがかかるかどうか，あるいは2回目のパスが最初のパスを行なった（あるいは行なわなかった）評価者によってなされた時に，コードに違いがあるかどうかはまだはっきりしていない。

　MIの言語心理学的な重要な新知識が共著者のPaul Amrheinが主任となった研究から得られた。以前，われわれは行動変化（の欠如）をクライエントの抵抗のレベルから予測することに成功した（たとえばMiller WRら，1993）。しかしながら"チェンジトーク"の平均レベルは行動変化の予測に常に失敗した。これは動機づけ面接の理論（Miller WRとRollinick S, 2002）にとって重要な問題である。Amrhein PCらの研究（2003）は，なぜわれわれがMISC1.0でコーディングしたようなチェンジトークが，行動結果を予測するのに失敗したかを明らかにした。

　まず第一に，われわれのチェンジトークの定義はdesire, ability, reason, needそしてcommitment to changeを含む広い範囲の陳述を含めていた。Amrhein PCの研究ではcommitment languageのみが行動変化を予測することがわかった。他の4つ（desire, ability, reason, need）は，引き続くcommitment languageの生起を予測していた。即ち，間接的に行動変化に影響していたことになる。この結果はわれわれが以前MIの"フェーズ1"と"フェーズ2"として描写したこと（Miller WRとRollinick S, 1991）と一致している。フェーズ1では，目標は変化への動機を高めること（たとえば変化へのdesire, ability, reason, needに関するクライエントの発言を引き出すことによって）である。MIのフェーズ2では目標は変化へのコミットメントを強化する（たとえばクライエントのcommitment languageを引き出す）ことにシフトする。

　以前は，これらの課題を区別していなかった。今は，commitment speechに注目することが重要だとわかっている。クライエントの発言に対する新しい定義を使うことによって，チェンジトークと維持トークの両方の頻度が独立して結果を予測できるようになった（Moyers TBら，2007）。

　第二に，われわれはAmrhein PCの仕事から，結果を予測する時に，MIセッションの経過中のcommitment speechの傾斜，すなわち，面接の最初と最後で強さが変わる程度の方が，commitment speechの面接全体での平均値レベルよりも高いレベルの情報を

提供する可能性があると分かった。

最後にわれわれはクライエントのチェンジトークは MI セッション中，一定ではないことを発見した。高度に構造化された MET セッション中で，Amrhein PC は最も強い行動結果の予測はセッション終わりに向けて，クライエントの変化に向けての計画が主要な話題である時のクライエントの発言からくることを見い出した。

MI セッション開始時，クライエントが治療に来た理由を述べる時のクライエントのコミットメントレベルは，行動変化の確率を予測しなかった。クライエントの発言が興味の対象である時は，このような種類の動的パターンが見失われないように MI セッション全体を MISC でコード化することを勧める。

平均に加えて傾斜が行動変化を予測するというこの事実は MISC の別の応用を示唆する。MISC1.0 の 2 回目のパスでは，単にコード化する時間全体を通してのそれぞれの行動カテゴリーの反応の合計数のマークを記録していた。このことはわれわれがセッション中の異なる時点での行動を調べることを妨げていた。継続的コード化システム the Sequential Code for Observing Process Exchange：SCOPE がこの目的のために開発された。継続的コーディングはセラピストとクライエントの行動が起こった順番を記録できる。SCOPE を使うことにより，セラピストの行動が，続くクライエントの行動に与える影響を評価することが可能である（Moyers TB と Martin T, 2006）。治療経過の詳しい情報が望ましい時は，SCOPE を使った継続的な行動コード記録を勧める。

B. コード化の方法：第 1 回目パス全体評価

MISC 2.1 はこのマニュアルではカウンセラーとクライエントとされる 二人の個人間の面接を評価するように作られている。カウンセラー，クライエントには他にいろいろの呼び方（カウンセラーの例：臨床医，ドクター，カウンセラー，開業医／クライエントの例：消費者，患者，学生）があてはまる。ここでのこの呼び名は単に便宜上と一貫性のために使われている。

B.1. 全体カウンセラー評価

全体スコアは評価者が全体のやりとりを特徴づける 7 点尺度の内の一つの数字を割り当てる。MISC 2.1 の最初のパスは 3 つの次元（Acceptance 受容，Empathy 共感，Spirit スピリット）のカウンセラー評価を含む。全体評価は面接中のカウンセラーの振る舞いについての評価者の総合的な印象を捉えることを意図している。

これはいくつかの要素を結びつけることで成し遂げられるかもしれないが，評価者の全体的な，すべてを一度に行う判断の方が最も大切である。全体スコアはカウンセラーの包括的評価を反映すべきであって，必ずしも個別の要素に分けられない。全体評価は

7点リカート尺度で与えられ，評価者は4点から始めてそこから上げたり下げたりする。

MI介入の整合性を評価する計画には，あるいはMITIスコアとのより大きな比較性を望むなら，ここで代わりにMITI 3.0の全体評価が使われてもよい。

<u>特定のガイドライン</u>
- このフォームのすべての評価は7点リカート尺度でされる
- 評価は主に観察されたセッション中のカウンセラーの行動に基づいてなされるべきである。
- それぞれの項目の1つ，ただ1つだけの数字に丸をつける，そして空白の項目を残してはならない。間の数字をつけてはならない。
- これらは全体評価で，全体の面接またはサンプルに基づく。ゆえに，たとえば共感の評価は面接全体に与えられる。長い時間の高度の共感と，わずかな時間の低い共感からなる面接もあるだろう。
- セッションを聞くのに，全体カウンセラー評価シートの共感，受容，スピリットの例についてメモをしておくことが役立つ。

<u>受　容</u>

この評価はカウンセラーがクライエントに無条件の肯定的な関心を伝える度合を評価する。評価は4を中心として関心が高い方を7点，低い方を1点とする。

- 受容が高い：高いカウンセラーはクライエントに一貫して受容と敬意を伝える。それらは温かいとか支持的と感じられるかもしれない，しかし鍵となるのはクライエントに対する無条件の肯定的関心である。
- 受容が低い：低いカウンセラーはクライエントに一貫して非受容的，無関心で，相手を認めていないことを伝えている。厳しく批判的で，無愛想で見下すような態度をとり，人をラベルづけしているだけ，と感じられるかもしれない。

＜受容を他のカウンセラーの特性と区別する＞

受容とは人間中心（無条件の肯定的関心）の態度であり，クライエントの意見に同意することやクライエントの行動を承認することと混同されてはならない。

カウンセラーの行動の例を以下に示す。

- クライエントのそれに同意することなく意見を尊重する（受容対同意）
- それを是認することなくクライエントの選択を受け入れる（受容対行動の承認）
- クライエントの行動や意見を大目に見たり非難したりすることのいずれでもなくクライエントを価値ある人間として支える（受容対判断）

<u>共　感</u>

この評価はカウンセラーがクライエントの観点を理解そして／または正確に理解しようとする程度をとらえようとしている。評価は4から始められ高い方（7）か低い方（1）

の点に向かって次の基準に基づいて動く。

＜高い共感＞

この点が高いカウンセラーはクライエントが話していることを，クライエントの認識，状況，意味，感情を含めて自分が理解できているか確かめることに積極的関心を示す。カウンセラーはクライエントの込み入った話や陳述を正確に追ったり理解したりあるいはやさしく探ってはっきりさせようとする。聞き返しは共感の重要な部分である，しかし全体評価はクライエントの認識を正確につかみ，その理解をクライエントに伝え返そうとするカウンセラーの全ての努力を捉えようとする。共感は単なる質問以上のものを必要とし，熟練した聞き返しの使用を反映する。

＜低い共感＞

この点が低いカウンセラーはクライエント自身の観点や経験にほとんど興味を示さない。複雑な出来事や感情の深い理解を得ようという努力がほとんどない。共感が低いカウンセラーは事実の情報を探ったり，課題を追求するかもしれないが，クライエントの観点を理解するという単独の目的のためにそうするのではない。聞き返しは明らかに欠如している。

＜共感を他のカウンセラーの特性から区別する＞

共感は暖かさや受容，誠実さやクライエント擁護と混同されてはならない。これらの特性は共感の評価とは独立している。カウンセラーは下記のようなことをすることがあり得る。

- クライエントの視点を一生懸命理解しようとするが，そうする間，とりわけ暖かいとか友好的とかいうわけではない（共感対暖かさ）。
- クライエントの意見を受け入れることはないが完全に理解する（共感対受容）。
- 真摯かつ誠実であるが，クライエントの視点を理解しようとは努力していない（誠実対共感）。
- クライエントを助けることや彼らにサービスを得ることに打ち込むけれども，クライエントの視点を理解する特別な努力はしない（クライエント擁護対共感）。

<u>動機づけ面接のスピリット</u>

この評価はカウンセラーの動機づけ面接使用の全般的な有能さをとらえることを意図している。それは自律 autonomy，協働 collaboration，喚起 evocation という3つのお互いに関連している特性に明らかに焦点を当てる。

この評価尺度の点を割り振る時にこの3つすべてを考慮すべきであって，この3次元のいずれの項目が低くても，包括スピリットスコアの低さに反映させるべきである。にもかかわらず，全体のスピリット評価は尺度の構成要素を別べつに拾うことにあまりに多く力を入れることなく，カウンセラーの有能さの全体像"ゲシュタルト"を捉えよう

とする。評価は4から始められ高い方（7）か低い方（1）の点に向かって次の基準に基づいて動く。

＜高いMIスピリット＞

この評価の高い端にいるカウンセラーはセッションで下記の3つすべてをはっきり示す。協働はカウンセラーがクライエントと話し合い権威主義的立場を避ける時に明らかとなる。カウンセラーはいかに変化が起こりうるかについてのさまざまなアイデアに対して敬意を表し，理想的な計画とクライエントがやろうとすることの差を受け入れることができる。彼らは説得を避け，代わりにクライエント自身の関心やアイデアを支持し探ることに集中する。このカウンセラーは権力の差を最小化してクライエントをパートナーとして交流しようとする。

喚起はカウンセラーがクライエントの知識，洞察や助言を"植え付ける"のではなくむしろクライエントの視点を引き出す時に明らかとなる。彼らは許可なしに教育したり意見を与えたりしない。彼らは好奇心が強く辛抱強い。変化の意欲についてクライエントに有利に解釈しクライエントの変化への願望や理由を喚起することに集中する。喚起の高いカウンセラーはクライエントが自分で変化が可能で起こるべきだという理由を述べるのを援助することに積極的関心を見せる。

自律を支持するカウンセラーはクライエントが変化しないことを選びうることを受け入れる。彼らは特定の行動変化に力を注ぐかもしれないが，将来の変化の選択肢について"長い目で見る"ようにして即時のコミットメントに向けて圧力をかけることをしない。彼らはクライエントの選択の自由を強調し，変化への重要な要因はクライエントの中に存在し，他人から押しつけることはできないという理解を伝える。

＜低いMIスピリット＞

この評価の低い端にいるカウンセラーは低いレベルの協働，喚起，自律への支持をはっきり示す。

低い協働はカウンセラーがクライエントの観点に対立する時に明らかである。権威主義で固い立場が明らかで変化がどうやったら成し遂げられるかについてのクライエントのアイデアを採り入れる努力はほとんど払われない。協働の点が低いカウンセラーはクライエントに変化の必要性を説得しようとする。このようなカウンセラーはクライエントをなにかが欠如しているとみなし，しばしば"専門家"の立場を使って欠けている物を与えようとする。これらのカウンセラーはクライエントが変化するために必要とする専門知識を持っているということを伝える。

低い喚起はカウンセラーがクライエント自身が変化の理由を探るのにわずかしかあるいは何の興味も示さない時明らかである。彼らはクライエントの変化への願望に対して疑う，または冷笑的態度を示すかもしれない。彼らは情報や助言提供，クライエントの

教育，や変化への合理的理由を与えることに集中するかもしれない。これらが起こるためにクライエント自身が変化へと向かうような会話をすることが犠牲になる。

自律の低いカウンセラーはクライエントが変化を避けることや遅らせることを選ぶことを受け入れられないと伝える。彼らは変化の必要性が切迫している感じを伝え，クライエントに何をしなければならないか，命令形を使って告げるかもしれない。クライエントの選択の自由や自己決定に対する承認はほとんど重視されない。

＜MIスピリットを他の特性から区別する＞

MIスピリットは同情，専門的知識，教育，スキル訓練，無意識の動機を明らかにすることやスピリチュアルガイダンスと混同してはならない。カウンセラーの行動の例を以下に示す。

- 問題を解決できるだろうという見通しを伝えることをしないまま，クライエントがあまりにも多くの負担をかかえていることについて共に悲しく感じる（同情対MIスピリット）。
- どのようにすれば問題を解決すればできるかについて，すばらしい助言をクライエントに与えることができるが，クライエントがすでに考えついていることを尋ねることはしない（専門的知識対MIスピリット）。
- 不適応的な行動を続けることについてクライエント自身が考えているメリットをありのままにさぐるのではなく，クライエントの考えの中の不合理な信念を，より正しい信念に置き換えるのを助ける（スキル訓練対MIスピリット）。
- クライエントの現在の価値や目標と現在の行動が一致しているか，ずれているかを尋ねることよりも，クライエントの行動の要求が幼児期から現在までどのように発達的してきたかを探る（無意識の動機を明らかにする対MIスピリット）。
- 聞き返しと開かれた質問を使ってクライエント自身の強みや達成感を見いだすことよりも，スピリチュアルな体験に触れさせたり，使わせたりすることで変化を促すように援助する（スピリチュアルガイダンス対MIスピリット）。

B.2. 全体クライエント評価

MISC 2.1 は治療セッション中のクライエントの自己探求に単一の全体評価を使用する。この評価は Truax CB と Carkhuff RR によるクライエント中心アプローチの研究で使用されたクライエントの経験の質に対応している。この評価はセッション中の山場になるところを反映しなければならない。セッション中の山場とは，クライエントが自己探求する中で，その最高のレベルを反映する期間（瞬間というよりも）である。全体のセッションを通しての平均であってはならない。なぜならば，クライエントの行動はセッション中に，しばしば著明に変化するからである。

特定のガイドライン
- 評価は7点リカート尺度でつけられる。セッション中のクライエントの自己探求の高い点を最もよくあらわす評価を割り当てる。
- 評価は観察されたセッションのクライエントの行動に主に基づいてなされるべきである。
- 一つの数字だけを丸で囲み，この項目を空白にしておかない。数字の間にマークしてはいけない。
- セッションを聞きながら評価シート上の自己探求と個人的に重要な題材の例に注目することは役立つ。

クライエントの自己探求（Truax and Carkhuff に基づく）

＜評価の解説＞

1. セッションの間，クライエントは本人自身にとって重要な話題を明かさず，話し合うこともしない。
2. クライエントは本人自身にとって重要な話題を出すことを避けるが，カウンセラーがそれを取り上げると最小限には応じる。
3. カウンセラーが取り上げれば，クライエントは本人自身にとって重要な話題に答えたり，詳しく述べたりすることがある。しかし，さらに意味のある事柄を加えることはなく，情報を提供するときに事務的な態度であったり，感情の表出を交えなかったりする。
4. クライエントは本人自身にとって重要な話題を詳しく述べるか，または，カウンセラーに直接誘われることなく自発的に，または感情を交えて提供する。ただし，自主性と感情を交えることの両方が起こっているわけではない。
5. カウンセラーに直接誘われることなく，クライエントは本人自身にとって重要な話題を自発的にかつ感情を交えて詳しく述べる。
6. クライエントは本人自身にとって重要な題材を探り，議論したりし，新しい感情や視点，個人的意味を見い出す。
7. クライエントは積極的に本人自身の内部を探り，自分の価値観や感情，対人関係，恐れ，混乱，人生の選択，他者の視点を隠すことなく，明らかにしようとする。カウンセリング中に，クライエントはものの見方を変えることがある。

＜自己探求における"本人自身にとって重要な話題"の定義＞

本人自身にとって重要な話題は下記の探索の表現などを含む。
- 個人的な問題
- カウンセラーに自己開示する自己描写，内界の表現
- もし表沙汰になったらクライエントがより脆弱になったり，個人的なダメージを

受けたりするようなプライバシーに触れる話題
- 個人的価値，人生の選択
- 感情の表出
- 個人的役割，他人との関係の認識
- 自己価値の認識

C. コード化の方法：第2回目行動カウント

C.1. カウンセラー行動カウント

　行動カウントは，それらがカウンセラーのMIの用い方全体の印象に一致するかどうかに関係なく，特定の行動をとらえることを目ざしている。やりとりのコンテキストはある程度評価者に影響を及ぼすだろうが，行動カウントは一般にカテゴリー化と決定ルールの結果決定される（全体の印象を把握しようとするよりも）。行動カウントを決めるのに推論は避けるべきである。

C.2. カウンセラーの発話を定義する

- 発話は完全な思考である。
- 発話はある思考が終わるか，同じ話し手によってあるいは別の話し手の発話によって新しい思考が始まった時に終了する。
- もし二つの連続する文を別べつにコードするならば（たとえば聞き返しに引き続く質問），それらは定義により，別べつの発話である。

  【例】
  "それではあなたはやめる自信があるのですね。なにがあなたに自信を与えているのですか？"

- 二つの発話はしばしば中断なしに一つの文が複数の内容を含むようにいっしょになされる。

  【例】
  "あなたはまだ止めていないのでがっかりされているようですが，すばらしい努力をされてきました"（これは一文で**聞き返し**と**是認**を含み複数のコードを受けるべきである）

- クライエントの応答は常にカウンセラーの発話を終わらせる，そして次のカウンセラーの発話は新しい応答になる。

  【例】（カウンセラーは普通の字体　クライエントは太字）
  "それじゃ，あなたは1日10本タバコを減らしたんですね（**ええ**）そしてあなたは午後よりも午前中に多くタバコを吸っている"（**聞き返し／話を接ぐ中立／聞**

き返し）
"それは簡単ではない（ええ，ないです）やめることは"（サポート／話を接ぐ中立）
"あなたはできると感じている（はい），これをすることを"（聞き返し／チェンジトーク）
"それじゃあ，あなたはタバコのにおいが嫌いだと（ええ），かかるお金と（うんうん）そして健康への害も（そのとおり）"（**サマリー／チェンジトーク／サマリー／チェンジトーク／サマリー／チェンジトーク**）

C.3. カウンセラーの発話をコードする

- いったん発話が終わったら，それが主要な行動カテゴリーのどれに属するのか決める。カテゴリーの中で下位分類が必要とされる場合もある。
- テープを一度止めて，慎重に考えてもよい。
- それぞれの発話は1つだけのカテゴリーにコードする。同じ発話を二つ以上の異なったカテゴリーにコードしてはいけない。
- 別べつの発話は，同じ文中にあったとしても，それぞれ別べつにコードする。

【例】
"おはよう，スーザン。／今朝はわたしと話す時間をとってくれてありがとうね。／前回の話から始めたいと思います。／それでいい？"（**間を埋める／是認／枠決め／閉じられた質問**）

C.4. ボレー：定義

ボレーとは一方の当事者による，他方の当事者が話す前のじゃまされない一連の発話のことである。

"あなたに無理にやめさせたり減らさせたりするのは私の仕事ではありません。それはまったくあなた次第です。あなただけが自分にとってなにが正しいかを知っているのです。／研究の間，われわれは毎週会うでしょう，でもやっぱり，変わると決心するかしないかはあなたが決めることです"

ボレーは他の当事者が話し出すと終了する。

C.5. ボレーをコードする

ボレーは各行動コードの1つだけを含んでよい。ボレーの中で一度行動カウントが割り当てられたら，それは再び割り当てられない。したがって上の例でカウンセラーは最初の3つの発話でコントロールを強調する。4つ目の発話は枠決めで，もう1つはコントロールの強調である。ボレー全体はコントロールの強調，枠決めとなる（EC／ST）。

C.6. 行動カテゴリー：定義と略号

MISC 2.1にはカウンセラー行動について15の主要なカテゴリーがある。それぞれ

は固有の2文字のコードを持つ。4つのカテゴリーは2つの下位分野を区別することを必要とし，3文字のコードである。この4分野については2文字のコード（AD，QU，RC，RE）は単独では許されず，3番目（下位カテゴリー）の指標を含まねばならない。
カウンセラー行動カテゴリーは，

AD：Advise 助言→必要な下位カテゴリー：許可あり（ADP）または許可なし（ADW）

AF：Affirm 是認

CO：Confront 直面化

DI：Direct 指示

EC：Emphasize Control コントロールを強調する

FA：Facilitate 促進する

FI：Filler 間を埋める

GI：Giving Information 情報提供

QU：Question 質問→必要な下位カテゴリー：閉じられた（QUC）または開かれた質問（QUO）

RC：Raise Concern 懸念表明→必要な下位カテゴリー：許可あり（RCP）または許可なし（RCW）

RE：Reflect 聞き返し→必要な下位カテゴリー：単純（RES）または複雑（REC）

RE：Reframe リフレーム

SU：Support サポート

ST：Structure 枠決め

WA：警告

助言（ADP／ADW，Advise with or without permission）

カウンセラーは助言を与え，提案をし，解決策や可能な行動を提供する。これらは通常，助言が与えられていること示すことばを含むだろう。すべきである，～してはどうですか，考えて，～してみて，提案する，助言する，～してみては，など助言はそれが与えられる時に前もってクライエントの許可を得たかどうかで下位分類が必要である。

前もっての許可はクライエントからの要求という形かカウンセラーがクライエントに助言の許可を求める形がありえる。

たとえばカウンセラーがクライエントに対して助言を重視しなくてよいという許可（"これはあなたにとって納得できるかどうかわかりませんが"）を与えるような間接的な許可を求める形も起こりうる。

＜ADP：許可を伴う助言＞

"わたしがなにか提案してもかまいませんか？"

"もしあなたがよければ止めることについてアイデアを出すためにブレインストーミングすることもできますよ"

＜ADW：許可なし＞

"買い物をする時はもっと果物や野菜を買うことを考えてみてください"

"お友達にあなたの家では飲酒しないように言ってみることができますね"

＜助言を他のカテゴリーから区別する＞

助言は指示や質問と混同されてはならない。

"あなたの家で友達に飲酒させてはいけません"（命令形の"いけません"，ゆえに指示）

"あなたは友達にあなたの家で飲酒しないように頼むことができますか？"（閉じられた質問）

"あなたは友達にあなたの助けとなるようなどんなことを頼めそうですか？"（開かれた質問）

是認（AF，Affirm）

カウンセラーは肯定的なあるいはほめるなにかをクライエントに言う。それは評価，信頼や強化の形で表されるかもしれない。カウンセラーはクライエントの長所や努力についてコメントする。是認反応を下位分類する必要はない。

＜Appreciation 評価＞

カウンセラーはクライエントの性質，属性，長所についてほめる。言及はクライエントの"安定した，内面の"特徴について，クライエントの時間や状況を越えて持続するある面（賢い，工夫に富む，辛抱強い，強い，など）についてのなにか肯定的な言及でありえる。また努力に対してでもよい。

"あなたは工夫に富んだ方ですね"

"今日は来てくれてありがとう"

"あなたはずいぶんタバコを減らしたのですね"

"今日あなたとお話して楽しかったです"

＜Confidence 信頼＞

何かをなしたり，変化を起こしたりする能力をクライエントが有することを，カウンセラーが信じていることを意味するようなカウンセラーの発言：成功を予言したり，クライエントの自己効力感を支えたりするような内容をもつ。発言は特定の課題や目標，変化に関係している。

クライエント：わたしにはできないと思います

カウンセラー：あなたは過去にいくつかの困難な変化を成し遂げてきました

＜Reinforcement 強化＞

これらは直接クライエントの性質についてや直接自己効力感についてではなくても，一般的な勇気づけや称賛のことばである。短い傾向がある。

　　　"それはいい考えです"
　　　"よくやった"［または］"いいですね"

＜是認を他のカテゴリーから区別する＞

　是認はサポートやコントロールの強調と混同されてはならない。サポートは同情的なあるいは同意する性質を持っている。一方，是認はクライエントの特徴に好意的なコメントで信頼，祝福や勇気づけを示す。カウンセラーの応答がどちらにも解釈される場合にはコントロールの強調が是認に優先する

　　　"それは難しかったでしょうね"（**サポート**：同情的であって称賛ではない）
　　　"難しいことを成し遂げましたね"（**是認**：努力／強化）
　　　"今日ここに来ることはあなたが決めたのです"（**コントロールの強調**）
　　　"今日は来てくれてありがとう"（**是認**：評価）

直面化（CO, Confront）

　これらは専門家的な応答で不承認や反対，否定などを伴う，特定の患者を否定する性質，不公平な力関係を持つ。カウンセラーは直接的に反対，議論，訂正，辱め，非難，説得，批判，判断，ラベルづけ，道徳づけ，嘲りを行い，患者の正直さを疑う。

　ここには質問や聞き返しの形を持った発語も含むが，それらの内容や強調された声の調子からはっきりとした障害物あるいは直面化である。

　もしある行動が直面化か他のコードか疑いがあるときは直面化としないこと。クライエントがすでに知っている否定的な結果を再び強調することは，聞き返しのコンテキスト中を除いて，直面化である。聞き返しはクライエントによって提供された情報を言いなおすことで不承認や否定なしにただ聞き返される。

　　　クライエント：彼らが私の免許を取り上げたなんて信じられない
　　　カウンセラー：あなたは免許を失うとわかっていながら運転したのです（**直面化**：批判）
　　　…………
　　　クライエント：今週は仕事をさがしました
　　　カウンセラー：さがしたでしょうとも。それは結構（疑っている，皮肉な声の調子）（**直面化**）
　　　…………
　　　クライエント：もし妊娠したら赤ちゃんのために禁煙できると思っていましたができませんでした（**直面化**）
　　　カウンセラー：あなたはたかがタバコのために赤ちゃんを危険な目に合わせたい

んですね（批判的，辱め，クライエントが語っていない結果を再び強調）

＜直面化を他のカテゴリーから区別する＞

直面化を聞き返し，質問，促しと混同してはいけない。直面化はまぎれもなく対決的でなければならない。微妙な推測はカウンセラーの行動を直面化とする十分な理由とはならない。質問が皮肉な調子ならば，上記に言及したように直面化とコードせよ。

クライエント：わたしは本当にアルコールの問題はありません
カウンセラー：飲酒はあなたにとって問題を起こしてないのですね（**聞き返し**），［または］それではあなたはまったく問題がないと思っているのですね！（**直面化**：声の強調で皮肉な調子で）
…………
クライエント：仲間と久しぶりの飲み会に出たばっかりに，仕事を休んでしまって，首になるなんて。自分のやったことが信じられません
カウンセラー：楽しみの代償は高かった（**聞き返し**）［または］おやまあ，びっくりびっくり！ そんな馬鹿な！（**直面化**：皮肉）
クライエント：飲みすぎてクビになっても気にしません
カウンセラー：楽しい時を過ごすために仕事を失うのは高い代償ですよ（**直面化**：異議を唱える）［または］それはあなたにはどうでもいいのですね（**聞き返し**）
クライエント：なんだか疲れきったような感じなんです
…………
カウンセラー：あなたは飲酒があなたの健康にどんな影響を与えているかが，わかっていないんですか？（**直面化**）［または］お酒があなたの健康に影響していると思うんですか？（**質問**：皮肉な調子ではなく）［または］あなたはひょっとしたらアルコールのせいかもしれないと思うんですか？（**直面化**：皮肉な調子で）
…………
クライエント：わたしは週末の間中，飲みませんでした
カウンセラー：まさか。そんなこと信じられない！（**直面化**）［または］ふんふん（**促し**）

＜時には直面化は是認の仮面を被ることがある＞

クライエント：今週は5日間飲まなかったです。
カウンセラー：あなたはできるって言ってたでしょう！（**直面化**：専門家的，家父長的性質）［または］やりましたね！（**是認**）
クライエント：私は前より少しはよくやってるとは思うんです，けれど望みがないように感じます。
カウンセラー：でもあなたがどれだけ進歩したか見てみなさいよ！（**直面化**：異

議）［または］いくらかは進歩したことはわかる，でも概して言えば落胆している（聞き返し）

指示（DI, Direct）

カウンセラーは命令，絶対的命令，指示を与える。言語は命令形。

"そんなことを言うな！"

"そこを出て仕事をさがせ"

命令調の効果を持つフレーズは下記を含む

"あなたは 〜 する必要がある"

"私はあなたに 〜 して欲しい"

"あなたは 〜 しなければならない"

"あなたは〜 してはいけない"

【例】

"私はあなたにこのビデオを見て欲しい"

"あなたは酒を飲むのをやめなければならない"

"あなたは自分をもっと大切にしなければならない"

＜指示を他のカテゴリーと区別する＞

指示は是認，助言，直面化と混同されてはならない。

"あなたは今週仕事を探してみることもできます"（助言）

"私はあなたに仕事を見つけて欲しい"（指示）

"あなたが働かないでいる理由はない"（直面化）

"あなたは仕事を見つけたことで自分を誇りに思うべきですよ"（是認）

"さあそこを出ていって仕事を見つけろ！"（指示）

コントロールを強調する（EC, Emphasize Control）

カウンセラーは直接的にクライエントの選択の自由，自律，個人的責任などを認め，尊重し，強調する"誰もあなたを変えることはできません"のように否定形で表されてもよい。非難やあらさがしの調子はない。成果におけるクライエントの自律を認める陳述は是認よりもコントロールの強調にコードする。

クライエント：私は今週5日間酒を飲みませんでした

カウンセラー：あなたがその選択をしたのです（コントロールを強調する）［または］やりましたね！（是認）

カウンセラーの応答がいずれにも解釈される時は，コントロールを強調する が是認や聞き返しに優先する。

"あなたがやめるか減らすかはまったくあなた次第です"

"それはあなたが決めることです"

付録Ⅱ　動機づけ面接スキルコードマニュアル第2.1版（MISC 2.1）　*195*

　　　"あなたはなにが自分にとって一番いいか知っている"（皮肉なしで）
　＜「コントロールを強調する」を他のカテゴリーと区別する＞
　「コントロールを強調する」は是認や直面化や聞き返しと混同されてはならない。ある発言を，コントロールを強調する，是認，聞き返し，とコードする時は，「コントロールを強調する」を優先する。
　　　"あなたがこのことを自分でやったのはすばらしい"（**是認**：強化）
　　　"やめるかどうかはあなたの決めることです"（**コントロールを強調する**：選択の自由）
　　　クライエント：これは難しいとわかりました
　　　カウンセラー：変わらなければならないのはあなたですよ（**直面化**：否定的な性質）
　　　クライエント：わたしは薬について決心する必要があります
　　　カウンセラー：あなたは決心する準備ができている（**聞き返し**）
　　　クライエント：私は禁煙しているから，家でタバコを吸うことを許しません
　　　カウンセラー：あなたは自分のゴールと境界線を設定しているのですね（**コントロールの強調**：聞き返しではなく）

促し（FA，Facilitate）

　これらは続けることを認める機能を持った単純な発話である（"ふむふむ"，"OK"，"もっと話して"，"なるほど"）。促しの応答は独立した発話である。これらは普通他のカウンセラーの答えと同じボレーでは生じない。もし声の調子がある他の，質問や聞き返しのようなカウンセラーの応答の前置きであるならば，促しとコードしてはいけない。このような結合の場合は二番目の応答だけをコードせよ。促しはコードしない。
　　　"OK，それではこれらの質問紙を始めましょう"（**枠決め**）
　もしも声の調子が"先へ進める"機能よりもむしろクライエントの答えを遅らせる時間稼ぎ（えー）として働くなら促しとコードしてはいけない。これらは全くコードしない。代わりに続く言葉がコード化される。
　　　"えーーっと，約4酒量単位だと思います"（**情報提供**）
　ビデオテープのコーディングでは，言語的な発話が伴っていなければ首肯や他の非言語的な応答を促しとコードしてはいけない。カウンセラーは促しのような言い方で，否定的なあるいは皮肉な性質を持った発話をすることがある。"ほう！"，"へえ！"または皮肉な調子で"ええ，君は完璧だよ！"というような感じのものである。クライエントの正直さを疑い，異議を唱えていることが明らかな皮肉な表現であれば，直面化とコードしなければならない。

<促しを他のカテゴリーと区別する>

促しを質問や直面化と混同してはいけない。短い発話で質問のように聞こえるが促しとして機能するものがある："へえ，そうだったの？"，"ほんとう！"。もし声の調子が明らかに懐疑を含んでいれば（"へえ～，あなたがやったって本当？"）それは直面化にコードする。もし促しが皮肉なまたは冷笑的な性質を持つならば直面化とコードする。しかし，もし迷うならば，直面化ではなく促しとコードせよ。

間を埋める（FI，Filler）

これは他のところにコードできない少数の応答：社交上の言辞など に対するコードである。これは多くは使ってはいけない。もしこれらがカウンセラーの答えの5％以上ならばおそらくコードし過ぎであろう。

"おはよう，ジョン"

"駐車スペースはOKだとわかったと思います"

"今日はいいお天気ですね！"

情報提供（GI，Giving Information）

カウンセラーはクライエントに情報を与え，なにかを説明し，教育し，フィードバックを与え，また個人的情報を開示する。カウンセラーが意見を言うが助言ではない時，このカテゴリーが使われる。情報提供の型をさらに分類することはもはや必要ない。もしカウンセラーの応答が下記の例のいずれかに当てはまれば情報提供とコードすること。情報提供の型の例で評価尺度からのフィードバックの提供，介入に関連する考えや概念の説明，トピックについての教育を含むものもある。

<評価からのフィードバック提供>

"あなたは評価の間，典型的には週に約18標準ドリンク飲むことを示しました。これは男性同年齢の96パーセントタイルに位置します"（**情報提供**）

"今朝看護師が測った時あなたの血圧は上がっていました"（**情報提供**：まだ利用されていないクライエントについての個人的フィードバック）

"医師はあなたが血糖コントロールに苦労していると言っています"（**情報提供**）

"奥さんとお話したら，彼女はあなたの飲酒について本当に心配していました"（**情報提供**）

<介入に関連する考えや概念の説明>

"飲酒したいという衝動の日記をつけるという宿題は重要です，なぜなら衝動は警告のベルのようなもので，あなたに目を覚ましてほかのことをしなさいと教えるからです"（**情報提供**）

<トピックについての教育>

"毎日5種類の果物と野菜を食べると癌リスクが5倍減ります。ある種の癌，た

とえば大腸がんではさらに減少効果があります"（情報提供）

＜情報提供を他のカテゴリーから区別する＞

情報提供は警告，指示，直面化，助言，聞き返しと混同されてはならない。評価尺度に含まれる情報のレビューは普通は聞き返しとは認められない。情報を伝えることは脅す調子や，もし……ならば，があれば警告になり得る。

"もしあなたが麻薬を使ったと言った時には，わたしはそれをあなたの保護観察官に伝える義務があります"（情報提供）

"もしあなたが麻薬を使ったと言った時には，あなたの保護観察官に言いますからね"（警告）

＜情報提供は他の応答と結合して単なる情報提供以上のものになりうる＞

"あなたは評価の間，普通週に約48標準ドリンク飲んでいることを示しました。これだけ多くの飲酒は遅かれ早かれあなたの健康を害するはずです"（情報提供／警告）

"これがあなたの衝動の記録をつけるのに使える日記です"（情報提供）

"今週のあなたの衝動をこの日記を使って記録しなさい，そして来週私と振り返るために持ってきてください"（指示）

"さて，このチャートによるとあなたは自分では5種類食べていると思っているにもかかわらず，1日にたった2種類しか果物をとっていないですね。自分を欺くのはたやすいものです"（直面化）

"AAは私には効果がありました（情報提供），試してみればあなたにも効果があるでしょう（直面化）。われわれはあなたに合ったAAミーティングを見つける必要があります。あなたはただいいミーティングをさがせなかっただけです"（許可なしの助言）

質問（QU, Question）

カウンセラーは情報収集，理解，クライエントの話を引き出すために質問をする。一般にこれらは疑問を示す語で始まる：誰，何，なぜ，いつ，どのように，どこで，など。質問は閉じられた（QUC）か開かれた（QUO）のいずれかの下位分類を要する。質問はまた命令の陳述言語でされるかもしれない：あなたの家族について話してください（QUO）。これらは指示ではなく，質問としてコードする。聞き返しと質問の両方からなる二つの別の発話があるかもしれない。トランスクリプトではこれらは普通別べつのセンテンスで書かれる。しかしながら，時には，カウンセラーは聞き返しから始まって，その聞き返しの正確さを確認するため，または先に進めるための質問で終わることがある。両方の要素が同じ発語の中に存在する時には，質問だけにコードする。

クライエント：わたしはこの関係に何が起きつつあるのかがはっきりわからない

んです。ある時にはわれわれはうまくいってるようですし，ある時は破局状態です

　カウンセラー：この関係はあなたにとっていい悪いが混じったものだった（**聞き返し**）［または］この関係はあなたにとっていい悪いが混じったものだった？（最後に上がり調子で）（**聞き返し**）［または］この関係はあなたにとっていい悪いが混じったものだったのですよね？（**閉じられた質問**）→なぜなら〝ですよね？〟という質問語が最後に挿入されているから。［または］それは言うなればあなたにとっていい悪いが混じったものだったんですか？（**閉じられた質問**）

閉じられた質問（QUC, Closed Question）

　この質問は短い答えを伴う（はい・いいえ，特定の事実，数，など）。この質問は答えの範囲を限られたものに限定したり，○×式や多肢選択式質問紙の形式に合致する。この質問はカウンセラーが開かれた質問で始めたのに閉じられた質問で終わってしまう〝損なわれた開かれた質問〟を含む。この場合，QUO にはコードせず QUC のみにコードする。これらはすべて閉じられた質問である。

　　〝今週あなたはヘロインを使いましたか？〟（はい・いいえの答）
　　〝あなたはどこに住んでいますか〟（特定の事実）
　　〝あなたはこのままでいたい？　やめたい？　それとも減らしたい？〟（複数の選択）
　　〝あなたのやめたい気持ちは 0 ～ 10 の尺度でどれくらい？〟（限られた範囲）

開かれた質問（QUO, Open Questions）

　カウンセラーが広い範囲の答えを可能にする質問を尋ねた時に，「開かれた質問」にコードする。この質問は情報を求め，クライエントの観点からの意見をうながし，自己開示を励ますようなものである。開かれた質問はカウンセラーが驚くような答をも可能にする。カウンセラーが開かれた質問をした後，クライエントが答える前に〝たとえば〟といういくつかの連続した質問をした場合は，一つの開かれた質問にコードする。

　　〝コカインはあなたにどんな問題を引き起こしてきましたか？——たとえば健康問題，法的問題，家族問題，金銭的問題？〟。これはひとつの QUO である。開かれた質問は質問の形式である必要はない。〝もっと話して〟は開かれた質問である。

　　＜これらはすべて開かれた質問＞
　　〝どうやったらそれができそう？〟
　　〝それについてあなたはどう感じますか？〟
　　〝肥満はあなたにどんなふうに問題を起こしてきましたか？　たとえば，あなた自身について悪く感じたり，疎外感を味わったり，健康問題とか……そういうことです〟

"あなたの喫煙について話してください"

＜質問を他のカテゴリーから区別する＞

質問を促し，直面化や聞き返しと混同してはならない。聞き返しと近似と認められ聞き返しにコードするには，発話は定義によって聞き返しでなければならない。違いは文の終わりの声の抑揚のみである。もしも聞き返しに質問の語が加えられるなら，質問としてコードせよ。促進は質問に似ているが短いという特徴があり，その機能は"続けて"と伝えることである。直面化もまた言語形式として質問の形をとりうるが，直面化の定義（上記）を満たす時は直面化とコードする。

"えっほんと？"，"あなたが？"（促し：続ける，皮肉でない）

"あなたはどんなことが起きるか知らなかったなんてあり得る？"（直面化：批判的，はずかしめ）

"あなたは1日15本タバコを吸ってるんですね……それか20本？"（閉じられた質問：もし文脈上明らかな直面化でなければ）

"それであなたはもっと飲んでいる。どれくらい多く？"（聞き返し／開かれた質問）

クライエント：平日はよかったんですが，週末に飲みすぎてしまいました
カウンセラー：週末以外はよかったんですね（聞き返しもどき）
カウンセラー：週末以外はよかったんですか？（閉じられた質問）［または］あなたは週末以外はよかった，ですよね？（閉じられた質問）

懸念表明（RCP／RCW，Raise Concern, with or without permission）

カウンセラーはクライエントの目標，計画や意図について生じうる問題を指摘する。常にそれを（事実というよりもむしろ）カウンセラーの懸念と特徴づける言葉を含む。懸念表明はその時に許可を得たかどうかで下位分類が必要である。事前の許可はクライエントからの要求の形かカウンセラーがクライエントにそれを提供する許可を請うことによる。カウンセラーがクライエントに対してカウンセラーの懸念を重視しなくてよいという許可を与えるような，間接的な許可を求める形も起こりうる。懸念表明はそれらがカウンセラー自身の懸念として表明される限り，起こるかもしれない否定的な結果の要素を含んでよい。

＜例：許可を伴う懸念表明（RCP）＞

"あなたには重要には思えないかもしれませんが，あなたが前にいた近所に引っ越す計画についてわたしは心配しています"

"それについてわたしが懸念していることをお話ししてもいいですか？それはひょっとしたらあなたが再び薬を始めやすくする状況にあなたを置くのではないかしら"

クライエント：あなたはこの考えについてどう思いますか

カウンセラー：ええ，率直に言えば心配です．

＜例：許可を伴わない懸念表明（RCW）＞

"昔の友達とつき合ったら問題が起こりはしないかと心配です"

"昔の友達といっしょに再び薬を使ってしまうことにならないかと思うのです"

＜懸念表明を他のカテゴリーと区別する＞

懸念表明を助言，サポート，質問，情報提供，直面化，警告と混同してはならない．助言はカウンセラーが行動の形で示唆する時にコードする．懸念表明は行動方針を助言するのではなく，クライエントが考慮するための潜在的な問題や論点を指摘する．サポートは思いやりやそれに類した表現を含む．違いは懸念表明はある論点や問題や危険を指摘することである．もしも懸念が質問の形でなされるなら，カウンセラーが質問の形で懸念を表明する許可を求めているのでない限り，質問とコードする．情報提供ではカウンセラーが懸念とはみなされない事実の情報を提供する．直面化は直接的反対，異議，批判，辱め，非難，判断，道徳的説教，不承認などを含む．直面化は障害物あるいは対立として作用するある否定的な親のような性質を持つ．直面化は懸念を意見や懸念というよりも事実であるかのように示す言語を含む．懸念表明はそれをただのカウンセラーの懸念と同定する言語を含む．警告はそれがカウンセラーの懸念であることを示すことなく常に脅したり否定的結果を暗示する．

"あなたが退屈な時に薬物を使用しないかと心配しています"（RCW：助言はなし）

"退屈な時はバイクに乗ることができますよ"（助言：提案する）

"わたしは今週あなたのことを心配していました"（サポート：同情的，特定の論点なし）

"あなたの計画について何が心配なのかお話していいですか？"（RCP：質問とコードしない）

"帰宅したらどのような方法でうまくやってゆくつもりですか？"（開かれた質問：RCWや直面化ではない）

"昔の友達とつきあうならばあなたの計画はうまくいくはずがない"（直面化：事実のように言う）

"あなたはアルコール依存だと案じています"（直面化：ラベリング）

"あなたは退屈したら薬を使うでしょう"（警告：否定的結果，懸念ではない，事実）

聞き返し（RES／REC，Reflect）

聞き返しはクライエントの陳述への応答としてカウンセラーが行なう聞き返しの陳述

である。現在のあるいは以前のセッションのクライエントの発話を聞き返すことができる。聞き返しはクライエントが言ったことのなにかを捕らえてクライエントに返す。聞き返しはクライエントが言ったことを単に繰り返したり言い換えることもできるし，新しい意味や材料を導入してもかまわない。

　聞き返しはセッションの一部や全部を要約できる。質問紙やインテークフォームでクライエントから得られた情報はそれがクライエントに新しい情報を与えるのでない限り聞き返しにコードする。聞き返しは単純（RES）か複雑（REC）のいずれかの下位分類を必要とする。評価者が単純な聞き返しか複雑な聞き返しか区別できない時は，単純な聞き返しが規定のカテゴリーである。

　聞き返しはたとえカウンセラーの声の抑揚が最後に上がっていても（"聞き返しもどき"）疑問語が付け加えられない限り，聞き返しにコードする。すなわち聞き返しは，最後の声の抑揚を除いて，発言のすべての点において一致しなければならない。聞き返しもどきは下記で述べるように聞き返しの陳述と別にコードしてもよい。

　＜単純な聞き返し（RES, Simple Reflection）＞
　単純な聞き返しはクライエントが述べたことにほんのわずかしかあるいはなにも意味や強調をつけ加えない。単純な聞き返しは単に理解したことを伝えたり，クライエント／カウンセラーのやりとりを促進したりする。クライエントが言ったことの単なる繰り返しまたは言い換えは単純な聞き返しである。それらは非常に重要あるいは強いクライエントの感情を同定してもいいが，しかしクライエントの発言の元の明らかに表現された内容から遠く離れることはない。要約は二つあるいはより多くの前のクライエントの発言から要点を集める。要約は普通複雑な聞き返しである，しかしもし以前のクライエントの発言にわずかしかあるいはなにもつけ加えないのなら単純な聞き返しとしてコードできる。疑わしい時は要約を複雑な聞き返し（REC）とコードせよ（独立した要約のコードは設けていない）。

　＜複雑な聞き返し（REC, Complex Reflections）＞
　複雑な聞き返しは典型的には実質的な意味や強調をクライエントが述べたことにつ加える。それはクライエントの陳述に，より深いあるいはよりゆたかな理解をつけ加える。それらはクライエントが実際に言ったことよりも明らかに多くのあるいは異なった内容を含む。カウンセラーは微妙なあるいは明らかな内容や意味をクライエントの言葉に加えるかもしれない。下記はほとんど常に複雑な聞き返しである。

- 類推（アナロジー），隠喩，直喩（クライエントから言われていない）
- 控えめに言ったり大げさに言うことによる誇張や増幅
- クライエントが道理上次に言うであろうことの予測による"パラグラフを続ける"
- 一つの聞き返しの中にアンビバレンスの両方を含む両面を持った聞き返し

- 要約は通常，それらがクライエントの陳述に内容や意味を加える時，複雑な聞き返しにコードする

【例】

クライエント：ここに治療に来るのはかまいませんが，みんながのらくらして泣いたりぶつくさ言ったりしているところには行きたくありません

カウンセラー：あなたはそれはしたくない（単純な聞き返し）

カウンセラー：それであなたはここはどんなふうなんだろうと考えているんですね（複雑な聞き返し）

クライエント：裁判所の命令で私はここに来させられたんです

カウンセラー：そういう理由であなたはここにいる（単純な聞き返し）

カウンセラー：それがあなたがここにいる唯一の理由なのですね（複雑な聞き返し：増幅による）

クライエント：ひところはわたしはマリファナ以外ほとんどの薬はやってませんでした

カウンセラー：マリファナはOKだった（単純な聞き返し）

カウンセラー：境界線を引いていた（複雑な聞き返し）

クライエント：みんなが酒のことでやかましく言うんです

カウンセラー：まるでカラスの群れにつつかれているみたい（複雑な聞き返し：直喩）

クライエント：タバコは健康によくないと思いますが，ほんとうに私のストレスを減らすんです

カウンセラー：あなたは健康を心配している。一方で気晴らしも必要としている（複雑な聞き返し：両面を持った）

カウンセラー：あなたはタバコが健康によくないと思うけれども，それはストレスを減らす（単純な聞き返し：クライエントが今言ったことになにもつけ加えていないから）

クライエント：わたしは娘のことで少し取り乱しています

カウンセラー：彼女にとても腹を立てている（複雑な聞き返し：誇張して言う）

カウンセラー：（質問紙を見ながら）それであなたは一日5種類の果物と野菜を食べていると。それは普通勧められている一日量です（単純な聞き返し／情報提供）

聞き返しもどき（NRS, NRC, Near Reflections）

NRS（単純な聞き返しもどき）とNRC（複雑な聞き返しもどき）のカテゴリーは，質問のように文末の声の抑揚が上がっているものであり，聞き返しと区別するために設

けられている。これを使うかどうかは研究者の自由であり，聞き返しもどきを使わずに，まとめて聞き返しとしてもよい。この場合は上記の RES か REC のみがコードされる。「聞き返しもどき」を使う目的は，聞き返しを考えているのに，最後に疑問調の抑揚を使うために，最適な聞き返しの形がとれないカウンセラーを区別するためである。聞き返しはクライエントの陳述を聞き返す役目を果たすが，文末に声の抑揚を上げると，聞き返しが質問のようになってしまう。「聞き返しもどき」は陳述の文末の抑揚を除いて，すべての点において聞き返しの条件を満たさなければならない。もし陳述の前後に疑問を示す典型的に言葉がつけ加ええるならば，聞き返しの代わりに質問とコードする。他の聞き返しのように，聞き返しもどきは単純（NRS）か複雑（NRC）かの下位分類を要する。

【例】
クライエント：平日は大丈夫なんですが週末はほんとうにたくさん飲んでしまうんです
カウンセラー：週末以外は大丈夫だと（RES）
カウンセラー：週末以外は大丈夫なんですね？（NRS）
クライエント：止めようとしたんですが，たぶん熱心さが足りなかったのでしょう
カウンセラー：まだ最大の努力は払っていないのですね？（NRC）
カウンセラー：まだ最大の努力は払っていないと（REC）
カウンセラー：あなたは最大の努力を払ったのですか？（QUC：閉じられた質問）
カウンセラー：今までなにを試してきましたか？（QUO：開かれた質問）

＜聞き返しを他のカテゴリーと区別する＞

聞き返しは是認，直面化，コントロールの強調，質問，情報提供に似ているかもしれない。是認に聞こえるかもしれないものは，もしそれがクライエントが自分自身に言ったことを聞き返しているならば聞き返しである。同じく，聞き返しをコントロールを強調するから区別する際，鍵となるのはカウンセラーがクライエントが今言ったことを聞き返しているのかどうかである。聞き返しもどきを質問と混同してはならない。単に抑揚が聞き返しの最後に上がっているだけでは，質問にはしない。直面化と聞き返しの違いは普通，異議や皮肉の明らかな調子を示す強調の加え方と関係がある。特に微妙なのが直面化と増幅された聞き返しの違いである。直面化は間違いようなく対立的でなければならない。微妙な推論はカウンセラー行動を直面化とする理由として十分ではない。迷う時は聞き返しになる。

【例】
　クライエント：ほんとに酒の問題はないんです
　カウンセラー：お酒はほんとうにあなたに問題を起こしていない（**聞き返し**）［または］それではあなたはまったく何にも問題がないと考えてるのですね（**直面化：声の強調で皮肉を伝える**）
　クライエント：飲みすぎてクビになっても気にしません
　カウンセラー：楽しい時を過ごすために仕事を失うのは高い代償ですよ（**直面化：異議を唱える──これはクライエントの言ったことの聞き返しではない**）［または］それはあなたには本当にどうでもいいのですね（**複雑な聞き返し**）［または］それはあなたには本当に，まったく，どうでもいいのですね（**増幅された複雑な聞き返し**）
　クライエント：わたしはできると思います
　カウンセラー：自分を信じているんですね（**複雑な聞き返し（是認ではない）**
　クライエント：今週末酒を飲みました
　カウンセラー：それじゃああなたは今週酒を飲みに行ったと（**直面化：批判的な声の調子から**）
　クライエント：今度はほんとうに止められると思うんです
　カウンセラー：できる自信があるんですね（**聞き返し**）
　カウンセラー：そうする決意と工夫があなたにありますね（**是認**）

リフレーム（RF，Reframe）

カウンセラーはクライエントが述べた経験に新しい光を当て，異なる意味を与える。これらは通常，否定から肯定へと，または肯定から否定へと意味の感情的価値を変化させる性質を持っている。リフレームは一般に聞き返しの基準を満たすが，実際に深さだけではなく意味のプラス・マイナスを変えることによって，意味や強調を加えるよりもさらに遠くへ進む。リフレームはクライエントに彼らの置かれている状況を違う視点から見るために新しい情報を提供することを含むことができる。この場合情報はリフレームを伝えるであってリフレームが優先される。

【例】
　クライエント：夫は薬を飲めといつもガミガミ言うんです
　カウンセラー：ご主人はあなたのことをとても心配しているようですね（**リフレーム："ガミガミ"を"心配"と**）
　クライエント：妻と子どもたちは私がタバコをずいぶん減らしたのを知ってるんです。なのに私がタバコを吸うたび一言言うんです
　カウンセラー：彼らが助けようとする努力はやめろという圧力に感じられるので

すね(**リフレーム**:"圧力"を"助け")

＜リフレームを他の特質から区別する＞

リフレームは聞き返し,是認,情報提供,直面化から区別される必要がある。上記の例は確かにカウンセラーの理解を聞き返しているが,それらはまたクライエントの陳述の特性または感情的負荷を変化させる。

　　クライエント:わたしにはできるかどうかわかりません。何度もやってみましたが,その時に先に取り組まないといけないなにかが起きるんです
　　カウンセラー:いつもなにかがじゃまをする(**複雑な聞き返し**)[または]あなたははっきりした優先順位を持ってるんですね(**リフレーム**)

リフレームは人に肯定的な評価を与えうるが,是認との違いはその人がその時述べた事の直接的な再構成であることである。

　　クライエント:わたしにはできるかどうかわかりません。何度もやってみましたが,その時に先に取り組まないといけない何かが起きるんです
　　カウンセラー:ああ,知りませんでした。あなたはとても強い人なのですね(**是認**:クライエントが直前に述べた発言に明瞭に関連していない)
　　カウンセラー:あなたははっきりした優先順位を持ってるんですね(**リフレーム**)

情報提供はもしそれがクライエントの陳述の意味の特性を変えるならばその時のみリフレームとコードされる。

　　クライエント:このプログラムを受ける人たちは1回でやめますか?
　　カウンセラー:そういう人もいますし成功するまで何度か挑戦する人もあります(**情報提供**)
　　クライエント:前にやめようとしましたが失敗したんです
　　カウンセラー:やろうと試みるたびに成功に近づいていってますよ(**リフレーム**:"失敗"を"成功へのステップ")

最後にリフレームはクライエントへの非直接的な異議の形を含むことから直面化と区別できる。はっきりした違いは直面化はクライエントは間違っているということを暗に示し,訂正しようとする専門家的なトーンを持つことである。

　　クライエント:わたしにはできるかどうかわかりません。何度もやってみましたが,その時に先に取り組まないといけない何かが起きるんです
　　カウンセラー:ああ,知りませんでした。あなたはとても強い人なのですね(**是認**:クライエントが直前に述べた発言に明瞭に関連していない)
　　カウンセラー:あなたははっきりした優先順位を持ってるんですね(**リフレーム**)
　　カウンセラー:ちょっと待って。なぜあなたはここに座って私に,できないって言ってるの。できるってよく知ってるくせに(**直面化**)

サポート（SU, Support）

これらは一般に同情的で，情け深く，理解があるコメントである。これらはクライエントに同意し味方をする性質がある。

【サポートの例】

"そのとおり"（同意）

"たいへんだったでしょう"（同情）

"あなたがなぜそんなふうに感じるのかわかります"（理解）

"私はあなたを助けるためにここにいますよ"（思いやり）

＜サポートを他のカテゴリーから区別する＞

サポートは是認，聞き返しや直面化から区別される必要がある。是認は評価，信頼，強化を伝える。

"それを話すのは難しいでしょう"（サポート：同情）

"話してくれてありがとう"（**是認**：感謝・評価）

"あなたは非常に難しい課題をやり遂げましたね"（**是認**：努力）

クライエント：簡単なことではありませんでした

カウンセラー：あなたにはつらいことだった（**単純な聞き返し**）

クライエント：わたしは車を持ってないのです

カウンセラー：それではここに面接に来るのはたいへんですね（**サポート**）

カウンセラー：それが約束を守らない言い訳なのね（**直面化**）

枠決め（ST, Structure）

治療の経過を通して，または研究計画の中で，現在または引き続くセッションでなにが起きるかについて直接患者に情報提供する。セッション中の部分から他の部分への移行を行う。

【枠決めの例】

"われわれは普通あなたの食習慣について質問することから始めます"

"さてあなたのやる気について話し合いたいのですが"

"この研究でわたしはあなたに月2回お会いしセッションはテープに録音されます"

"わたしは普通クライエントに週1回10週間お会いします"

＜枠決めを他のカテゴリーから区別する＞

枠決めは情報提供から区別される必要がある。もしカウンセラーが一般的な研究や治療についてクライエントに情報提供するならば，情報提供とコードせよ。クライエントに起きることに準備をさせるという明らかな目的があれば枠決めとコードせよ。

"われわれはあなたに喫煙について毎週質問します"（**枠決め**：クライエントに直

接関係)
"われわれはすべての血液サンプルでニコチンレベルを分析します"(情報提供)

警告（WA，Warn）
カウンセラーは警告や脅し，クライエントが特定の行動を起こさない場合の否定的な結末のほのめかしを行う。カウンセラーが実効性があると認められる権力を持っていれば脅しになるし，単にクライエントが特定の行動を起こさない場合の悪い結末の予告でもよい。
"あなたはその関係から抜け出さないとまた逆戻りしてしまいますよ"
"血糖レベルをコントロールできなければ視力を失うかもしれませんよ"
"もしあなたが面接に来なければ保護観察官に話さなければなりません"
"やめて増えた体重は減らすことができるけれども，癌は消せません"
＜警告を他のカテゴリーから区別する＞
警告は助言，直面化，情報，懸念表明から区別される必要がある。
"あなたはパートナーと別れることを考えるべきだ"（**助言**：示唆）
"あなたは自分の健康を無視する理由はありません"（**直面化**：辱め）
"あなたは面接に来なければならない"（**指示**：結果なし）
"糖尿病の健康リスクの一つは失明です"（**情報提供**：糖尿病すべて）
潜在的な否定的結果がカウンセラーの懸念として表現されるならば，懸念表明が優先される。
"私はあなたがパートナーといっしょにいると逆戻りしないかと心配しています"
（懸念表明：カウンセラーの懸念）

MISCのトレーニング方法

コード評価者を評価者間信頼性で測定される，そして標準基準に適合する有能さまでトレーニングするには通常段階的な学習過程が必要である。われわれは，MISCコード評価者は最初単純な課題から始めて，その課題をこなす能力が固まってから，より複雑な課題に進むのが最適だということを見出した。

コード評価者はレベルⅠ課題から習い始めて，それが受け入れられる信頼性と妥当性の水準を達してからレベルⅡに進むことを勧める。レベルⅠとⅡを結合した課題が受け入れ可能なレベルまで達成された時のみ，レベルⅢの課題に進むべきである。MIテキストとビデオの学習教材を自分で復習するのはいつでも使える（おそらくレベルⅠの課題を始める前の準備として）。

前もってスコア化された標準トランスクリプトの使用はコード評価者の能力や改善す

べき領域を評価する助けになるだろう。しばしばコード評価者が特定の領域で困難を覚え、その項目について集中的に焦点化することが必要であるとわかった。これは各レベルについて標準トランスクリプトを小テストとして使うことによって同定できる。しばしば複数の小テストが必要である。普通評価者はMISC使用の評価者間信頼性に達するまで40時間のトレーニングを要することがわかった。さらに、定期的な（おそらく毎週の）集団コーディングセッションが逸脱が起こらないように保証するのに最適である。われわれの研究室では臨床経験はトレーニングの容易さやその結果の有能さを予測しなかった。

　　＜いくつかの例＞
　　レベルⅠの能力：ある行動の二回目のパスから始める。どのように発話を認識し分けるかを学ぶ。情報提供と開かれた／閉じられた質問のようなさらに区別される行動を認識しコード化することを学ぶ。
　　レベルⅡの能力：聞き返しを加え、単純と複雑を区別する。よく似た応答カテゴリー間で区別することを学ぶ。
　　レベルⅢの能力：全体評価を含めて、個々の行動を習得する。

D. クライエント行動カウント

　クライエントの言語の頻度、型や強度を捕えるという課題はMIの基礎となるプロセスを調査する研究努力の進展において、困難な仕事だと判明してきた。

　治療セッション中のこのような言語について考え測定するシステムは、新しいデータ、鍵となる概念——たとえばクライエントの抵抗についての新しい考えやクライエントの発言を分析しコード化することによって達成できる評価者間信頼性レベルについてのエビデンスに基づいて改訂されてきた。MIセッション中のクライエントの言語を評価することは川のスナップショットを撮ることに似ている。輪郭は認められるが、内容は常に変化する。

　MISC 2.1はMIやMET（そしてその変化形の）セッション中のクライエントの言語をオーディオ録音やビデオ録画を用いて評価することを意図している。すべてのわれわれのコード化システムと同じくトランスクリプトのみではその結果、声の調子や抑揚、間が失われるので、情報や信頼性が受け入れがたく損なわれるのでけっして使用してはいけない。セッション全体がコード化され、コードはクライエントがコード可能な発言をするたびに割り当てられる。

　MISC 2.1のクライエントの言語コードは包括的であるが、お互いに排他的ではない。一般的に、クライエント言語コード化の複雑さは、おそらくトランスクリプトを使用し、

カウンセラー行動はテープの違ったパスで評価して，テープの別べつのレビューを必要とするであろう。

MISC 2.1 と他の MI クライエントコード化システムとの変化と重要な違いの概観

1) MISC 2.1 では，Reason は他を包括するカテゴリーであり，Desire, Ability と Need は Reason の下位カテゴリーになる。よって Reason とコードされる発言は Desire, Ability または Need という下位コードを足せることがある。
2) "その他" カテゴリーは Reason のカテゴリーに容易に分類されない特定のタイプのチェンジトークを反映するために付け加えられた。例として，仮定の他人への助言，変化の可能性についてのもし～ならばという発言，変化が起こらない場合の将来の問題を予言することを含む。問題認識もまたその他カテゴリーに分類される。
3) "Ask" カテゴリーは Follow ／ Neutral にまとめられた。
4) クライエントの反応が乏しい時，ことに "八百長" の，あるいはカウンセラーから促された発言に関して，の決定ルールが詳しくされた。
5) クライエントの発話の強度評価が高，中，低の三つに減らされた。なお続く信頼性の問題のため，これらの強度評価は任意である。
6) 過去の行動についてのクライエントの話は，現在の治療セッションの直前の行動につい手を除き，コーディングから除外する。
7) クライエントの言語の呼び名が Amrhein, Miller, Moyers, Rollinick の the Consensus Statement on Client Language（2005,6 月）と一致するものに変えられた。

D.1. クライエントの言語の概観

クライエントの言語の分類：クライエント言語コード化システムの中で，変化に向かういかなる言語も "チェンジトーク" と名づけられ，変化から遠ざかる言語は "維持トーク" とされる。これらの肯定的（チェンジ）そして否定的（維持）言語カテゴリーのどちらも 4 つのカテゴリー（Reason 理由，Other 他，Taking Steps 段階を踏む，Commitment コミットメント）から構成される。目標行動変化（TBC）の同定とは，MI におけるクライエントの言語を認識し，強化し，引き出すために使うことはカウンセラーが心の中に目標行動を持っていることを仮定する。それでカウンセラーはクライエントの言語のどの特定の部分に注目しどれを無視するかがわかるだろう。テープの評価の開始前に，コード評価者は目標行動変化を知っておくべきである。一般にこれは研究プロトコールで特定された問題，あるいは治療セッションでの焦点である。目標行動の例をいくつか挙げる。

- 禁煙

- 運動を増やす
- ある運動ガイドラインに従う
- 服薬アドヒアランス
- 果物野菜の摂取を増やす
- 子どもに予防接種を受けさせる
- 禁酒
- 哺乳瓶を乳児の口にあてがい放置する代わりに抱きかかえて飲ませる
- 飲酒量を記録する
- バイクに乗るときヘルメットをかぶる
- 治療に入る
- 治療を続ける

　目標行動はコード評価者が信頼性を持ってそれと他のすべてのクライエントが話すかもしれない話題とを区別できるように十分詳しく特定されなければならない。MISC 2.1 はその目標行動（または行動変化）に関連するクライエントの発言だけを評価する。含める基準が前もってかつ特定されているならば複数の目標行動が同定されうる。そのような目標行動の例は下記に見い出される。

- 禁煙（目標行動）
    渇望を"考え抜く"
    タバコを捨てる
    友人にタバコを勧めないよう告げる
    危険性の高い状況を避ける
- HIVリスクを減らす
    清潔な針の使用
    複数のパートナーとのセックスを避ける
    セックス時のコンドームの使用
- 糖尿病合併症のリスクを下げる
    炭水化物を計算する
    足に傷がないか確認
    血糖値測定

　一般にコード評価者は，コンテキストからその行動の目的がTBC目標かに向かっているか離れているかが明確でない限り，クライエントが話している行動とTBC目標との間のつながりを推測してはならない。たとえば，もしTBCの目標が冠動脈疾患の危険を減らすこと（そして派生するTBCは明確ではない）としたら，"わたしはストレスが減ったらいいと思います"は，それだけではTBC目標に近づいているのか遠ざかっ

ているのかわからない。

　一方，クライエントが"仕事上のストレスを減らすことはおそらく私の心臓にいいでしょう"と言ったらTBCとしてコードされるだろう。同じく，もしカウンセラーのあるいはクライエントの直前の応答が明らかにTBCのコンテキストを与えているならコードされる。たとえば，もしカウンセラーがこうたずねたら，"心臓発作の再発リスクを減らすには，どんなことができますか？"，そしてクライエントが"もっと運動できます"と答えたら，クライエントが直接的に関連を言明しなくても，チェンジトークはコードされる。もしもカウンセラーが"より健康な心臓をもつための一つの方法は禁煙です"と言ったら，クライエントの次の答は肯定的であれ否定的であれ，おそらくTBCに関連するであろう。

D.2. コード化手順

　コード化の要素 MISC 2.1における発言は，カウンセラーとクライエントの"ボレー"に分けられる。ボレーとは話手が交代することである。カウンセラーが話し終わり，クライエントが話し始める時，クライエントのボレーが起こる。クライエントのボレーは長い場合も，短い場合もある。たとえ，一単語であってもボレーになりうる。ボレーを発話に分析する　ボレーは発話に分けられる。発話とはボレーの中の完結し，分離された考えである。発話はそれに与えられらた意味によって定義される。ボレーは多くの違ったアイデアを含むかもしれず，したがって多くの発話が含まれるかもしれない。一般的に，それぞれの発話は別べつの行動コードを持つ。もしクライエントのボレーが二つの陳述を含むなら，それぞれに異なったコードが（下記のように）割り当てられ得る。そして，その両方が発話としてコードされる。これは下記を含む。

- 違った印を与えられるであろう二つの発話：
  わたしは本当に煙草を止めなくてはならない（＋）
  タバコは私の友達みたいなものなのです（－）
- または 変化に賛成あるいは反対の異なった内容（たとえば理由）を述べる二つの発話：
  わたしは酒を止められたら子どもたちを取り戻しやすくなるかもしれない（R＋），それにきっと気分もよくなるでしょう（R＋），けれども友達と出歩けなくなってしまうのがつらいでしょう（R－）。
- または異なる強度スコアの結果となる二つの発話（下記参照）：
  たぶんわたしは少し減らす必要がある……（Rn+Lo）
  いいえ，馬鹿おっしゃい！　わたしは絶対減らさなければならない（Rn + Hi）
- 一つの文でさえ，そのいずれもが別べつの発話を構成する二つの考えを含むかもしれない：

わたしは止められるかもしれない（＋），けれど止めたくない（－）。
わたしの飲酒は大きな問題ではありませんよ（－），でも減らす必要はある（＋）。
もっと運動しなくてはならないとわかってます（＋），でも朝早起きするのは大キライなんです（－），たとえそれが健康にいいと思っても（＋）。

　たいていは長いボレーはより多くの発話を含むけれども，常にそうとは限らない。クライエントはあまりそこから逸れずにひとつの考えについて，たとえば，物語を話したり，昔の行動について報告したりするときは，話が長くなるだろう。このよう場合は，異例ではあるが，1つのボレーから1つだけの発話を分類するようにする。

　＜目標行動変化＞
　コード評価を始める前に，目標行動変化（TBC）とはなにかという明確な理解をもつことが必須である。TBC は通常，主任研究者によって特定されている。明確な TBC の例は，

- 禁煙
- 禁酒または節酒
- 果物や野菜の摂取を増やす
- 処方どおりに降圧薬を飲む

よく特定された TBC は目標行動（喫煙，飲酒，果物・野菜の摂取，服薬）と特定の変化の方向（やめる，増やす，処方を守る）の両方を含むことに注意せよ。時には TBC はある行動クラスを含むことがある。たとえば HIV／HCV 感染のリスクを減らすという目標は下記に含まれる行動セットのいずれを含むかもしれない。

- 無防備なセックスを避ける（止めるあるいは減らす）
- セックスの前のアルコール／麻薬をやめる
- 針の共有を止める
- 再使用時は針を消毒する。

　この場合，主任研究者は TBC を構成する行動変化のリストを特定する。TBC としてもっとも望ましくないのは，よく定義されていない一般的目標，たとえば"健康になる"，である。この場合，クライエントの TBC に関連する発言は，クライエントが一般的な目標に近づくか遠ざかるかという意図をはっきりと示すいかなる行動変化でもありうる。行動の目的が TBC に向かうか遠ざかるかを文脈から明確にできない場合は，クライエントが話している行動と TBC 目標の間の関係を，コード評価者が憶測すべきではない。たとえば，TBC 目標が心血管リスクを減少することであったとしよう。そして主任研究者は特定の目標行動を特定していないとしよう。その場合，"ストレスが減ればなあ"はそれ単独では TBC 目標に向かっているのか遠ざかるのかを示すことができない。他方，クライエントが"ストレスを減らすことがおそらく私の心臓の助けになるでしょう"と

言ったならば，TBC としてコードされるだろう。同じく，カウンセラーのまたはクライエントの前の発言が明らかに TBC の文脈を与えているならば，それはコードされる。たとえば，カウンセラーが"あなたはどうやったらまた心臓発作を起こすリスクを減らせることができると思いますか？"，そしてクライエントが"もっと運動できます"とこたえたら，それは TBC としてコードされるだろう，たとえクライエントが直接，関連を述べていなくても。もしカウンセラーが"より健康な心臓を持つことができる一つの方法は禁煙です"と言えばクライエントの次の答えは肯定的にせよ否定的にせよ，おそらく TBC に関連するものだろう。

　クライエントのチェンジトーク発話とはなにか？　どのような場合であっても，カウンセラーとクライエントが会話を交わす中で，クライエントに発言の機会が回ってきたときは，その機会を 1 つの発話とみなす。クライエントの最初の単語から次の人（典型的にはカウンセラー）が話すまでが 1 つの発話である。しかし，クライエントの発言の機会が一つ以上の発話を含むことは稀ではない。もしクライエントの発言の機会が二つの陳述を含むなら，そのそれぞれは異なるコード（下記のように）を割り当てられることができ，両方が発話としてコードされる。これは下記を含む。

- 異なるサインを与えられる二つの発話：
  わたしはほんとにタバコを止めなければ（＋），でもやめたくないんです（－）
- あるいは二つの，変化へ向かうあるいは反対する，異なる内容（たとえば理由）を告げる発話：
  もし酒を止めれば子どもたちを取り返すのに役立つでしょう（R＋），
  そしていい気分になるのも確かです（R＋）
  けれども友達と出歩けないのをさびしく感じることでしょう（R－）
- あるいは二つの発話で異なる強度スコアになるもの（下記を見よ）：
  たぶんわたしは少し減らす必要がある……（N＋1）
  いいえ，わたしは何を言ってるんだろう。わたしは絶対に減らす必要がある（N＋5）

D.4. 発話に内容コードを割りつける

　ボレーの中の発話それぞれに，次の 8 個のコードのどれかが割りつけられる。

　　R：Reason 理由（下位コード d：Desire 願望／a：Ability 能力／n：Need 必要）
　　O：Other 他
　　TS：Taking Steps 段階を踏む
　　C：Commitment コミットメント
　　FN：Follow/Neutral 話を接ぐ／中立

　話を接ぐ／中立の例外を除いて，クライエントの発言にこれらの一つの例が現れる毎

に，それが TBC に向かう（＋）のか遠ざかる（－）のかという傾向を反映して，肯定的（＋）または否定的（－）特性とともに記録される。変化に向かうクライエントの言語は一般に"チェンジトーク"と呼ばれ，変化から遠ざかる言語は"維持トーク"と呼ばれる。

＜D.4.a. Reason 理由＞

　理由の陳述は通常，ある特定の根拠，基礎，励み，正当化，TBC を行うあるいは行わない動機に言及する。健康，家族の問題，法的困難そのほかの問題についてのクライエントの議論で，変化（あるいは変化しないこと）を考慮する理由として挙げられるものは典型的に理由のカテゴリーに分類される。（単なる他の人の懸念の報告ではなく）クライエントの彼らの行動や状況についての心配や懸念の表現は変化への理由である"当然だ"，"すべきだ"という陳述は変化への理由である。変化（＋）の結果としてクライエントに生じるであろう利益はこのカテゴリーに含まれる，変化（－）の不利益と同様に。仮定的な利益（もし〜ならば）は"他"のカテゴリーに入る"しなければならない"という語が入っている陳述は理由である。

- 私の肝臓は壊れている，だからほかに選択肢はない（R＋）
- 私はそんなに多く飲んでない（R－）
- 子どもたちにほんとうの父親を持たせてやりたい（R＋）
- それは子どもたちにとっていいことでしょう（R＋）
- わたしの飲酒は子どもたちに影響してません（R－）
- 主治医はわたしが血糖をチェックし始めなければ脚を失うだろうと言いました（R＋）
- わたしの糖尿病は今はこれ以上ないぐらい好調だよ（R-）
- わたしはこれに本気で取り組まねばいけない（R＋）
- 友達がバイクで頭を怪我したんです，そういうことが自分に起こって欲しくない（R＋）
- まぬけだけがヘルメットが必要，そして僕はまぬけじゃない（R－）
- わたしは子どもたちにこんな高くつく虫歯になってほしくない（R＋）
- 私の母はわたしがこの子の年の時，哺乳瓶をくれたけど私は虫歯にならなかった（R－）
- わたしの飲酒癖は悪くなってきています（R＋）
- わたしの飲酒癖は絶望的です（R－）
- もしコカインをやめなければ妻は去ってゆくでしょう（R＋）
- コンドームを使わなくてはならないんだったら，なんで気にするの？（R－）
- 健康を守ることが私にとって一番重要なことです（R＋）

- わたしには面倒をみなければならない幼い子がいるんです（R −）
- わたしはただあの声を聞きたくない，そして薬がそれを助けてくれる（R ＋）
- 麻薬を止めれば神様を近く感じることができるとわかってます。麻薬は神様から私を遠ざける（R ＋）
- それをするのは正しいことです（R ＋）
- わたしは母親です，子どもたちをよく世話するべきなのです（R ＋）
- 手に負えなくなってきています。私は朝酒を飲まずにいられない（R ＋）
  （D-4. 理由の下位コード：どの理由も願望，能力，必要を示す追加コードを受けてよい）。

＜ D.4.b.1. Desire 願望 ＞

願望の陳述は一つかもっと下記の語のある形を含まねばならない："want 欲する"，"desire 望む"，"like したい" あるいはそれらに近い同義語。会話の意味や文脈に応じて反意語も願望の陳述を表すかもしれない。陳述は変化の他の面ではなく，目的行動に関連しなければならない。

- わたしはタバコをやめたい（R ＋ d）
- わたしはタバコをやめますよ，ええ（R ＋ d）
- 刺激のない夜はイヤだ（R − d）
- わたしはしらふで目覚めるのが好きです（R ＋ d）
- わたしは麻薬中毒にはなりたくない（R ＋ d）

下記のやり取りでは，クライエントの陳述は願望ではない。

　　カウンセラー：それじゃああなたはやめることが利点を持つとわかっているんですね。

　　クライエント：きっといいでしょうね。

このクライエントの陳述は願望を示すように見えるかも知らないけれども，そしてそうかもしれないが，しかしこれは願望の陳述ではない。なぜなら鍵となる願望の語を含んでいないから。この型のもっと多くの例は"他"のカテゴリーの議論を見よ。

＜ D.4.b.2. Ability 能力 ＞

能力の陳述は目標行動に関連し，そして"できる"，"可能"，"意思の力"，"能力"やそれに近い同義語やそれらの反意語を含む。目標行動を変えるのが難しいことを示す陳述は能力（R − a）陳述とコードされるべきである。能力を示す明らかな口語体や話し方の転換は能力の陳述とコードされてよい。

- わたしはこれをできる（R ＋ a）
- わたしはただ止められない（R − a）
- わたしは止められる（R ＋ a）

- わたしはタバコを止める能力がある（R + a）
- わたしにはその素質がないと思います（R − a）
- いったん決心したらできるとわかってます（R + a）
- わたしにはあまり意志の力がないんです（R − a）
- それはそんなに難しくないです（R + a）

【能力の陳述のように見えるがそうではない陳述の例】
- 仕事の時はタバコは吸えません（R +）
- タバコを吸っている時はよりはっきりと考えることができるしより長い時間集中できる（R −）

（だまされてはいけない：これらの陳述は"できる"という言葉を含むが，"できる"は目標行動を指していない。これらの陳述は変化か現状維持の理由である）。

＜ D.4.b.3. Need 必要＞

これらの陳述は目標行動に言及し"必要である"または"せねばならない"という語の何らかの形を含む。もしそのような語を含まない時は必要の陳述ではない。もし陳述が目標行動に言及していないなら，それも必要の陳述ではない。

- わたしはタバコを止める必要がある（R + n）
- わたしは止めなけらばならない（R + n）
- わたしはこれをしなければ（R + n）
- わたしはたばこが必要だ（R + n）

【下記の例は"必要"ではない】
- わたしはもっと多くのお金が必要だ，だから禁煙すべきだ（R +）
- わしは生活をちゃんとせねばならない，薬もやめて（R +）
- わたしはそれをやらなくちゃいけない（R +）

【必要のあとに理由が続く例】
- わたしはタバコを止める必要がある（R + n）さもなければ癌にかかるだろう（R +）

この陳述は二つの発話に分けられるべきである。初めの部分は理由：必要として，2番目は理由としてコードされる（D − A − R − N の決定ルール：理由コードは DARN カテゴリーの中で評価者が決められない時に規定としてコードされる）。

＜ D.4.c. Other 他＞

このカテゴリーは評価者がクライアントの変化へ向かう動きをはっきりと反映するが，必ずしも容易に理由のカテゴリーに適合しない言語をとらえることを目指している。問題認識についての一般的な陳述は，もしも理由のカテゴリーの一つにあてはまらないならば，しばしばこのカテゴリーに分類される。同じく，問題の矮小化もまたここに分類

されるだろう．仮定的な言語はたいてい他カテゴリーに分類される．目標行動の望ましくない点に関してのクライエントの一般的態度や他人に対する助言の陳述も同じである．さらに，評価者はこのカテゴリーにはっきりした，さしせまったクライエントの変化への動きを示すが他のいかなる確立された基準にもあてはまらない言語の例を入れてよい．そのような全ての例は逐語記録し，毎週，評価者を集めて，どうするかを話し合う必要がある．

- わたしはみんなに言うの"コカインから手を引いて．あなたの人生がめちゃくちゃにされるわって"（O＋）
- 正しいAAミーティングが鍵です（O＋）
- カウンセラー：あなたは自分で治療に来たのですか？
- クライエント：ええ，わたしは自分がどこに属しているかはっきりわかっています（O＋）
- コカインはただわたしにとっての答えではないんです（O＋）
- わたしはそれについて肯定的に考えるつもりです（O＋）
- わたしは自分がアルコール中毒だなんて思ってもいませんでした（O－）
- カウンセラー：あなたは飲酒の代わりにどうしますか？
- クライエント：それを見つけようとしているところです（O＋）
- もしも飲んでしまったらあなたに話そうと自分自身に約束しました（O＋）
- もしAAにいなかったら酒を飲んで大騒ぎしてたでしょう（O＋）
- もし一日競馬場にいたらたいてい勝って金を稼いで酔っ払うんです．悲しいことです（O＋）

＜D.4.c.1. 仮定の言語を他のコードから区別する＞

仮定的言語を他のカテゴリーの1つにコードするのは，クライエントが想像している状況や未来が目標行動に影響するような場合である．実際には，単に「そうだったら良いのになあ」というような希望的観測に過ぎない場合もある．（3週間休みを取って，コロラド川でカヤックができたら，俺でもタバコを止められるだろうな），あるいは，「もし……ならば」という他に依存している形式もある（もし妻が圧力をかけるのをやめさえしてくれれば，わたしもやるのですよ）．「もし……ならば」言語を違うカテゴリーのチェンジトークに分類する場合もある．理由になることが多い．その時場合は，理由としてコードするべきである．たとえばクライエントはこう言うかもしれない"もししらふでいられたら，この仕事をほんとにうまくやれるんですが"この仮定の結果は，想像力の行使というよりも目標行動変化の理由を表すから，理由としてコードするべきである．

- もしコカインから離れていられたら，もっといい母親になれるでしょう（R＋）
- もし子どもたちがこの週末いっしょにいたなら，コカインから離れていられたの

に（O＋）

＜D.4.c.2 促進の言語をチェンジトークから区別する＞

クライエントの促進の言語は彼らがセラピストの話に"ふんふん"とか"ええ"，"そうですとも"などのような句で答える時に起きる。普通，このような発話はコードしない，なぜならそれらは会話中の続ける合図に過ぎないからである。要するにクライエントは"話し続けて"と言っているのである。しかしながら，これらの句はチェンジトークとしてはコードできることがある。もしそれらがチェンジトークを"引く"質問／聞き返しへの応答として起こる場合である。

　カウンセラー：状況が違ったらいいのに，と思ったことはないですか？
　クライエント：ええ（D＋）
　カウンセラー：この報告を見てあなたにフィードバックしたいと思います。
　クライエント：ええ（F／N）
　カウンセラー：そうしてあなたの意見を聞きましょう。
　クライエント：OK（F／N）

（クライエントの促進がセラピストの発言の途中に入っているなら，それらをコードする必要はない）。

　カウンセラー：一方ではあなたは酒を止めるのが一番いいと決心した……
　クライエント：ふんふん
　カウンセラー：他方それはとても難しいと感じる……
　クライエント：ええ
　カウンセラー：……なぜなら前にも試してみて毎回失敗してきたように感じているから。ある時は何カ月も禁酒できていたし，それでわたしはあなたができると推奨しているのだけれども。

＜D.4.d. Comittment コミットメント言語＞

チェンジトーク発話は変化に関連する動機づけ因子を反映するが，コミットメント言語は将来のTBCに関する同意，意図あるいは義務を意味する。コミットメント言語はコミットメント動詞で直接的に，あるいは間接的に表現されうる。クライエントのTBCに関連して将来の生活をどのように組み替えるかについての陳述はコミットメント陳述と考えられる（もしこの組み替えが仮定的なものであれば，他にコードすることに注意せよ）。

・わたしは止めることを誓います。
・今度ばかりはわたしを止めるものはない。

コミットメント言語とともに理由が述べられるなら，それは別べつにコードされて，コミットメントを打ち消さない。

- わたしはそれをします（C＋）
- わたしは家族のために（R＋）それをします（C＋）
- 酒は絶対止めないよ（C－）
- わたしは治療に来ませんよ（C－）だってわたしには酒の問題なんてないんですから（R－）

＜D.4.e. Taking Steps 段階を踏む＞

クライエントが最近とった行動変化へ向けての具体的で明確な歩みは「段階を踏む」としてコードする。これらの陳述は普通，人がごく最近とったTBCに向かって，あるいは遠ざかって動くこととはっきり関係している特定の行動を描写する。コードするにはその行動ははっきりとクライエントによってTBCにつながる（あるいは遠ざかる）でことを意図されたものでなければならない。それはTBCに向かって（あるいは遠ざかって）の途中で媒介する反応である。段階を踏むは過去クライエント言語がコードを与えられたその時だけを代表する。行動はTBC自体ではないかもしれない。たとえば，TBCが飲酒を減らすことなら，

- わたしは今週すべての酒を家からなくしました（TS＋）
- わたしは今週2回AAミーティングに出席しました（TS＋）
- わたしは今週6本パックのビールを買いました（TS－）
- わたしは今週AAに行くのを止めた（TS－）
- わたしはバターを使わず料理しようとした（TS＋）（具体的段階）
- わたしはバターを使わず料理しようとしようと思います（C＋）意図
- もしバターを使わずに料理しようとするなら，脂肪摂取を減らせるでしょう（O＋）
- これを止めると誓います（C＋）
- わたしはいつもお菓子を食べるでしょう（C-）
- わたしは毎日ジムに行くつもりです（C＋）
- わたしはタバコを全部捨て去るつもりだ（TS＋）
- わたしはタバコを全部捨てた（TS＋）
- わたしはチョコレートの代わりにおやつとして林檎を買うつもりです（C＋）
- わたしは先週まったく飲みませんでした（TS＋）
- わたしは飲むよう誘われないように残業した（TS＋）
- わたしはパートナーに遅くまで働くと言って，バーに行く（C-）

チェンジトーク発話が他，コミットメント，段階を踏む陳述といっしょになされるなら，両方の発話にコードする。たとえば，

- わたしはそれをするつもりです（C＋）

- わたしは家族のために（R＋）それをするつもりです（C＋）
- もしタバコを全部捨ててしまえば，タバコを吸いたい気持ちが減るでしょう（O＋）
- もしタバコを全部捨ててしまえば，タバコを吸いたい気持ちが減るでしょう（O＋），でも神経がまいっちゃうでしょう（R－）
- 私は今週 HIV の血液テストを受けました（TS＋），けれどもわたしは結果を知るストレスにうまく対処できない（R－）

＜ D.4.f. Follow/Neutral 話を接ぐ／中立＞

話を接ぐ／中立 では，クライエントが TBC に向かうかあるいは遠ざかるかの傾向を示すものがない。クライエントは質問したり，報告したり，非コミットメント陳述をしたり，TBC に無関係のことを言ったり，あるいはただ会話の流れに従っているだけかもしれない。TBC に関係したチェンジトークだけをコードすることに注意せよ。もし目標行動がコカインの使用でクライエントが"わたしは子どもを取り返したい"と言うなら，これは＋とコードする。もしコカイン使用と子どもを取り返すことにはっきりした関係がなければ。

　　　　カウンセラー：なぜここに？
　　　　クライエント：子どもを取り戻したいんです（FN）
　　　＜それに反して＞
　　　　カウンセラー：なぜあなたはコカインをやめたいのですか？
　　　　クライエント：子どもを取り戻したいんです（R＋）

時にはクライエントはセラピストが言っていることを聴いていることを示す，あるいはセラピストが話し続けるべきであることを示す言語を発する。これらは促す発話とされる。一般的にはクライエントの促す言語は，セラピストのものと異なって，コードしない。

　　　　カウンセラー：きつい1週間だったんですね。
　　　　クライエント：ええ（FN）
　　　　カウンセラー：それにもかかわらず，タバコから遠ざかっていることができたんですね。
　　　　クライエント：ふんふん（TS＋）
　　　　カウンセラー：あなたが飲酒について楽しんでいることについてしばらく話し合ってきました。
　　　　クライエント：ふむふむ（コードしない）
　　　　カウンセラー：次に知りたいのは飲酒があなたの生活にどう影響しているかについてのあなたの意見です。

クライエント：ええ（コードしない）

あなたが発話について疑念を持つ時―― TBC に関係のある話（＋または－）があるかどうか確信がなければ，規定のコードは話を継ぐ／中立である。最後に，クライエントの発言はもしそれが他にコードできる発話を含まない時にのみ，話を接ぐ／中立（FN）にコードする。つまり，順番の中の発話の一続きで，どんな（＋）または（－）コードも，FN に勝る。次のような会話の場合を考えて欲しい。

カウンセラー：マリファナについて今どう考えていますか？

クライエント：実際のところ，それについて全く考えていません。わたしはガールフレンドのことを考えていました（FN）。……でも，ええ，わたしは吸いすぎだと思います（＋）。少なくとも彼女はやめて欲しいと言ってます（R＋）。それに成績もめちゃめちゃになるし（R＋）

同じ発話の一続きの中で，肯定的と否定的応答の双方をコードすることができることを覚えておいて欲しい。これはアンビバレンスを反映している（たとえば R＋ R－ N＋）。

＜D.4.f.1. 話を継ぐ／中立とそのほかコードの定義規則＞

クライエントの言葉で他の可能なカテゴリーに適合しないものは FN とコードするべきである。聞こえないあるいは理解できない発語はコードしない。

＜D.4.f.2. クライエントの促す言語コードの定義規則＞

"聞いてますよ"あるいは"どうぞ話し続けて"といった話を促すような言語はコードしない。質問に対しての応答で生じる中立的なクライエントの言語は F／N とコードする。TBC に関する質問への応答で生じるクライエントの言語はチェンジトークとコードする（B4.c.2 を参照）。

カウンセラー：われわれはこれから 16 週の間に 4 回会うことになっています。

クライエント：ええ（コードしない）

カウンセラー：あなたの夫は過去あなたの支えになってくれましたか？

クライエント：ええ（FN）

カウンセラー：もしも飲酒を止めるスイッチを押すことができたら，そうしたいですか？

クライエント：ええ（O＋，仮定的変化）

クライエント言語の強さの評価（自由選択）理由，他，コミットメント，段階を踏むがコードされるごとに，強さの評価（高い・中・低い）が割り当てられてよい。強さの評価は連続した強度を人工的に分けることを評価者に求めることに注意することが大事である"自然な"言語の強さのカテゴリーはない。そのため（高い・中・低い）の評価をすることはコード化システムの他の課題に比べて正確でない（そしてより挫折感を起

こす）かもしれない。強さの評価の例は下記である。

【理由：高い】
- わたしは絶対もう飲酒運転はできない（R＋）
- もしもう1回尿検査陽性だったら刑務所に逆戻りだ（R＋）
- もしもう一度競馬で給料を失ったら，夫から離婚されるでしょう（R＋）
- わたしは自分の服のにおいが嫌だ（R＋）
- わたしは絶対に日に3度も血糖をチェックしない，人間針山になっちゃうから（R－）
- それはわたしが仕事のストレスに対処できる唯一の方法なんです（R－）
- しらふでいるのはたいてい不愉快だ（R－）

【理由：低い】
- もし運動すればもっと健康になると思うんです（R＋）
- それをするのは正しいことに思える（R＋）
- それはわたしの生活を拘束する（R＋）
- えーと，それは少しリラックスするのに役立つんです（R－）
- カジノの友達が恋しい気がするんです（R－）
- なんでも好きなものを食べるのはいいですね（R－）

【理由の下位コード】

＜願望：高い＞
- わたしは薬物から永遠に離れていたい（Rd＋）
- 糖尿病をコントロールできるようになりたい（Rd＋）
- 減らせたらなあと本当に思います（Rd＋）
- わたしはやめたくない（Rd＋）
- わたしはこのままの生活がいい（Rd－）

＜願望：中度＞
- わたしは指を鳴らすだけで10ポンド減らせたらなあと思う（Rd－）
- わたしは朝，目覚めたとき，素面でいたいと思うだけだ（Rd－）
- わたしはタバコを吸うのが好きだ（Rd－）
- 時折の寝酒のどこが悪いんですか？（Rd＋）

＜願望：低い＞
- タバコを減らしたいとは思う（Rd＋）
- わたしはコカインを始めなかったらよかったのにといくらか思います（Rd＋）
- 余分のお金があればちょっといいだろうな（Rd＋）
- それにはいいことがあるんです（Rd－）

- わたしは今のままでとても楽しんでいます（Rd －）
- わたしはあまり運動したいと思わない（Rd －）

＜能力：高い＞
- わたしは止めれる自信がある（Ra ＋）
- わたしはできます：ただ続けねばならないだけです（Ra ＋）
- わたしはいつでも止められる（Ra ＋）
- 一度決心したら，やります（Ra ＋）
- わたしは体重を減らしたままでいられない（Ra －）
- タバコなしで一日過ごせっこない（Ra －）
- 見込みが全くない（Ra －）

＜能力：中度＞
- できると思います（Ra ＋）
- 本当にそう（Ra ＋）
- できていました（Ra ＋）
- できると思いません（Ra －）
- たぶん無理（Ra －）
- わたしには素質がないんです（Ra －）

＜能力：低い＞
- ひょっとしたらできるかもしれない（Ra ＋）
- できるかもしれません（Ra ＋）

＜必要：高い＞
- わたしは絶対に街から離れなければならないそしてこれがそのやり方です（Rn ＋）
- わたしは絶対に体重を減らさねばならない。
- わたしはセックスのたびにコンドームを使わねばならない，それについて疑問の余地はない（Rn ＋）
- わたしは鎮痛剤が必要なんだ，それだけ（Rn －）
- タバコだけがわたしを動かし続けてくれるものです。

＜必要：中度＞
- おそらくわたしは酒をどうにかする必要がある（Rn ＋）
- 変わるのはいい考えです（Rn ＋）
- たいてい，わたしは飲まずにおれない（Rn-）
- 人生にはいくらかの刺激が必要だと思うんだ（Rn －）

＜必要：低い＞

- わたしはまあ今すぐ飲まないといけない（Rn −）
- 止めないといけないとは思わないね（Rn-）

＜他：高い＞
- わたしはこの生き方でそうなった（O ＋）
- わたしは自分の肝臓が、やれやれ、ありがたい！と言ってるにちがいないと想像します（O ＋）
- わたしは絶対禁酒主義者じゃない！（O −）
- わたしはビッグブック（アルコールアノニマス AA の本）に書かれているようなどうしようもない人間の一人なんです（O −）

＜他：中度＞
- わたしは自分が成し遂げたことで気分がよい（O ＋）
- わたしは今、酒が悪かったんだとわかりました（O −）
- AA はわたしに大いなる希望をくれました（O −）
- 今でなければいつ？（O ＋）
- わたしは自分に問いかけ続けてる：いつになったらいいことがあるのか？（O −）

＜他：低い＞
- わたしはそれがやめる気を出させてくれると思います。
- もし 1 カ月無人島にいられたら、やめるでしょう（O ＋）
- 裁判所が治療に行けと言ったんですが、たぶんそれは悪い考えじゃない（O ＋）
- わたしはまあちょっと自分の行動に疑問をもってます（O ＋）

E. MISC サマリースコア

　MISC 1.0 と同様に、MISC 2.1 は第 2 回目パス行動カウントのコードに基づいて、サマリースコアを算出することができる。これらは、MI の品質の指標の暫定的なサマリーとして扱うべきである。

　質問に対する聞き返しの比（R／Q）は、質問の合計に対する聞き返しの合計の比である。開かれた質問のパーセント（％ OQ）は、質問の合計（開かれた質問＋閉じられた質問）に占める開かれた質問の割合である。複雑な聞き返しのパーセント（％ CR）は、聞き返しの合計に占める複雑な聞き返しの割合である。

　MI に沿った反応、MI らしい反応 MI-Consistent Response（MICO）は、Motivational Interviewing（Miller WR と Rollinick S, 1991/2002）の中で直接規定された（たとえば是認、クライエントのコントロールの強調、聞き返し、リフレーミング）ものである。

- 許可を得た助言
- 是認
- コントロールを強調する
- 開かれた質問
- 聞き返し
- リフレーム
- サポート

　MI に沿わない反応 MI-Inconsistent Response（MIIN）は Motivational Interviewing の中で直接規定された（たとえば許可なしの助言，直面化，指示，警告）ものである。MIIN スコアは下記の総計である。

- 許可なしの助言
- 直面化
- 指示
- 許可なしの懸念表明
- 警告

　MI-Consistent Response のパーセント（% MIC）は，MICO と MIIN の合計に対する MICO の割合である。

　クライエントチェンジトークのパーセント（% CCT）は，クライエントのコミットメント言語（+）と否定的コミットメント（−）の合計に対するコミットメント言語（+）の割合である。

参考文献

Amrhein PC, Miller WR, Yahne CE, Palmer M, Fulcher L（2003）Client commitment language during motivational interviewing predicts drug use outcomes. Journal of Consulting and Clinical Psychology, 71；862-878.

Miller WR, Benefield RG, Tonigan JS（1993）Enhancing motivation for change in problem drinking：A controlled comparison of two counselor styles. Journal of Consulting and Clinical Psychology, 61；455-461.

Miller WR, Rollnick S（2002）Motivational interviewing：Preparing people for change（2nd ed.）. New York：Guilford Press.

Moyers TB, Martin T（2006）Therapist influence on client language during motivational interviewing sessions. Journal of Substance Abuse Treatment, 30；245-251.

Moyers TB, Martin T, Christopher PJ, Houck JM, Tonigan JS, Amrhein PC（2007）Client language as a mediator of motivational interviewing efficacy: Where is the evidence? Alcoholism：Clinical and Experimental Research, 31(S3)；40-47.

Moyers TB, Martin T, Manuel JK, Miller WR（2003）The motivational interviewing treatment integrity（MITI）code. Version 3.0. Available at http://casaa.unm.edu/download/miti3.pdf.

付録Ⅲ
動機づけ面接治療整合性尺度 第3.0版
日本語版

Motivational Interviewing Treatment Integrity (MITI) Version 3.0
T.B. Moyers, T. Martin, J.K. Manuel, W.R. Miller, & D. Ernst
Center on Alcoholism, Substance Abuse and Addictions
The University of New Mexico

"学習し,比較し,事実を集めよ！" I.P. パブロフ（1849-1936）

あるカウンセラーがどれだけ上手に,あるいは下手に動機づけ面接 Motivational Interviewing（以下 MI）を行なっているか？ MITI はこの質問に対する答えを提供する行動コード化システムである。MITI は MI の実践を通じた臨床スキルの向上に必要なフィードバックとしても使える。MITI は次のように用いられることを意図して作られている。① MI の臨床試験において治療の純正性 Integrity を評価する手段として,② 研究と無関係な場面での臨床実践の向上のために構造化された正式なフィードバックの手段として,である。

　MITI とその母体である動機づけ面接スキルコードマニュアル（MISC）は,同じ課題についての競合関係にはないことを留意してほしい。これらは異なった課題を達成す

著者付記：動機づけ面接治療整合性尺度は,開発途上の尺度である。研究と学術的目的のためにこの尺度を公開することにした。完成版になるまでには,多くの改善が加えられることを期待している。もし,誤りや改善のための示唆,その他のフィードバックについて気づかれたなら,ぜひ,著者に連絡していただきたい。利用者からの意見によって,MITI を改善するようにわれわれは期待している。†原著者：Theresa Moyers, Ph.D.（tmoyers@unm.edu）
　訳者付記：日本語版は訳者らによる独自のものであり,この訳が正統・最終版であると主張することはない。他の方による改訳を期待している。日本語に関するコメントがあれば是非,訳者まで連絡いただきたい。†日本語版翻訳：小畔美弥子 MD（miyako.oguru@gmail.com）,原井宏明 M.D.（hharai@cup.com）

ることを目指して作られた異なった道具である。MISC は MI の重要な要素や因果関係のメカニズムの詳細な過程の研究のために使うのが最も理想的である。この目的のために MITI を MISC の代わりに使うことはできない。一方，より簡単な疑問に答えたい場合（この治療はどの程度 MI に準じているか？），あるいは，ターゲットを明確にしたフィードバックがトレーニングに必要な場合（どうすればカウンセラーの MI 使用を改善できるか？）には MITI のほうがより有用だろう。

MITI と MISC の明らかな違いは，

1) MISC はカウンセラーとクライアントの行動の包括的な評価を行なう，二者間の相互作用についての評価も行なう。一方，MITI はカウンセラーの行動のみを評価する。
2) MISC は 3 人による別べつのレビューか，3 回のテープの通し聞きを要するが，MITI は典型的には 1 人が 1 回聞くだけで十分である。
3) MISC は患者の変化への準備性とコミットメント言語の次元を捉えるが，MITI はそれらを捉えない。そのようなクライアントの行動は結果の予測に重要でありうる。
4) MISC は排他的かつ網羅的なコード化システムであるが，MITI は違う。MISC でコード化される多くの特定の行動が MITI ではひとつのカテゴリーにまとめられたり，まったくコード化されずに残されたりする。

A. MITI の構成

MITI は総合評価と行動カウントの二つから構成されている。総合評価は評価者に全体の相互評価を特徴づけるリカート式 5 点尺度で評価することを要求する。これらのスコアは時にゲシュタルトと呼ばれる次元についての，評価者の包括的な印象あるいは全体的な評価である。5 つの包括的な次元（喚起，協力，自律／サポート，方向づけ，共感）が評価される。すなわち各 MITI レヴューは 5 つの総合評価を含むことになる。

行動評価は評価者に特定のカウンセラーの行動例を集計することを求める。この連続的集計はレビューされている部分の最初から最後まで行われる。評価者は，総合評価においてのように，その事象の質や全体的な適切さの判断することは求められず，ただ数えるのみである。典型的には総合評価と行動評価はともに，1 回のテープレビューで行われる，そして典型的には無作為に選ばれた 20 分間の部分が使われる。テープの一部分が本当に無作為に選ばれるよう保証するために，とりわけ臨床試験においては慎重な配慮がなされるべきである。MI による介入の全体的な整合性について適切に推測できるようにする。

テープは必要なら止めてもよい。しかしながら停止、再生をやりすぎると、実際のコード化において（トレーニングやグループレビューの時と異なり）、総合評価に必要な評価者が全体的な印象を形成する能力の妨げになるかもしれない。それゆえ評価者はこのコード化システムの使い方に熟達するまではテープを2回聞くようにしてもよい。この場合、1回目は総合評価に使い、2回目を行動評価につかうべきである。

B. ターゲット行動を特定する

MIを上手く使うための重要な要素は、特定の行動や問題の変化を促進するようにカウンセラーが留意することを含む。熟練したカウンセラーは可能な時には、特定の変化についてのクライアントのチェンジトークを強化し引き出すように努力するだろう。評価者は、コード化の仕事の前に、それがあると仮定して、なにが介入の標的となる行動であるのか知っておくべきである。そうすることによって評価者は、カウンセラーが目標の行動に向かって介入できているのか、やみくもにもがいているのか、方向を完全に見失い、絶望的になっているのかより正確に判断することができる。MITIは標的となる行動がはっきりしない介入に使用するためには作られていない。

C. 総合評価

"長話とは、一言でいうとどういう意味か？" J.C.F. シラー（1759-1805）

総合評価は尺度の意図にカウンセラーがどれだけ上手くあるいは下手に合致しているかについての評価者の全体的な印象をとらえることを目指している。これは同時に多様な要素を評価することからも成し遂げられるかもしれないが、評価者のゲシュタルトあるいは一度に全部の判断の方がもっと重要である。総合評価はカウンセラーの全体の評価を反映するべきであり、必ずしも個々の要素に分けられない。総合評価は5点法リカートスケールに基づいてなされ、評価者は開始の点を3点と想定して、そこから上げたり下げたりする。

MITI 3.0ではスピリット総合評価は3つの総合評価に分類される（喚起、協力、自律／サポート）。これらの評価は独立した関係ではなく、むしろお互いに関連し影響し合っているかもしれない。喚起、協力、自律／サポートがいっしょに平均されてスピリット包括評価が算出される。小数点2桁まで平均を計算することが推奨される。

1. 喚 起

この尺度はカウンセラーが変化への動機づけ、そして変化へ向かう能力はほとんどク

表 1　喚起

低い				高い
1	2	3	4	5
変化が必要な理由についてカウンセラーの側から説明したり，教育したり，説得したりする。クライエントの知識や経験，努力，動機づけについて探ることを怠る。	カウンセラーは教育的指導や情報提供に頼り，クライエントの個人的な動機や考えを探ることを犠牲にする。	カウンセラーはクライエント自身が語る変化すべき理由やどのように変化が起こるべきかについて特別な関心を払っていない。クライエント自身の状況に合わせずに，情報提供や教育を行うこともある。	カウンセラーはやりとりの中で明らかになるクライエント自身の変化する理由やどのように変化が起こるべきかという考えを受け入れている。クライエントが抵抗したときに，教育しようとしたり，方向を変えようとしたりしない。	クライエント自身の変化する理由やどのように変化が起こるべきかという考えをカウンセラーが先手を打って引き出すようにしている。

ライエントの中に備わっていることを理解していることを伝え，またそれゆえに治療相互作用の中でそれらを引き出し発展させる努力に集中する程度を測ることを意図している。

　＜低い評価＞
　この評価で低いカウンセラーはクライエントの両価性あるいは変化への理由に表面的な興味しか持たず，これらを詳しく探る機会を見逃す。彼らは詳しく探ることなしにクライエントの変化への（あるいは変化しないことへの）意図について決めてかかったり，クライエントの見解を無視したりするかもしれない。喚起の評価が低いカウンセラーはながながと続く事実集めや情報提供を変化促進の手段として頼るかもしれない，そして考慮されている問題についてのクライエントの現在の知識の土台に対する不信感をしばしば伝える。この評価で最低のカウンセラーはチェンジトークが示されても応えず，応えたとしてもおざなりな態度である。彼らはクライエントから変化の理由を引き出そうとせず与えがちである。

　＜高い評価＞
　この評価で高いカウンセラーはなぜ変化が良い考えかあるいはそうではないかということについてのクライエントの個人的なユニークな考えに関して知りたがっている。彼らはクライエントがこれらの考えを提出した時にフォローアップするだけでなく，クライエントが提出しない時でも積極的にそれらを探そうとする。喚起の評価が高いカウン

セラーは情報や教育を提供するかもしれないが，クライエントが変化するのを助ける手段としてはそれに頼らない。代わりに彼らはクライエントの個人的な変化への理由とそれに達する手段を探索することを優先し，この探索がセッションの中の他の内容や情報の中で無視されることを許さない。喚起の評価の高いカウンセラーは変化に賛成するクライエント自身の言語の価値を理解し，そのような言語が生まれる機会を積極的に作り出す。

＜言語アンカーポイント＞

1. カウンセラーはクライエントの知識や努力，動機づけを探ることなしに，変化への理由や変化についての教育を積極的に与える。

 【例】
 ・目標とする行動についてのクライエントの発言を無視したり誤解したりする。
 ・クライエントが前もって知識があることを示しているのに，頑なに教育を与える
 ・クライエントらしさに対応しないような決まった質問リストを使う
 ・クライエントの貢献を退け無視する
 ・クライエントの状況についての好奇心の欠如
 ・クライエントを説得して変化させようとする

2. カウンセラーは教育と情報提供に頼り，クライエントの個人的な動機づけや考えを犠牲にする

 【例】
 ・変化への話し合いの中にクライエントの貢献を組み入れない
 ・クライエントのチェンジトークに応じることへの曖昧なあるいは不完全な努力
 ・クライエントの見解や状況への軽度のあるいは表面的な関心

3. カウンセラーはクライエント自身の変化やどのように変化が起こるべきかの理由づけに特に興味や気づきを示さない。クライエントの状況に合わせることなしに情報や教育を提供するかもしれない。

 【例】
 ・患者の変化への動機づけを調べる機会（たとえば話が出た時に過去の成功を話し合うことによる）を逃す
 ・クライエントの見方や状況について中立的
 ・クライエントのチェンジトークに対して時どき応じる

4. カウンセラーは相互作用の中でクライエント自身の変化への理由や変化がどのように起こるべきかについての意見が提供された時は，それらを受け入れる。クライエントが抵抗したときでも，教育や指示しようとは試みない。

【例】
- クライエントの変化や動機づけについての考えが面接の方向づけを与えるのを許す
- クライエントの変化の理由が出された時，額面どおりに認める，しかし引き出したり練り上げたりはしない。チェンジトークが生じた時は，一貫して聞き返しや詳しい質問や興味で応じる

5. カウンセラーはクライエント自身の変化の理由やどのように変化が起きるべきかについての考えを喚起するように進んで働く

【例】
- クライエントの考えや経験（とくに目標行動についての）に興味を示す
- クライエント自身が話して変化するよう助ける
- 構造化された治療的課題をチェンジトークを強化したり引き出す方法として使う
- クライエントが変化の理由を提供した時はより深く探る機会を見逃さない
- 面接に方向づけを与えるためにクライエントの変化に対する考えや動機づけを探す
- 戦略的にチェンジトークを引き出しそれが提供された時には一貫して応じる

2. 協　力

この尺度は二人の平等な，そのどちらもが考慮中の問題に有益であるかもしれない知識を持っているパートナーの間で面接が起こっているようにカウンセラーがふるまう程度を測る。

＜低い評価＞

協力の評価が低いカウンセラーはセッション中，相互理解に向けて努力しない。彼らは面接を前に進めるためにカウンセラーの権威と専門的知識に基づいた一方的なコミュニケーションに頼る。彼らは拒否的，過度に受動的であるかもしれない。そのような場合は，ただ黙従的で相互作用に対して真の貢献をしない。クライエントの問題に応じるために自分自身の知識に頼り，クライエントの知識を尊重しようとしない。しばしば変化の必要性とそれを達成する手段の両方をクライエントに先んじて処方する。彼らとクライエントの相互作用はパートナー同士が息のあった社交ダンスというより相手を力でねじ伏せようとしている格闘技のようである。

＜高い評価＞

協力において高評価のカウンセラーは面接の目標に向かってクライエントと協働して働く。彼らは進歩を達成するのに支配的立場，専門性や権威に頼ろうとしない。彼らはクライエントの考えを知りたがり，進んでそれに影響される。これらのカウンセラーは自分の専門知識を制御することができ戦略的にそれを使う，そしてクライエントがまだ

表2　協力

低い				高い
1	2	3	4	5
クライエントのやりとりの大半で，カウンセラーはエキスパートとして振る舞う。協力は存在しない。	カウンセラーは協力が可能な場面ではそうするが，表面的である。	カウンセラーはクライエントのゴールや考え，価値を組み入れているが，やり方が中途半端で一貫性がない。面接にクライエントが寄与できる場面があっても気づいていないか，無視する。	カウンセラーはクライエントとの協力や議論の共有を大切にし，その結果，他のやりかたでは表出されなかったようなクライエントの考えが現れ，セッションに影響を与える。	カウンセラーは積極的にクライエントとの議論の共有を狙い，促す。その結果，セッションの雰囲気全体がクライエントの考えを反映している。

それを受ける準備ができていない時はそうしない。協力の評価が高いカウンセラーは面接中にクライエントと社交ダンスをしているように見える，～ある瞬間は導き，次は従い，そして導きというように～これらが切れ目のなく流れるような動きをしている。

　＜言語アンカーポイント＞
　1. カウンセラーはクライエントとの相互作用の大部分で専門家の役割を積極的に引き受ける。協力は欠如している。
　　【例】
　　・明白に専門家の役割をとる
　　・クライエントの考えを否定したり軽視したりする
　　・会話を支配する
　　・クライエントが違う方法を出した時に議論する
　　・受動的，壁がある，または素っ気ない
　2. カウンセラーは協力を挫く，または機会に表面的に応じる。
　　【例】
　　・専門家の役割を捨てることが難しい
　　・クライエントの情報に対する表面的な質問
　　・専門知識を与えることを好んで相互的な問題解決の機会をしばしば犠牲にする
　　・クライエントの情報への最小限の応答
　　・クライエントに当惑する，またはいらいらする

3. クライエントの目標，考えや価値観を組み込むが，熱意のないあるいは気まぐれなやり方でそうする。面接へのクライエントの貢献を深める機会に気づかなかったり無視したりするかもしれない。

【例】
- 協力の機会を利用するかもしれないが，それを喚起するように相互作用を構造化することはない
- いくらかクライエントの話につながった応答，しかし表面的である
- ほとんどの場合，議論で争うことはないが，同意しないこともある
- 専門知識を与えることを好んで相互的な問題解決の機会をときに犠牲にする

4. カウンセラーは協力と議論の共有を助長する。そうしなければ出なかったようなクライエントの考えが，セッションに影響を与える。

【例】
- クライエントの情報を得るためのセッションのいくらかの構造化
- クライエントの意見を強く求める
- 問題解決にクライエントを従事させる
- クライエントの準備ができていなければ解決に固執しない

5. カウンセラーはクライエントの考えが，実質的にセッションの結果に影響するようなやり方で，相互作用における議論の共有を積極的に助長し奨励する。

【例】
- クライエントからの情報提供を促進するようなやり方でセッションを積極的に構造化する
- クライエントの考えを尋ねる
- クライエントの示唆を組み込む
- クライエントからの情報提供を積極的に掘り起こす
- クライエントを明白に専門家とみなす
- クライエントからの情報提供に応じて助言や専門知識をさじ加減する

3. 自律／サポート

この尺度は，カウンセラーがクライエントの行動や選択をコントロールする試みと，反対にクライエントが選択を認識するのをサポートし，積極的に促進する程度を伝えることを意図している。自律尺度のスコアは特定の行動を回避することと自律やサポートを促進する戦略を先取りして追求することを含む。

＜低い評価＞

自律／サポートの評価が低いカウンセラーは，カウンセラーからの情報なしでは健康への方向にクライエントが動くことができないと見なしている。カウンセラーが最適だ

表3　自律／サポート

低い				高い
1	2	3	4	5
カウンセラーは積極的にクライエントの選択やコントロール感を損ねたり、否定したりする。	カウンセラーはクライエントの選択やコントロール感を妨げたり、表面的に応じたりする。	カウンセラーはクライエントの自律と選択に対して中立的である。	カウンセラーはクライエントの自律を受け入れ、サポートする。	カウンセラーはクライエントの自律の表現に感情や意味を結びつける。この結果、クライエントが自分自身でコントロールして選択するという経験が広がるようになる。

と考える方向にクライエントが変化するのが当然のことだと見なすこともある。クライエントには選択権がないとあからさまに告げることもあるだろう。

　加えて、カウンセラーは外的な影響（逮捕や他者からの強制のような）がクライエントから選択権を奪ったと示唆することもある。目標の行動に近づく方法は一つしかないと主張したり、クライエントの変化の能力について悲観的であったり冷笑的であったりすることもありうる。自律／サポートの評価が低いカウンセラーがクライエントに選択権があると伝える場合は、それを否定的または冷笑的なニュアンスを込めて伝える（注意：クライエント自身が選択権の欠如、現在の状況についての絶望感や怒りを自覚しており、カウンセラーがそれに共感を示している場合は、自律／サポートスコアを低くしてはいけない）。

＜高い評価＞

　自律／サポートの評価が高いカウンセラーはセッション中に選択とコントロールの話題が取り上げられることを直接的にあるいは暗黙に保証する。彼らはクライエントが健康への方向に動く可能性を持っていると見なす。この尺度で高評価のカウンセラーは目標行動に関してクライエントが選択権を認知するのを助けるよう努める。加えて、カウンセラーはクライエントが変化するか現状維持するかの選択権をもつことを明白に認めることがある。また患者の変わる能力について楽観的であることを示す。

＜言語アンカーポイント＞

1. カウンセラーはクライエントの選択権の認識を積極的に軽んじたり否定する
   【例】
   ・クライエントには選択権がないとあからさまに述べる
   ・外的な影響が選択権を奪うとほのめかす

- 他の選択を探るのに悲観的，冷笑的，皮肉である
- 別の選択について頑なである

2. カウンセラーはクライエントの選択権の認識を妨げる，または表面的に答える

【例】
- クライエントによって選択権についての話題が出た時に詳しく聞いたり注意を払ったりしない
- クライエントの選択権を軽視し，または表面的に扱う
- 選択権についての話題を認めたあとに放棄する
- クライエントの選択について討論する時の誠実さの欠如
- クライエントが選択権を持ち出した時に積極的にそれを無視する

3. カウンセラーはクライエントの自律と選択に関して中立である

【例】
- 選択を否定しないがそれを積極的に確固としたものにする努力はほとんどしない
- 面接中，選択権の話題を持ち出さない

4. カウンセラーはクライエントの自律を受け入れサポートする

【例】
- クライエントの別の選択を誠実に探る
- クライエントが自分は無理やり変えられることはできないと述べた時に同意する

5. カウンセラーはクライエントが自分のコントロールと選択の経験を著しく拡大できるようなやり方で，クライエントの自律の表現の感情と意味に言葉を付け加える

【例】
- カウンセラーはクライエントら目標行動についての選択権をより自覚することにつながるようなコメントを引き出すことに積極的である
- 真に誠実で独占欲のない態度で別の選択を探る
- クライエントが変化しないという選択を皮肉なしに明白に認める
- クライエントが最初の試みに答えない場合，クライエントの別の選択とコントロールの能力について話し合う多様な機会を与える
- クライエントの変化や動機づけについての考えに信頼をおく

4. 方向づけ

この尺度はカウンセラーが特定の目標行動やそれに直接結び付く事柄に適切な集中を維持する程度を測定する。他の総合評価と違い，この尺度の評価が高いことはMIが上手であることを必ずしも意味しない。この評価が高くても，MIを上手く使えないカウンセラーが存在する。

表4 方向づけ

低い						高い
1		2	3	4		5
カウンセラーはセッション内のトピックや経過について影響を与えない。ターゲットの行動の選択は完全にクライエントの手中にある。		セッションについてカウンセラーは最低限の影響を与えるのみで、クライエントをターゲットの行動に向かわせるチャンスの大半を見過ごす。	セッションについてカウンセラーがいくらかの影響を与えるが、ターゲットの行動から容易に話がそらされてしまう。	カウンセラーは全体的にセッション内の方向づけに影響を与えるが、話が無方向にさまよう時間がかなりあり、そのようなときカウンセラーが方向を再度変えていこうとしない。		カウンセラーがセッションの内容に影響を与えており、クライエントがターゲットの行動や受診の理由にクライエントを向けていくチャンスをほとんど見過ごさない。

<低い評価>

　方向づけの評価が低いカウンセラーはセッションの話題と進路に関してほとんど影響を与えない。クライエント側の行動を特定し、それが変化する方向を探っているように見えないし、変化を話し合いの場に持ちこめるチャンスをつかもうとしない。方向づけの評価が低いカウンセラーのセッションは構造を欠いているだろうし、おそらく無目的な性格を有しているだろう。カウンセラーが問題行動を特定し、それに焦点づけする試みを怠れば、クライエントは自分にとって関心のある話題を思いつくままあれこれ話すだけで終わってしまうだろう。過去の話や理論的な説明に過度にこだわることをカウンセラーがそのまま受け入れたとすれば、結果的に現在の行動を変化させることから注意を逸らすことになる。方向づけの評価の低いカウンセラーは特定の望ましい結果に向けてセッションを動かすことを助ける羅針盤を欠いているように見える。

<高い評価>

　方向づけの評価の高いカウンセラーはセッションの話題と進路に関して実質的な影響力を行使する。彼らは目標行動や関連する質問への焦点づけがわかりやすく、会話が逸れるときは目標行動に戻るように一貫して努力する。今、まな板の上にある問題に焦点を絞ることについて妥協したりぶれたりせず、面接の場面を支配しているカウンセラーは方向づけのスコアが高いだろう。しかしながら、方向づけの評価の高いカウンセラーが厳しかったり権威主義的であるということではない。彼らは目標行動に関する関心や変化の可能性に向けたクライエントの議論を選択的に強化することによって方向づけをしようとするだろう。方向づけの評価の高いカウンセラーはセッションの焦点が目標行動からあまりに遠く漂流してしまった時には進路訂正を実行する羅針盤を使うように見

える。

＜言語アンカーポイント＞

1. カウンセラーはセッションの話題や進路に影響を及ぼさず目標行動の議論は完全にクライエントの手中にある

   【例】
   - セッションを構造化することに失敗する
   - セッションのほとんど全体が現在の問題にほとんど無関係な話題に焦点づけられている
   - カウンセラーはクライエントの性格，子ども時代や過去のトラウマに話を焦点づけ，目標行動には表面的な注意しか払わない
   - カウンセラーは非指示的，クライエント中心の傾聴に従事する
   - クライエントがいろいろな方向づけにさまようのに受動的に従う
   - 目標行動は述べられない，またはセッションから推定できない

2. カウンセラーはセッションに最小限の影響しか及ぼさず，目標行動にクライエントを方向づけるほとんどの機会を逃す

   【例】
   - いくらかの構造は与えるが，セッションは最初に明示した意図から大きく逸れる
   - 目標行動についてのいくらか話し合う，しかしセッションの大部分は他の話題に費やされる
   - カウンセラーはクライエントの話を目標行動に結びつけようと表面的にしか試みない
   - セッションのほとんどは目標行動の考慮に向けた選択的な強化の証拠のない，非指示的なクライエント中心の傾聴に費やされる

3. カウンセラーはセッションにいくらかの影響を及ぼす，しかし目標行動への焦点づけからたやすく逸れてしまう．

   【例】
   - カウンセラーはセッションにいくらかの構造を与えるが，それをフォローアップし続けることについては一貫性がない
   - カウンセラーは目標行動についてのクライエントの話にいくらかの選択的な強化を与えるが，一貫性がない
   - カウンセラーは進んで目標行動を持ち出すが容易に逸らされる
   - カウンセラーはセッションの実質的な部分を目標から離れた議論に焦点づける
   - セッションの大半の時間は現在や未来よりも過去を話し合うことに費やされる

付録Ⅲ　動機づけ面接治療整合性尺度第3.0版・日本語版（MITI 3.0 J）　239

4. カウンセラーは一般的に目標行動に向けてセッションの方向づけに影響を及ぼすことができる。しかしながらカウンセラーが再方向づけしようとせずに長く脱線するような会話もあるかもしれない。

【例】
- カウンセラーはセッション中に明示されたプランを使うよう，ある程度努める
- 目標行動は明らかであるが，カウンセラーはそれに注意を焦点づけするかどうか不確かのように見える
  - カウンセラーはクライエントによって目標行動から容易に逸脱させられる
  - カウンセラーは一度脱線すると会話を目標行動に向けるいくつかの機会を逃す

5. カウンセラーはセッションに影響力を及ぼし，一般的に目標行動や関連する質問に向けてクライエントを方向づけする機会を逃さない

【例】
- 目標行動に言及するアジェンダ設定
- カウンセラーは目標行動についての関心が明らかである
- カウンセラーは時間を上手く管理し，治療課題の間をスムーズに移ってゆく
- カウンセラーは一貫してスムーズにクライエントの話を目標行動に向けて方向づけする
- セッションの大半の時間は問題の歴史についてよりも，可能な変化を話し合うことに費やされる
- カウンセラーはセッションを支配しクライエントが目標行動から逸脱するのを許さない

5. 共　感

この尺度はカウンセラーはがクライエントの視点や気持ちを理解するまたはとらえようと努力する程度を測る。文字どおり，カウンセラーがどれだけクライエントが奥深くで何を感じ考えているかについて"試掘"しようと試みるどうかを示す。共感は暖かさ，受容，率直さやクライエントに対する弁護や擁護と混同されてはいけない。これらは共感の評価とは独立している。聞き返しはこの特徴の重要な部分である，しかしこの全体的な評価はカウンセラーがクライエントの視点を理解しようし，またその理解をクライエントに伝えようとするすべての努力をとらえることを意図している。

＜低い評価＞

共感の評価が低いカウンセラーはクライエントの視点や経験に無関心であったり，積極的に否定したり却下したりする。彼らは事実の情報を探ったり課題を追求するかもしれないが，クライエントの視点を理解するという唯一の目的のためというよりはむしろ，彼ら自身の観点に合わせてケースを形作るためにそうする。複雑な出来事や感情の深い

表5　共感

低い				高い
1	2	3	4	5
カウンセラーはクライエントの世界観に興味を全く示さない。クライエントの視点に対してごくわずかな注意を払うのみである。	カウンセラーはクライエントの視点を探ろうと時たま努力する。カウンセラーのクライアントに対する理解は不正確なことがあり、クライエントが真に意味することからは遠ざかってしまう。	カウンセラーはクライエントの視点を理解しようと積極的に努力し、それに成功しているところもある。	カウンセラーがクライエントの世界観を正確に理解していることを示す証拠がある。クライエントの視点を理解するための努力を積極的に繰り返し行う。理解は、明示された内容のレベルにとどまっている。	明示的に語られた事柄以外、すなわちクライエントが語らなかったが実際には意味していたことのような奥深いレベルまで、カウンセラーがクライエントの視点を理解していることを示す証拠がある。

　理解を得るための努力はほとんどなく、質問は浅薄さやいら立ちを反映している。かれらはクライエントの視点に敵意を表し、また否定的結果についてクライエントを直接的に非難するかもしれない。
　＜高い評価＞
　共感の評価が高いカウンセラーはセッションをクライエントについて学ぶ機会としてとらえる。彼らには好奇心がある。彼らはとくに目標行動に関するクライエントの意見、考えについて探ることに時間を費やす。共感はクライエントが話していることを理解するのに積極的な興味をカウンセラーが見せる時に明らかである。それはまたカウンセラーがクライエントの複雑な話や発言を正確に追ったり理解したりする時や明瞭さを得るためにやさしく探る時にも明らかとなりえる。
　＜言語アンカーポイント＞
　　1. カウンセラーはクライエントの世界観に興味を示さない。クライエントの視点にほとんどまたは全く注意を払わない
　　　【例】
　　　・情報を求める質問だけする（しばしば隠れた意図を持って）
　　　・クライエントの視点を理解しようと試みることなく事実の情報のみ探る
　　2. カウンセラーはクライエントの視点を探る散発的な努力をする。カウンセラーの理解は不正確またはクライエントの本当の意味から逸脱しているかもしれない
　　　【例】
　　　・カウンセラーは聞き返すがクライエントの言ったことを間違って解釈する

- クライエントを理解しようとするカウンセラーの努力が上っ面で終わっている。
3. カウンセラーはクライエントの視点を理解しようと積極的に試み，ある程度成功する

【例】
- カウンセラーはクライエントに平均的な共感を示す
- カウンセラーは少数の正確な聞き返しを行うが，クライエントの言いたいことを逃すかもしれない
- カウンセラーはセッションの間中ずっと，クライエントの意味するところを捉えようと試みるが，そこそこうまくいく程度にとどまる。

4. カウンセラーはクライエントの世界観の正確な理解の証拠を示す。クライエントの視点を理解しようとする積極的で反復的な努力を行う。理解は大部分明らかに表れた内容に限られる

【例】
- カウンセラーはクライエントの視点や状況への興味を伝える
- カウンセラーはクライエントが言ったことに正確な聞き返しを行う
- カウンセラーはクライエントの視点の理解を効果的に伝える

5. カウンセラーはクライエントの視点の深い理解の証拠を示す（明白に言明されたことだけでなくクライエントが意味しているが言わなかったことについても）

【例】
- カウンセラーはクライエントがセッション中に言ったことを超えるレベルの理解を効果的に伝える
- クライエントの視点や状況に強い関心を示す
- カウンセラーが自分自身をクライエントの立場に身を置いて，理解しようとする。
- しばしばクライエントに単に話に追従するのに必要な事柄以上に，より詳しく述べるよう，しばしば励ます
- 多くの正確で複雑な聞き返しを使う

D. 行動カウント

"わたしの長年の金言がこうなんです，細かい点こそが最大絶対の謎解きのカギであると。"
　　　　　　　　シャーロック・ホームズ 花婿失踪事件 A Case of Identity（A.Conan Doyle, 1892）

行動カウントはカウンセラーのMIの使用の全体的な印象にいかにそれらがあてはまるかという点には関係なく特定の行動を捉えることを意図している。やりとりの内容は

いくらか評価者に影響するだろうが，行動カウントは（全体的な印象を捉えようと企てるというよりもむしろ）一般的にカテゴリー化と判定の法則の結果，決定される。推論によって行動カウントを決定することは避ける。

カウンセラーの発話を行動カウントに割り当てるために解析する

ここでは，一つの発話を一つの完結した思考と定義する。一つの思考が完了した時，一つの会話が終わる。新たな考えが紹介された時，一つの新しい発話が始まる。思考の流れを表現した文章のように，一つの発話がカウンセラーの会話の流れの中で別の発話に続いていくことがある。クライエントの反応は常にカウンセラーの発話で終了する，そしてクライエントの話に続く次のカウンセラーの答えはそれゆえ常に新たな発話である。カウンセラーの発話のすべてが行動カウントを与えられるわけではない。MISC と違って，MITI はすべての可能なコードの網羅的なリストを表してはいない。それゆえ，いくつかのカウンセラーの発言はおそらくコード化されないままであろう。MITI コードは網羅的ではないが，お互いに排他的であり，同一の発話は一つ以上のコードを与えられない。

どの発話も6つの基本的な行動コードのうちの一つを割り当てられるだろう。3つのカテゴリーについては，さらに下位分野が必要とされる。前述したとおり，それぞれの発話は一つの，そして唯一のコードを付与される。しかしながら連続する発話は，たとえ同じ文の中であっても，それぞれ別のコードを付与されるかもしれない。それゆえ比較的長い答えの中で，カウンセラーがもし聞き返し，そして直面化し，次に質問するならば，それらが別べつの発話（考え）であるとすれば，それぞれに異なった行動カウントを付与する必要がある。ボレー（矢継ぎ早の発言）はカウンセラーによる割り込まれることのない発話の連続と定義される。そのボレーの中の1つに，1つの行動コードが割り当てられたら，その部分に他のコードが割り当てられることはない。ボレー全体が各行動コードの中の1つだけを含むこともある。

　　＜次のカウンセラーの陳述を考えよ＞
　　　　えーっと，ひとつ質問させてください。あなたは無理やりここに連れてこられたのですから，みんながカラスのようにあなたを突き回る，あなたの飲酒について飛びまわり，あなたを突ついているカラスの群れがいるかのように感じているわけです，で，ここで過ごす時間をどのようにしたいですか？　何があなたの役に立つでしょう？
　　＜この陳述は次のようなやり方で分析される＞
　　　発話1：えーっと，ひとつ質問させてください：あなたは無理やりここに連れてこられたのですから，みんながカラスのようにあなたを突き回る，あなたの飲酒について飛びまわりあなたを突ついているカラスの群れがいるかのように感じて

いるわけです.

発話2：ここで過ごす時間をどのようにしたいですか？何があなたの役に立つでしょう？

＜このカウンセラーの論述はどうであろうか？＞

あなたがおっしゃる，それはあなた次第だ，というのはまったく正しいです。誰もあなたに代わってその選択をしません。誰もあなたに代わってその選択をできません。たとえあなたの妻が代わりに決めたいと思っても，あるいはあなたの雇い主があなたの代わりに決めたいと思っても，あるいはわたしがあなたに代わって決めたいと思っても，誰もできないのです。それは全く完全にあなた自身の選択です。どのようにあなたの人生を生きるか，薬についてどうするか，どこへ向かうか；だからそれはあなたのものです。そしてあなたは「わたしは何を望んでいるのか？　私にとってものごとを変える時なのか？　この薬物テストが目覚めの知らせであるのか？」ということに取り組んでいるのですね。

＜われわれはそれをこのように分けた＞

発話1：あなたがおっしゃる，それはあなたしだいだ，というのはまったく正しいです。誰もあなたに代わってその選択をしません　誰もあなたに代わってその選択をできません　たとえあなたの妻が代わりに決めたいと思っても，あるいはあなたの雇い主があなたの代わりに決めたいと思っても，あるいはわたしがあなたに代わって決めたいと思っても，誰もできないのです。それは全く完全にあなた自身の選択です。どのようにあなたの人生を生きるか，薬についてどうするか，どこへ向かうか。だからそれはあなたのものです

発話2：そしてあなたは「わたしは何を望んでいるのか？　私にとってものごとを変える時なのか？　この薬物テストが目覚めの知らせであるのか？」ということに取り組んでいるのですね

行動コード

1. 情報提供

このカテゴリーはカウンセラーが情報提供，教育，フィードバックの提供，個人的情報の開示を行う時に使用するカウンセラーがアドバイスすることなく意見を言うときはこのカテゴリーが使われる。情報提供には下位コードは割り当てられない。情報提供の具体的な例は下記を含む。

1a. 評価手段に基づいてフィードバックを提供する

- あなたは評価の期間，典型的には週に約18標準飲酒単位1飲むことを示していました。このことは貴方の年齢のアメリカ人男性の96パーセンタイルにあなたを位置させています（情報提供）

これは聞き返しではないことに注意せよ。評価手段に含まれる情報を振り返ることは典型的には聞き返しとはされない，しかしながらカウンセラーがクライエントの提供した材料を巧みに強調し，またより豊かにするならば聞き返しにコードされてよい。

1b. まだ，クライエントが聞かされていない，クライエントに関する個人的フィードバック
- あなたの医師はあなたが血糖コントロールに苦労して取り組んでいるとわたしに言いました。
- わたしがあなたの奥さんとお話したら，彼女はあなたの飲酒について本当に心配していると言っていました。

1c. 介入に関連した考えや概念の説明
- あなたの"飲みたい"という渇望を記録するというこのホームワークは重要なのです，なぜならわれわれは渇望がしばしば再発につながることを知っていますから。渇望はあなたに違うことをせよと教える警告ベルのようなものです。

1d. 話題に関する教育
- 果物や野菜を毎日摂る人は癌のリスクが5倍減少します　大腸がんなどある種の癌ではもっとリスクが減少します。
- もしもあなたが再発したならば，わたしはそのことをあなたの保護観察官に知らせなければなりません（情報提供：評価者は代わりに MI 不一致を考慮してもよい）

評価者は情報提供の中でのタイプは分ける必要がない。評価者はその行動がこのカテゴリーの中のいずれかであると一度決めたら，それ以上区別することなく情報提供を割り当てる。

＜情報提供を MI 不一致行動と鑑別する＞

情報提供はアドバイス，警告，直面化や方向づけと混同されてはならない。
- あなたは評価の期間，典型的には週に約 18 標準飲酒単位飲むことを示していました　これは社交的範囲の飲酒をはるかに越えています（MI 不一致）
- この記録表を使ってあなたの酒への渇望を記録してください，そして来週わたしといっしょにレビューするためにそれを持ってきてください（方向づけ）
- えーっと，あなたは5つ食べたとおっしゃいましたが，この図によると果物を2種しか食べていませんね，自分を騙すのは簡単なことです（直面化）
- それはわたしには役立ちましたし，もしあなたが試しにやってみるならばあなたにも役立つでしょう。われわれはあなたにちょうどいい AA ミーティングを見つけてあげなければなりません。あなたはいい AA を探せなかっただけです（アドバイス）

2. 質　　問

2a. 閉じられた質問

この行動コードはカウンセラーがクライエントに"はい""いいえ"で答えられる質問をする時に使われる。

- 今週ヘロインを使いましたか？
- 今週，5種類の果物や野菜を食べましたか？
- 記憶に関してお困りでしたか？

非常に限られた範囲を特定する質問や質問票を埋めるための質問もまたこれにコードされる。

- ヘロインをどれだけ長く使ってきたのですか？
- 今週はいくつの果物や野菜を食べましたか？
- 合衆国の大統領は誰ですか？

2b. 開かれた質問

開かれた質問はカウンセラーが広範囲の答えを可能とする質問をする時にコードされる　この質問は情報を求めたりクライエントの視点を招いたり，自己探索を奨励するかもしれない　開かれた質問は質問者が驚くような答えの選択を可能とする。"もっと話してください"という陳述は，明らかに方向づけまたは直面化コードを示すトーンと文脈でなければ開かれた質問にコードされる

- われわれが最後に会ってから，あなたのヘロインへの渇望はどんな具合でしたか？
- 今週のあなたの果物と野菜について話してください
- それについてのあなたの見解は？

一般的に（クライエントが答える前の）質問の積み重ねは，一つの質問としてコードされる。時にはカウンセラーは開かれた質問をしてクライエントが答える前に，一続きの"たとえば"というフォローアップの質問をして質問を積み重ねるかもしれない。これらは一つの開かれた質問にコードされる（この例では一つの開かれた質問と二つの閉じられた質問ではなしに）。

> あなたの飲酒はどのようにあなたに問題を引き起こしていますか？　あなたの人間関係や記憶の分野に問題を起こしているか？　法律や健康問題の問題についてはどうか？　自分自身にがっかりしたか？　というようなことです

2c. 聞き返しをしようとする質問

全体的には聞き返しの基準に合うが，語尾の抑揚のために質問のように聞こえる陳述がある。これらの陳述は聞き返しとしてではなく質問（開かれたあるいは閉じられた）としてコードされる。

3. 聞き返し

このカテゴリーはクライエントの陳述に応じてカウンセラーが行なった聞き返しを捉えることを意図している。聞き返しは材料に新たな意味を導入するかもしれない，しかし本質的にはそれはクライエントが今言ったことについてなにかを捉えてクライエントに返す。聞き返しはさらに単純な聞き返しと複雑な聞き返しにカテゴリー化されなければならない。

3a. 単純な聞き返し

単純な聞き返しは典型的にはカウンセラー／クライエントのやりとりの理解を伝え促進する。これら聞き返しはクライエントが言ったことに意味や協調を付け加えないかほとんど付け加えない。単純な聞き返しは クライエントの重要あるいは強烈な感情に注意するが，クライエントのもともとの意図や陳述から遠く離れてゆかない。カウンセラーによるいくつかのクライエントの陳述の要約は，カウンセラーが追加点や方向づけを加えるために使うのでなければ単純な聞き返しにコードされてよい。

3b. 複雑な聞き返し

複雑な聞き返は典型的には実質的な意味や強調をクライエントが言ったことに加える
これらの聞き返しはクライエントが言ったことのより深いまた複雑な描写を伝える目的に役立つ 時にカウンセラーは強調したり会話を違った方向づけに向けるために，クライエントが言ったことの特定の部分を強調することを選択するかもしれない。カウンセラーは微妙なまたは明白な内容をクライエントの言葉に付け加えたり，複雑な性質の要約を形作るためにクライエントの陳述を組み合わせてもよい 。

＜スピード違反切符＞
クライエント：これで彼女のスピード違反切符は 3 カ月で 3 度目です われわれの保険は最高限度を超えるでしょう 彼女を殺してやりたいくらいです 彼女はそのお金が他のことに必要だとわからないのでしょうか
カウンセラー：あなたはそのことでひどく立腹している（聞き返し，単純）
カウンセラー：我慢の限界なのですね （聞き返し，複雑）
＜血糖コントロール＞
カウンセラー：あなたは血糖コントロールの方法についてどんなふうに説明されていますか（開かれた質問）
クライエント：冗談でしょ？授業を受けたしビデオを見たし，訪問看護婦も来ました わたしは血糖コントロールをどう上手くやるかについてのあらゆる種類のアドバイスを受けながら，実行しないだけなのです。なぜかわかりません。おそらくわたしには死への願望か何かがあるんでしょうね？
カウンセラー：あなたはそのことで非常に落胆している （聞き返し，単純）

付録Ⅲ　動機づけ面接治療整合性尺度第3.0版・日本語版（MITI 3.0 J）　*247*

　　カウンセラー：あなたはまだやるべきことを全てやったわけではない（聞き返し，複雑）
　　＜母の一人暮らし＞
　　クライエント：母は私をいらつかせます　彼女は一人暮らしのままでいたいと言いながら，つまらない質問で日に4回電話してきます　そして彼女はわたしがアドバイスすると怒るのです
　　カウンセラー：お母さんとの状況は非常にストレスフルです（単純な聞き返し）
　　カウンセラー：あなたはお母さんが本当は何を欲しているのか理解するのに苦労している（聞き返し，複雑）
　　カウンセラー：あなたはお母さんが本当は何を欲しているのか理解するのに苦労しているのですか（閉じられた質問）
　　カウンセラー：あなたはお母さんがほんとうに欲しているのは何だと思いますか（開かれた質問）

3c. 判断基準

　評価者が単純な聞き返しか複雑な聞き返しか区別できない時は，単純な聞き返しとする。既定カテゴリー：単純。

3d. 連続した聞き返しと質問

　時にはカウンセラーは聞き返しで始めて，聞き返しの信頼性を"チェック"するのに質問（開かれたあるいは閉じられた）を加える。両方の要素がコードされるべきである。

　　・それであなたはヘロインを二度と使おうと思わない　それで合っていますか？（聞き返し，閉じられた質問）
　　・あなたの上司があなたはもう残業できないと言った　それをどう思いますか（聞き返し，開かれた質問）

3e. 質問に変わった聞き返し

　全体的には聞き返しの基準に合うが，語尾の抑揚のために質問のように聞こえる陳述がある。これらの陳述は聞き返しとしてではなく質問（開かれたあるいは閉じられた）としてコードされる（2c参照）。

4．MI一致

　このカテゴリーは動機づけ面接アプローチと一致する特定のカウンセラーの行動を捉えるのに使われる。評価者はたとえカウンセラーの発言が真に"適合"していなくとも，MIとして良い例になっているのであれば，これらのカテゴリーの1つにコードしたいという誘惑にかられるかもしれない。そうではなく，評価者は，MI一致行動は決められた行動のみに付与するようにして，先のような例は総合評価の全体的な評価の中で適切とみなすべきである。MI一致カテゴリーは下記からなる。

4a) アドバイスや情報を与える前に許可を求める，あるいはクライエントが話題について何を既に知っているか，あるいは何を今までに聞かされてきたかをアドバイスや情報を与える前に尋ねる。クライエントから直接に情報やアドバイスを求めて来たときも，クライエントからの許可が含まれている。カウンセラーがクライエントに対してアドバイスを与えながら，それを無視しても良いと伝える場合も間接的に許可を求めていることになる。

- 大腸がんのリスクをどう減らすかということについて，私はいくらか情報を持っています。それについてあなたと話し合ってかまいませんか（MI一致）
- 妊娠中の飲酒について何かすでに聞いていますか？（MI一致）
- これはあなたには当てはまらないかもしれませんが，私のクライエントの中に，昼食後2時間に血糖値をチェックするのを思い出せるように腕時計のアラームをセットし，それで上手くいった人がいました。（MI一致）

注意：アドバイスの前に許可が求められている時には，MI不一致コードはそれに続くアドバイスにつけられない。そのボレー全体はMI一致とコードされる。

4b) クライエントを是認する。なにかポジティブなことや称賛を言う。是認は，目標行動に単純には関連しないような，どんな分野においてでもクライエントの長所，能力や努力について意見を言う形をとってもよい。

- あなたは一度決心したらたいていやりとげる，そんな種類の人間です（MI一致）
- あなたにとっていい親であることが重要です，あなたの両親があなたにとってそうであったように（MI一致）

4c) クライエントのコントロール，選択の自由，自律，決定能力の強調

- ええ，あなたは正しいです 誰もあなたの飲酒を無理に止めさせることはできません（MI一致）
- あなたはここであなた自身のことを一番知っている人間です。あなたはこの治療プランに何が盛り込まれるべきだと考えますか？（MI一致）
- あなたが食べるのに選ぶ果物と野菜の数は全くあなた次第です（MI一致）
- あなたの言うことは一理あります（MI一致）

4d) クライエントをサポートする 思いやりや同情の発言で

- 駐車場のことや雨降りのことやらで，ここまでやってくるのは大変なことだったでしょう（MI一致）
- 飲酒をやめるのは非常に難しいことだと知っています（MI一致）
- なるほど，今のあなたにはもう抱えきれないほど，いろんなことが起こっているのですね（MI一致）

MI一致とみなされた行動には下位コードは割り当てられない。内容が何であれ，評

価者はただそれらに MI 一致コードを割り当てるだけである。

4e) 判断基準：MI 一致コードは発話が MI 一致カテゴリーに明らかに分類される時につける。疑わしい時には違うコード（たとえば，開かれた質問 や聞き返し）が与えられるべきである

5. MI 不一致

このカテゴリーはカウンセラーの動機づけ面接のアプローチと一致しない行動を捉えるのに使われる。不一致行動には下位コードは割り当てられない。評価者はただそれらに MI 不一致コードを割り当てるだけである。

5a) 許可なしのアドバイス。最初にクライエントの許可を得ずに提案，解決法や可能な行動を提供することによる言語はいつもとは限らないが，通常このような言葉を含む。べきである，なぜ～しないのですか，考慮して，やってみて，提案する，助言する，～はどうですか，あなたは～できるかも，など。もしカウンセラーがアドバイスする前に直接的にまたは間接的に，最初に許可を得ていればコードは違ってくることに注意せよ。

- 友達に乗せてもらうよう試してはどうですか？（MI 不一致）
- 最初1日に5回血糖をチェックすることが一番いいです．（MI 不一致）
- それはあなたが思うほど悪くないかもしれない。あなたが彼ら人びとに機会を与えれば彼らはたいてい丁寧ですよ（MI 不一致）

5b) クライエントに直接的にそして曖昧にではなく異議を唱え，論争し，訂正し，辱め，非難する，批判する，レッテルを貼る，教訓を与える，馬鹿にするあるいはクライエントの正直さを問うことによってクライエントに直面化する。そのような相互作用は不満や否定を伴った不公平な権力争いという性質をもつだろう。ここにはカウンセラーが質問やあるいは聞き返しを使うが，声の調子が明らかに直面化を示す例も含まれる。

すでに知られているまたはクライエントによって明かされた否定的な情報を言い換えることは直面化または 聞き返しのどちらにでもなりうる。大部分の直面化は声の調子と文脈に慎重な注意を払えば正しくカテゴリー化できる。

- あなたはノックビン（抗酒薬）を飲んでいたけれども結局飲酒したんですね？（MI 不一致）
- あなたはそれが愛する人たちを扱う方法だと考えているのですか？（MI 不一致）
- ええ，あなたはアルコール依存です。自分ではそう思わないかもしれないけれど，そうです（MI 不一致）
- ちょっと待って。あなたの A1c[脚注] は12だとここに出てる。申しわけないけれど，

脚注：ヘモグロビン A1c のこと。糖化ヘモグロビンとも呼ばれ，過去1ヶ月間の血糖値の指標になる。

こんなに高いなら，あなたが自分でおっしゃったようにカロリー計算していたとは思えないですね（MI不一致）

5c）指図する。命令や指示，励まし，報酬などによってクライエントに指図すること。言葉は命令形。

・それをしてはだめ！（MI不一致）
・この宿題を来週持ってきなさい（MI不一致）
・あなたは90日間に90回ミーティングに行かねばなりません（MI不一致）

繰り返しになるが，評価者はMI不一致行動を下位分類することはしない。一度評価者がその行動を直面化または指示と決めたなら（またはこのカテゴリーの2つのどちらかに入ると決めたなら），MI不一致コードを割り当てて進む。

5d）判断規則：MI不一致コードは発話が明らかにMI不一致カテゴリーに当てはまる時につける。疑わしい時は，その他のコード（たとえば情報提供）が与えられるべきである

＜かんしゃく＞
クライエント：うちの子のかんしゃくについてどうしたらいいと思いますか？ あなたは医者でしょ
カウンセラー：このことを自分で解決するのは無理だった，それでようやく他人の手助けを借りる気になったわけです（MI一致）［または］あなたのお子さんの様子はおそらく正常の範囲内でしょう。かんしゃくとまでは呼べません（情報提供）

E. コード化部分の長さとタイプを選ぶ

MITIは治療テープの20分間の部分を使って発展してきた。もっと長いテープ（たとえば治療セッション全体）にMITIを使うことも可能かもしれない。ただし，コード化部分の長さを増やす試みに対しては，以下と関連したことに注意を喚起したい。①評価者の注意の持続についての問題，②増加したデータについて包括的評価をなすことの困難さ，③多忙な状況で途切れずに仕事をする時間を得ることの手段的難しさ。同様に，われわれの初期の大部分のデータはビデオテープよりもオーディオテープを使って収集された。MITIはビデオテープのコード化にも使えるが，視覚的情報を収集するために変更するべきではない。

F. MITIのサマリースコア

MI機能の重要な指標は頻度カウントによって不完全にしか捉えられないので，われ

われは多くの治療コードの応用には個々のコード自体よりむしろコードから計算されたサマリースコアを用いた方がより役立つことを発見した。たとえば質問に対する聞き返しの比率は重要な MI プロセスの簡明な測定法を提供する．下記は MI の有能さを決定するためのアウトカム測定に役立つサマリースコアとそれらを計算する公式の部分的なリストである

- 包括的スピリット評価＝（喚起＋協力＋自律／サポート）／3
- 複雑な聞き返しのパーセンテージ（% CR）＝複雑な聞き返しの合計／聞き返しの合計
- 開かれた質問のパーセンテージ（% OQ）＝ OQ／(OQ ＋ CQ)
- 質問に対する聞き返しの比率（R：Q）＝聞き返しの合計／(CQ ＋ OQ)
- MI 一致のパーセント（% MiA）＝ MiA／(MiA ＋ MiNa)

G. MITI のトレーニング戦略

"いついかなる時も私に与え給え，大量の種を含んだ実り豊かな間違いを。それらと一緒に修正の雨も。" Give me a fruitful error any time, full of seeds, bursting with its own corrections. Vilfredo Pareto（1848-1923）

　評価者をトレーニングし，評価者間信頼性とゴールドスタンダードとの合致率で測れる有能さに到達させるためには普通，段階的な学習プロセスを必要とする。われわれは評価者がかなり単純な課題から始めて，単純な課題における有能さが確固としたものになった時にのみ，もっと複雑な課題に進むのが最善であると発見した。われわれは評価者がレベルⅡの課題を試みる前にレベルⅠの課題を，受け入れられる信頼性の基準まで学ぶことから始めることを勧める。ⅠとⅡの課題に対する受け入れられる基準が同時になし遂げられ時のみ評価者はレベルⅢの課題を始めるべきである。MI テキストとビデオ学習教材の自己復習はいつでも使える（たぶんレベル 1 課題を始める前の導入として）。

　代表的な面接場面の口述筆記を事前にコード化しておき，それを標準トランスクリプトとすることによって，評価者の能力と改善すべき点を評価できるようになる。評価者はしばしばある一つの特定の領域において問題を示すことがあり，その場合，その領域に集中した訓練が必要である。問題の分野は標準トランスクリプトを各レベルのテストとして使うことで同定することができる。しばしば各レベルに 1 回より多くのテストが必要である。われわれは，評価者が MITI 使用の評価者間信頼性に達するまで典型的には 40 時間のトレーニングを要することを見出した。加えて定期的（おそらく毎週）グループ評価セッションが，逸脱が起こらないよう保証するために必要である。われわれ

表 6

行動カウントとサマリースコアの閾値	初心者レベル	十分なレベル
全体臨床評定	平均 3.5	平均 4
質問に対する聞き返しの比率 (R：Q)	1	2
開かれた質問のパーセンテージ (% OQ)	50%	70%
複雑な聞き返しのパーセンテージ (% CR)	40%	50%
MI に準拠のパーセンテージ (% MIA)	90%	100%

の研究では，臨床経験は（すなわちカウンセラーであること）は，トレーニングの容易さやトレーニングの結果としての生じる評価能力とは関係しなかった。

　　レベルⅠ：能力（発話を分ける，情報提供と開かれた／閉じられた質問）
　　レベルⅡ：能力（聞き返し，MiA と MiNa を追加）
　　レベルⅢ：能力（包括的評価を追加）

　表 6 は MITI コード化システムに基づいて推薦される，カウンセラーの熟練度と能力の閾値である。これらの閾値は専門家の意見に基づいており，現在それらをサポートする基準のあるいは他の妥当性データを欠いていることにどうぞ注意してほしい。われわれは現在，改定版 MITI のために基準のデータを収集する過程にある。そのような基準データが使えるようになるまで，これらの閾値はカウンセラーの MI 使用の有能さと熟達度の評価時に届いた他のデータと共に使用されるべきである。

MITI コードのリスト

　　・喚起（喚起の全体評価）
　　・協力（協力の全体評価）
　　・自律／サポート（自律／サポートの全体評価）
　　・方向づけ（方向づけの全体評価）
　　・共感（共感の全体評価）
　　・スピリット（MI のスピリットの全体評価：喚起，協力，自律／サポートの平均）
　　・GI（情報提供）
　　・MiA（MI 準拠）
　　・MiNa（MI 非準拠）
　　・OQ（開かれた質問）
　　・CQ（閉じられた質問）
　　・Rs（聞き返し：単純）
　　・Rc（聞き返し：複雑）

動機づけ面接治療整合性尺度（MITI）コードシート
改訂（2007年7月）

Tape # _____　　Coder： _____　　Date： _____

全体評価

喚起		1 低い	2	3	4	5 高い
協力		1 低い	2	3	4	5 高い
自律／サポート		1 低い	2	3	4	5 高い
方向づけ		1 低い	2	3	4	5 高い
共感		1 低い	2	3	4	5 高い

行動カウント

情報提供			
MIに準拠	許可を求める，是認する，コントロールを強調する，サポート		
MIに非準拠	助言，直面化，方向づけ		
質問	閉じられた質問		
（下位分類）	開かれた質問		
聞き返し	単純		
（下位分類）	複雑		
	聞き返しの合計		

最初の文： _____

最後の文： _____

付記："Professional Training Series" のビデオからとられた MI 面接の書き起こしをコード化したものが用意されており，それを使うことが MITI の使用の学習に役立つ。学習を容易にするために，それぞれの面接は 2 回コードされている。1 回目は全体評価，2 回目は行動カウントである。実際には両者を同時に行うことが一般的である。これらの書き起こしは MITI のマニュアル自体と同様に無料で以下からダウンロードできる（http://casaa.unm.edu/code/miti.html）。

参考文献

Amrhein PC, Miller WR, Yahne CE, Palmer M, Fulcher L (2003) Client commitment language during motivational interviewing predicts drug use outcomes. Journal of Consulting and Clinical Psychology, 71(5):862-878.

Andrews G (2001) Placebo response in depression : bane of research, boon to therapy. Br J Psychiatry, 178:192-194.

Beck JS (1995) Cognitive therapy: basics and beyond. New York: Guilford Press.(伊藤絵美, 神村栄一, 藤澤大介訳(2004)認知療法実践ガイド・基礎から応用まで―ジュディス・ベックの認知療法テキスト. 星和書店)

Bem DJ (1972) Self-Perception Theory. Advances in experimental social psychology, 6:1-62.

Brehm SS, Brehm JW (1981) Psychological reactance: A theory of freedom and control. New York: Academic Press.

Carlat DJ (1999) The Psychiatric Interview: A practical Guide. Philadelphia: Lippincott Williams & Wikins.(張賢徳, 池田健, 近藤伸介訳(2006)精神科面接マニュアル・第2版. メディカル・サイエンス・インターナショナル)

Cowan N (2001) The magical number 4 in short-term memory: a reconsideration of mental storage capacity. Behav Brain Sci, 24(1):87-114/114-185(discussion).

Festinger L (1957) A theory of cognitive dissonance. Stanford Univ Pr.

Furukawa T, Harai H, Hirai T, Fujihara S, Kitamura T, Takahashi K (1998) Childhood parental loss and alcohol dependence among Japanese men : a case-control study. Group for Longitudinal Affective Disorders Study (GLADS) Acta Psychiatr Scand, 97:403-407.

Goodman WK, Price LH (1992) Assessment of severity and change in obsessive compulsive disorder. Psychiatr Clin North Am, 15(4):861-869.

Gordon T (2000a) Parent Effectiveness Training. New York: Three River Press.

Gordon T (2000b) Parent Effectiveness Training: The Proven Program for Raising Responsible Children. Revised (30 ed.). New York: Three River Press.

Hamilton M (1960) A rating scale for depression. Journal of neurology, neurosurgery, and psychiatry, 23(1):56.

Handmaker NS, Miller WR, Manicke M (1999) Findings of a pilot study of motivational interviewing with pregnant drinkers. Journal of Studies on Alcohol, 60:285-287, US: Alcohol Research Documentation.

Hettema J, Steele J, Miller WR (2005) Motivational Interviewing. Annual Review of Clinical Psychology, 1(1):91-111.

Hunt GM, Azrin N (1973) A community-reinforcement approach to alcoholism* 1. Behaviour Research and Therapy, 11(1): 91-104.

Kessing L (2007) Epidemiology of subtypes of depression. Acta Psychiatrica Scandinavica, 115, 85-89.

Meyers RJ, Miller WR, Hill DE, Tonigan JS (1998) Community reinforcement and family training (CRAFT) : engaging unmotivated drug users in treatment. J Subst Abuse, 10(3): 291-308.

Miller GA (1994) The magical number seven, plus or minus two: some limits on our capacity for processing information. 1956. Psychol Rev, 101(2):343-352.

Miller WR (1983) Motivational interviewing with problem drinkers. Behavioural Psychotherapy, 11:147-172, US: Cambridge Univ Press.

Miller WR, Meyers RJ, Hiller-Sturmhöfel S (1999a) The community-reinforcement approach. Alcohol Research & Health, 23(2):116-120.

Miller WR, Meyers RJ, Tonigan JS (1999b) Engaging the unmotivated in treatment for alcohol problems: a comparison of three strategies for intervention through family members. J Consult Clin Psychol, 67(5):688-697.

Miller WR, Rollnick S (1991a) Motivational interviewing: Preparing people to change addictive behavior. New York: Guilford Press.

Miller WR, Rollnick S (1991b) Motivational interviewing: Preparing people to change addictive behavior. pp. xvii/348, New York: Guilford Press.

Miller WR, Rollnick S (1998) Motivational Interviewing: Professional Training Series. Alberquerque: University of New Mexico.

Miller WR, Taylor CA, West JAC (1980) Focused versus broad-spectrum behavior therapy for problem drinkers. Journal of Consulting and Clinical Psychology, 48(5):590.

Moberg PJ, Lazarus LW, Mesholam RI, Bilker W, Chuy IL, Neyman I, et al (2001) Comparison of the standard and structured interview guide for the Hamilton Depression Rating Scale in depressed geriatric inpatients. Am J Geriatr Psychiatry, 9(1):35-40.

Moyers T, Martin T, Catley D, Harris KJ, Ahluwalia JS (2003) Assessing the integrity of motivational interviewing interventions: Reliability of the motivational interviewing skills code. Behavioural and Cognitive Psychotherapy, 31(2):177-184.

Moyers TB (2004) History and Happenstance: How Motivational Interviewing Got Its Start. Journal of Cognitive Psychotherapy, 18(4):291-298.

Moyers TB, Martin T, Manuel JK, Hendrickson SM, Miller WR (2005) Assessing

competence in the use of motivational interviewing. J Subst Abuse Treat, 28(1):19-26.
Obert JL, McCann MJ, Marinelli-Casey P, Weiner A, Minsky S, Brethen P, et al (2000) The matrix model of outpatient stimulant abuse treatment: history and description. J Psychoactive Drugs, 32(2):157-164.
Prochaska JO, DiClemente CC (1983) Stages and processes of self-change of smoking: toward an integrative model of change. Journal of Consulting and Clinical Psychology, 51(3):390.
Project MATCH (Matching Alcoholism Treatment to Client Heterogeneity): rationale and methods for a multisite clinical trial matching patients to alcoholism treatment. (1993) Alcohol Clin Exp Res, 17(6):1130-1145.
Rollnick S, Miller WR (1995) What is motivational interviewing? Behavioural and Cognitive Psychotherapy, 23:325-334, US: Cambridge Univ Press.
de Shazer S, Berg IK, Lipchik E, Nunnally E, Molnar A, Gingerich W, et al (1986) Brief therapy: Focused solution development. Family process, 25(2):207-221.
Smedslund G, Berg RC, Hammerstrom KT, Steiro A, Leiknes KA, Dahl HM, et al (2011) Motivational interviewing for substance abuse. Cochrane Database Syst Rev, 5, CD008063.
Smith JE, Meyers RJ (2007) Motivating Substance Abusers to Enter Treatment: Working With Family Members. New York: Guiford Press.
Sobell LC, Sobell MB, Christelman WC (1972) The myth of "one drink". Behaviour Research and Therapy.
Suzuki H, Nishizawa T, Hibi T (2006) Therapeutic strategies for functional dyspepsia and the introduction of the Rome III classification. J Gastroenterol, 41(6):513-523.
Tappin DM, Lumsden MA, Gilmour WH, Crawford F, McIntyre D, Stone DH, et al (2005) Randomised controlled trial of home based motivational interviewing by midwives to help pregnant smokers quit or cut down. BMJ, 331(7513):373-377.
Timberlake W (1993) Behavior systems and reinforcement: an integrative approach. J Exp Anal Behav, 60(1):105-128.
Truax CB, Carkhuff RR (1967) Toward effective counseling and psychotherapy: training and practice: Aldine Pub. Co.
Walsh BT, Seidman SN, Sysko R, Gould M (2002) Placebo response in studies of major depression: variable, substantial, and growing. Jama, 287(14):1840-1847.
Williams JB, Kobak KA (2008) Development and reliability of a structured interview guide for the Montgomery Asberg Depression Rating Scale (SIGMA). Br J Psychiatry, 192(1):52-58.
バッハ P，モラン D／武藤崇，吉岡昌子，石川健介，熊野宏昭訳（2009）ACT（アクセプタンス＆コミットメント・セラピー）を実践する．星和書店．
ミラー WR，ロルニック S／松島義博，後藤恵訳（2007）動機づけ面接法—基礎・実践編．

東京：星和書店.
ロルニック S, バトラー C, メイソン P／地域医療振興協会公衆衛生委員会 PMPC 研究グループ訳（2001）健康のための行動変容—保健医療従事者のためのガイド. 東京：法研.
ロルニック S, ミラー WR, バトラー C／後藤恵監訳（2010）動機づけ面接法実践入門. 東京：星和書店.
伊藤絵美（2005）認知療法・認知行動療法カウンセリング初級ワークショップ—CBT カウンセリング. 東京：星和書店.
永田利彦（2000）神経性食思不振症患者への Motivational Interviewing（治療意欲面接）の試み［会議録］. こころのりんしょう a・la・carte, 19(2);211-212.
橋本加代（2009）強迫性障害の治療を通して〜精神科医師の立場から〜. In: OCD の会編集委員会編：とらわれからの自由 No.5. pp.13-15, 熊本：OCD の会.
原井宏明（1999）エビデンス精神医療手取り足取り 3 —エビデンスの検索. 臨床精神医学, 28(10);1285-1291.
原井宏明（2002）強迫性障害のお話. 熊精協会誌, 113;45-55.
原井宏明（2006a）うつ病の治療と医療の近年の発展と最近の論議—治療法の選択を決めるもの. 特集「うつ病のすべて」, 医学のあゆみ, 219(13);976-983.
原井宏明（2006b）動機づけ面接と ACT — MI ACTing? 私は ACT しているのか？（第 15 章）. In: 武藤崇編：アクセプタンス＆コミットメントセラピーの文脈, pp.289-310, 東京：ブレーン出版.
原井宏明（2010）対人援助職のための認知・行動療法—マニュアルから抜けだしたい臨床家の道具箱. 東京：金剛出版.
原井宏明（2011）動機づけ面接と ACT（第 17 章）. In: 武藤崇編：ACT ハンドブック, pp.281-302, 東京：星和書店.
原井宏明, 村上優, 杠岳文, 比江島誠人, 遠藤光一, W.F. Haning, M.P. Andy Anderson, 内村英幸（2001）諸外国との比較・3 年間のまとめ・治療に関するレビュー——北部九州とハワイの物質使用障害患者の比較. 厚生科学研究補助金 医薬安全総合研究事業 10 〜 12 年度研究報告書, 薬物依存・中毒者のアフターケアに関する研究, pp. 103-116.
黒木俊秀（2009）抗うつ薬の時代の憂うつ. In: 神庭重信, 黒木俊秀編：現代うつ病の臨床—その多様な病態と自在な対処法. pp. 187-211, 大阪：創元社.
山上敏子（2010）山上敏子の行動療法講義 with 東大・下山研究室. 東京：金剛出版.
山上敏子, 原井宏明, 中島勝秀（1990）行動療法—生活を豊かにする技術（現代のエスプリ 279）. 至文堂.
山本央子（2007）ヘンリー, 人を癒す—心の扉を開けるセラピー犬. 東京：ビイング・ネット・プレス.
松沢哲郎（2000）チンパンジーの心. 東京：岩波書店.
神田橋條治（1990）精神療法面接のコツ. 東京：岩崎学術出版社.
神田橋條治（1995）追補・精神科診断面接のコツ. 東京：岩崎学術出版社.

村上優, 比江島誠人, 杠岳文, 遠藤光一（2002）薬物依存リハビリテーションプログラムの試み：薬物依存の治療モデル・心に鍵をかける―自助グループの連携による治療［解説］. 厚生労働省精神・神経疾患研究委託費総括研究報告書 今後の精神医療のあり方に関する行政的研究, 平成11～13年度, pp.367-383.

中井久夫（1982）分裂病と人類. 東京：東京大学出版会.

土居健郎（1992）方法としての面接・新訂―臨床家のために. 東京：医学書院.

木下是雄（1981）理科系の作文技術（中公新書624）. 東京：中央公論新社.

鈴木健二（1994）話し方の科学. 東京：講談社.

あとがき

酒造業から学んだこと

　MI を学ぶことは，音楽の演奏や英会話の習得とよく似ている。特定の演奏技法や技巧，語彙や成句の習得に重点を置いて，それだけ上手くなることよりも，全体を把握し，相手とつながるという態度がより必要なのである。音楽演奏で言えば，音楽性が無ければ，いくら楽器を引く技術が超絶技巧であっても，感動はない。

　私の亡父は大学で醸造工学を修めた後，京都市伏見区の日本酒メーカーに就職し，定年後も役員として，67歳まで勤めた。1992年までは日本酒級別制度があり，全ての日本酒は二級，一級，特級に分類されていた。一級，特級については国税庁が専門家に利き酒を依頼し，審査を行なっていた。審査を通過した酒は，一級・特級と国から認定されると同時に，酒税もランクに合わせて高くなり，値段も高くなっていた。特級酒は一升瓶の栓も金色が普通だった。父は大阪国税局での新酒鑑評会審査員だった。父は，新酒ができると，それを自宅に持ち帰り，当時，小中学生だった私に"利き酒"をさせていた。私も火落菌（ひおちきん）や老ね香（ひねか），三増酒などの名前を覚えた。

　新酒鑑評会では，鑑定対象の酒についてブランド名など一切ブラインドにして行う。利き酒をする順番も変えて全てが平等になるようにするのである。審査員に対するテストもある。数種類の酒を二つの杯に分けて入れ，それを2列に並べる。順番はバラバラになっている。どれとどれが同じ酒かを当てるクイズである。父によれば，新酒鑑評会審査員というプロでも外れしてしまうことの方が多い，結局，人間の五感は曖昧であり，一般消費者にとっては，"特級酒"とか"高価"というようなラベルの方が"おいしい"という主観に影響するということだった。酒米の安価なものに変え，醸造工程で手を抜き，ア

ル添(サトウキビなどから作った醸造アルコールを足すこと)をしたとしても，同じラベル，同じ価格にしておけば，消費者にはばれない。しかし，長い目でみると，コストダウンを続けるうちに消費者が離れていってしまう，そうなってから品質を良くしたとしても消費者は戻ってこない，とよく言っていた。

　酒の味が分かるということについて驚いたことがある。肥前療養所にいた頃，父の会社の最高級の吟醸酒を毎年のお歳暮にしていた。そのうちの1人の同僚がある時，今年の酒の味が去年と違うと言い出した。その酒の原料米は1993年産である。夏の冷害と台風のために全国平均作況指数が74までに落ち込み，米不足を補うためタイ米を輸入したという記録的不作の年である。父に味の違いのことを伝えたら，「それは，天候のせいで，米の中のカリウム分が少なかったからだ」と説明してくれた。私には違いは全く分からなかった。1年前に飲んだ酒の味を覚えていて，今，飲んだ酒の味と比べることができる人がいること，そしてその違いを天候とカリウムという科学的概念で専門家は説明できるということに驚いた。

　MIを理解するためには，MIの技術的側面であるOARSとチェンジトークの弁別，態度的側面であるMIのスピリットを理解できるようになることが大切である。これを吟醸酒にたとえれば，酒米の精米歩合の調整やボーメの出方に応じて醪(もろみ)の温度を変えること，カプロン酸エチルの濃度を測定することが技術的側面であり，吟醸香や味のバランス，"きめ"はスピリットの高さになる。生老香やカビ香が入ればスピリットが低い。

　父が退職した後の後継者として会社に引き入れた人物がいる。東京農業大学の発酵学・醸造学を卒業した後，伏見のとある蔵元へ就職し，1991年から父の会社に転職した，藤本氏である。その翌年，会社の酒が全国新酒艦評会で金賞を受賞した。それから平成23年(2011年)までの20年間に合計16回の金賞に輝いている。その内，平成23年までの14年連続金賞受賞は日本タイ記録である。ここまで来ると当然，有名になり，各地の酒蔵から技術を教えてくれと言う要請がひっきりなしである。父は言う。

　　　真似しようと思って，酒の作り方を聞いても，見学しても，結局あかんのや。藤本君の酒が旨いのは，彼の舌がええからなんや。美味しい酒を選

ぶのが上手なんや．作り方だけやない．

　父は自分のことを自慢しなかったが，藤本氏は父にとても感謝していた．父が今の会社に引き入れてくれなければ，連続金賞受賞もありえない．最初の蔵元を退職した後，酒造りから足を洗おうとしていた人なのである．父は自分の知る酒作りの技術を惜しみなく教えていたようだ．藤本さんは今も，吟醸酒の原料として最も優れた山田錦ではなく，父が発掘した京都の地場の酒米である"祝"という米を使い続けている．

　父は2011年4月に亡くなった．葬儀を終え，職場のクリニックに戻ると愛知県碧南市の酒造会社の社長さんから電話があり，弔意を表したいのでクリニックをお伺いしたい，ということだった．清酒昇勢などを出している永井酒造の永井治一郎氏とクリニックでお会いした．一時は蔵元の数が50を超えた酒の一大産地だった碧南の中で生き残った最後の酒蔵である．

　　　以前から桶買いでお世話になっていたが，あるとき原井さんの会社の倉の中で酒造りの秘訣を直接教えてもらった．その時は用語も含めて分からないことばかりだった．しかし，その時の教えのおかげで今がある．振り返ると，貴重な企業秘密を惜しみなく教えてもらったことがわかる．

　技術は伝えることができる．説明し，見せることもできる．酒米の中のカリウムのように数字にして毎年のデータを比較することもできる．父はそうした技術を惜しみなく人に伝えていた．一方，どのように技術を教えてもらっても，学んだとしても，味を見る舌がなければ，良い酒は選べない．技術と舌があっても，それを実際の生産に結びつけなければ良い酒は生まれないし，消費者の口に届け，営業しなければ良い酒も消えてしまう．MIも同じである．本を読めばMIの概念が分かるだろうが，チェンジトークを見分けるための舌は身につかない．OCDの会が出している「動機づけ面接トレーニングビデオ・日本版DVD（導入編，応用編）」はぜひ見て欲しい．ワークショップ参加も必要だ．私のところで実地研修することも良い．しかし，それ以上に実際に患者やグループの中でMIを使い，その中での相手とのやりとりの中からチェンジト

ークを見いだせるようにして欲しい。セッション中の患者の発言が変わり，それが実際の患者の行動変化という形で現れるようになったら，良い味が出せて，それが消費者の行動を変える結果につながれば，後はそう遠くはない。

　私は素人よりは日本酒の味がわかる。小学生のころから鍛えられた訓練のおかげだろう。しかし，先ほどの同僚や藤本さんほどには分からない。今後訓練したとしても，とても追いつけるとは思えない。私には MI ができるが，それは才能のせいではなく，繰り返しの訓練のおかげなのだと思う。面接技術においても先ほどの同僚のように特別なトレーニングなど受けなくても，最初から身についている人がいるだろう。そのような人にとっては，研究目的でもない限り，この本は不要だろう。DVD やワークショップにも新味を感じないはずだ。逆に言えば，私は苦労して身につけているからこそ，人にも教えられる。天性で技術が身に備わっている人には，苦労して身につけたという経験がない。

アクセントを学び聞き分ける

　私はもともと話し下手である。国語自体が苦手科目だった。高校で文系・理系を選ぶとき，理系しか考えられなかった。知り合いは私のことを宇宙人と呼ぶ。普通の話が普通に通じないかららしい。自分でもそうだと思う。中学では演劇部に入ったが，それも自分の欠点を治したいというのが主な理由だった。咽頭を開いて腹から声が出るようにしたり，関西・関東のアクセントの違いを学んだりしたことは今でも役だっている。しかし，つくづく感じたことは，私が大根役者であることだった。他の部員と比べたとき，声に表情をつけ，身振り手振りで情動を表現することが下手だった。しかし，理由はわからないが，語学習得は良かった。アクセントの違いを見分ける耳をもっているようだ。私は帰国子女でもなんでもなく，中高生時も英語は得意科目ではなかった。それが，大学に入ってから英語の授業中に，発音をよく誉められるようになった。先輩から ESS（English Speaking Society）に入ることを勧められ，3 年生のときに出た岐阜県大学 ESS 連盟のスピーチコンテストで優勝した。それが今の英語力につながっている。

　私は方言も好きである。京都で生まれ，岐阜で 6 年暮らし，神戸で半年，洲本で半年，久留米で 11 年，熊本で 10 年，名古屋で 4 年を過ごしている。そ

れぞれの地域ではっきり違っていたのは，方言をよそ者の前でも使うかどうかだった。美濃・尾張弁の話者は方言を使いたがらない。博多っ子は，誰の前でも博多弁で喋る。肥前に来て最初の2,3年は関西弁が抜けなかった私も，内村先生や山上先生を見倣って患者さんに「どげんね？」と声をかけるようになった。久留米で生まれた子どもたちとも「〇〇やけん」と会話する。それなりに九州弁に自信をもつようになった私が，菊池病院に移ると今度は方言が使えなくなった。熊本人は，「どげんね？」に対しては共通語でしか答えない。関西出身の私には博多弁と熊本弁の区別がついていなかったが，熊本人にとっては，博多弁とない交ぜになった中途半端な熊本弁はそれだけで警戒の対象である。熊本は福岡をライバル視している。福岡にある大企業の支店が，福岡支店ではなく，九州支店と名づけられているのが許せない。どうにかこうにか熊本弁の世界に溶け込み，「どげんしんなはったとですか？」と言えるようになるまで10年かかった。それでも私が熊本弁を使うと「気持ち悪い，無理している感が出過ぎ」と言われる。努力して話している言葉は不自然に聞こえる。

　名古屋に移り，今度は関西弁を耳にするチャンスが増えた。名古屋での知り合いの精神科医の中には中高の同級生がいる。彼らは名古屋でもそのまま関西弁を使い続けている。新患の3割程度は関西弁の話者である。しかし，私は関西弁が使えなくなっていた。患者のごくごく自然な関西弁を聞きながら，関西弁で応じようとすると，自分が無理をしていることに気づく。21年間九州にいる内に，18年間の京都弁は私の自然な言葉ではなくなっていた。三重県の患者は「エクスポージャーができない」を「エクスポージャーができやん」という。京都生まれの九州長期在住者としては「できひん」が自然に出るように戻りたいし，「しきらん」も頑張って忘れないようにしたいが，「できやん」には染まりたくない。方言に優劣があるはずはないが，京都で生まれ育ったという意識がそうさせる。それが言葉の感覚にもつながる。全く違う言葉なら，違いを気にせず変なアクセントでも話せるが，自分が幼い頃から耳に馴染んだ言葉であれば違いが気になる。人は，大きな違いには寛容であり，おおらかに接することができるが，エセ者・まがい物の微妙な違いには我慢ができず，狭量になりやすい。

　この本を出したからには，これから，他人がMIを学ぶことを援助すること

が私の仕事に加わる。日本のMIは日本語を扱う。日本語の微妙なニュアンスを問題にする。本を読んだだけという人には分からないはずものなのだが，この本が出る結果，"本に書いてあるとおりに動機づけした"というようなエセMIがでてくることになる。「気持ち悪い，無理している感が出過ぎ」と私が感じることになるだろう。それをそのまま感じながら，MIのスピリットを保ち，是認し，相手にさらに話すように促す，それが私のこれからの役割になる。

多摩湖にて

この本の校正を仕上げているとき，「行動療法コロキウム'11 in 多摩湖」があった。2日目に「エキスパートに学ぶ認知行動療法〜パフォーマンスのサイエンス〜」というタイトルで講演をした。スライドのシメは本の表紙である。マーチMarch J.S. の本を原井と岡嶋で翻訳した『認知行動療法による子どもの強迫性障害治療プログラム』と単著である『対人援助職のための認知・行動療法—マニュアルから抜けだしたい臨床家の道具箱』，そして『方法としての動機づけ面接』，3冊の表紙デザインを見せた。そして，他の認知行動療法関連の本のデザインを見せた。何が違うか，聴衆に尋ねた。正解が出てくるまでに数分かかっていた。

表紙のイラストは私が治療したクライエントたちが描いてくれたものである。私は自分の本の表紙が治った人たちの絵によって飾られていることがとても嬉しく，誇らしい。肥前にいる頃から，担当したクライエントが良くなったあと，治療感想文を書いてもらうようにしている。いつの間にかそれが今も続く習慣になったが，MIを身につけてから，クライエントが自分で自分が経験した事実を淡々と語ることの意味がはっきりとしてきた。一方，目の前の聴衆は，一生懸命，原井の話を聞こう，行動療法の秘訣を教えてもらおうと待っている。そんな聴衆に対して，クライエントが自ら話をするように接することが大事だ，表現する環境を作ることが私たちの仕事だと話したのだった。

「医師は患者から学べ」とよく言う。確かに正しいことだが，あまりに言い古されてかえって怪しい。私はこれを言い換えたい。「医師は事実から学べ。患者が患者でいる間は医師には教えてくれない」。

私たちの仕事は，最後は人の生活という結果に帰る。だから，人中心でな

ければならない。患者から学ばなければならないが，患者は教えてはくれない。患者に聞いても患者らしい言葉しか返ってこない。だから，人から話を聞かなければならない。そして話を聞くことは教えてもらうことではない。聞く技術は"教えてもらうこと"なしに身につけなければいけない。

　この本は，人から話を聞くための方法を教える本ではなく，学ぶ道筋を書いた本である。

2012年3月
　どうみても貯水池にしか見えない多摩湖を眺めながら

原井　宏明

人名索引

A-C

足達淑子　123-125
Amrhein PC　21, 181, 182, 225
Andrews G　154
Azrin N　109
Bach PA　30
Barlow D　115
Beck A　25
Beck JS　25
Bem D　9, 10
Brehm JW　9, 10
Brehm SS　9, 10
Butler C　19
Butterworth S　i, 13, 122
Carlat DJ　x
Cowan N　87

D-G

DiClamente CC　17
土居健郎　vii, 77, 117
Festinger L　9
Foa E　56, 115
古川壽亮　113
Gilmore S　9
Goodman WK　96
Gordon T　9, 77
後藤　恵　13

H-I

Hall R　10
Hamilton M　158
Handmaker NS　122
Hapke U　13, 122
原井宏明　ii, v, 56, 106, 227
橋本加代　127
Haynes RB　v
Heather N　16
Hettema J　7
Hodgson R　16
Hunt GM　109
伊藤絵美　vi, 25

K-M

神田橋條治　vii, 34, 117-120
Kessing L　153
Kobak KA　113
久野能弘　123-124
黒木俊秀　154
Mason P　19
松沢哲郎　24, 132
Meyers RJ　x, 108, 110
Miller WR　vi, ix, 1, 8-12, 14-18, 20-22, 108, 110, 121, 122, 134, 181, 224-226
Miller GA　87
三好邦雄　123
Moberg PJ　113
Moran D　30
Moyers TB　8, 20, 132, 181, 182, 225, 226
村上　優　113, 115

N-R
永田利彦　13
中井久夫　114
中島勝秀　123
Obert J　121
Patterson J　9
Plato　26
Price LH　96
Procheska JO　17
Roberts M　22, 24
Rogers CR　vi, 3, 9
Rollnick S　ix, 1, 8, 12, 13, 16-21, 121, 134, 225

S-T
桜井図南男　117-119, 134
de Shazer S　165

Skinner BF　132, 141
Smedslund G　6
Smith JE　x, 110
Sobell LC　10, 115
Sobell MB　115
Suzuki H　154
Tappin DM　22
Taylor CA　11

U-Y
内村英幸　114
Walsh BT　154
Williams JB　113
山上敏子　113, 114, 119, 122-125, 129, 278
山本央子　24

事項索引

あ行

曖昧の後に強調がくる表現　77
アクセプタンス＆コミットメント・セラピー（ACT）　30, 132
後づけ理由づけ　77, 149
アルコールリハビリテーションプログラム（ARP）　115
アルコホーリクス・アノニマス（AA）　6
維持トーク　59, 60
維持トークをカウンセラーが先に言う　81
一方向的家族療法　108
裏を聞き返す　66
エキスパートに聞く　103
エクスポージャー　38
エクスポージャーと儀式妨害（ERP）　38, 97
エコーイック（オウム返し）　70
婉曲表現・緩叙法　75
援助反応質問紙（HRQ）　131, 173
応用行動分析（ABA）　132
オートクリティック　141

か行

解決志向ブリーフセラピー　165
確認要求　69
確立操作　37
家族相談　108
要となる質問　71
喚起　23-24, 228, 229
聞き返し　5, 51, 52, 55, 73, 200, 246
聞き返しもどき　202
菊池アディクショントリートメントサービス（KATS）　121
儀式妨害　38
機能性胃腸症　154
強化　90
共感　18, 228, 239
共感表出　3, 51
協働　23-24
強迫性障害　38
強迫性パーソナリティ障害　89
協力　228, 232
具体性テスト　133
クライエント中心アプローチ　vi, 3
クリトン　26
掲示板　102
懸念表明　199
健康行動　19
嫌子　109, 138
好子　109, 138
抗酒剤　109
行動クラス　133, 134
行動経済学　136
行動システム　133, 135
行動主義　133
行動随伴性　136
行動療法　vi
広汎性発達障害　132
コクラン共同計画　6, 113
心のこもった表現　76

心の中の儀式（メンタルチェッキング）　97
コミットメント言語　218
コミュニティ強化アプローチ（CRA）　108
コミュニティ強化アプローチと家族トレーニング（CRAFT）　108
コントロールを強調する　194

さ行

サマライズ　5, 86, 87
しかねばなら漬け　64
至高点　136
自己効力感　18
自己ツッコミ発言　64, 79
自己動機づけ発言　6, 18
"自炊"　34
質疑応答の罠　79
質問　197, 245
私的事象　133
死人テスト　133
支配行動　136
弱化　85
12ステップ　120
修辞技法的質問　61
修辞技法的表現　75
状況設定つき質問の例　167
状況を聞き返す　66
条件性情動反応　52
情報提供　196, 243
助言　190
自力支援　3
自律　23-24
自律／サポート　228, 234
真理値表　148
スピリット　22
セカンドオピニオン外来　103
説明概念　133
是認　4, 50, 59, 191

増幅した聞き返し　83
ソクラテス式質問法　25

た行

対偶　148
タクト　62, 146
段階を踏む　219
単純な聞き返し　246
チェンジトーク　6, 62, 181, 209
チャンク　87
直接随伴性制御行動　133
直面化　192
治療の純正性　227
抵抗転用　3, 55, 68
徹底行動主義　133
動機づけ強化療法（MET）　6, 19
動機づけ面接（MI）　vi, 1
動機づけ面接スキルコードマニュアル（MISC）　20, 131, 179, 227
動機づけ面接治療整合性尺度（MITI）　20, 131, 227
動機づけ面接のスピリット　23, 184
同情　52
閉じられた質問　4, 198, 245
ドモルガンの法則　148

な行

内部知覚エクスポージャー　115
二重機能性　134
認知行動療法（CBT）　vi, 120
ネガティブコントロール　20, 139
ネット相談におけるMI　102

は行

パニック障害　115
反語　76
否定語　76
否認回避表現　76
病気原因表現　77

開かれた質問　4, 198, 245
不安階層表　98
不確定性　70
不可能化　59
不可能表現　77
複雑な聞き返し　246
プラセボ対照二重盲検無作為割り付け比較試験　153
プラセボドリフト　154
プラセボ反応　154
分化強化　59, 62
変化の自信スケール　19
変化の重要性スケール　19
方向づけ　228, 236
方法論的行動主義　133
ポジティブコントロール　20, 139

ま行
間違い指摘反射　3, 52, 69, 74
マンド　52, 146
未来のリスクに賭ける行動　70
ミラクルクエスチョン　165
矛盾模索　3, 52
無条件の肯定的配慮　62
メタアナリシス　7
目標行動変化　212
問題志向システム（POS）　x

や・ら・わ行
融和行動　136
良い誤解　74
ランダム化比較試験（RCT）　6
リバースロールプレイ　111
リフレーム　204

ルール支配行動　133
連言錯誤　76
ロールプレイ　111
論理聞き返し　53
わざと自然にずらす　84
ワーキングメモリ　87
ワンプレート料理　87

A-Z
ACE（エース）　24
Clinical Queries　v
DARN-CAT　6, 63
Gordonによる12の落とし穴　3, 77
GLADS　113
HRQ（援助反応質問紙）　131, 173
Matrixプログラム　120
MICO（MIに沿った反応，MIらしい反応）　224
MIIN（MIに沿わない反応）　225
MINT（MIトレーナーネットワーク）　12, 21
MISC（動機づけ面接スキルコードマニュアル）　20, 131, 179, 227
MITI（動機づけ面接治療整合性尺度）　20, 131, 227
MI一致　247
MI不一致　249
Project MATCH　6, 18, 120
TNT（Training for New Trainers）　20, 121
TruaxとCarkhuffの尺度　11
VAS（Visual Analog Scale）　167
Y-BOCS　96

著者略歴

原井　宏明（はらい・ひろあき）
1984年　岐阜大学医学部卒業，ミシガン大学文学部に留学（文化人類学専攻）
1985年　神戸大学医学部精神科で研修
1986年　国立肥前療養所精神科医師
1998年　国立菊池病院精神科医長
2001, 2002年　ハワイ大学精神科アルコール薬物部門留学
2003年　国立菊池病院臨床研究部長
2008年　医療法人和楽会なごやメンタルクリニック　院長
現　職　原井クリニック　院長，㈱原井コンサルティング&トレーニング代表取締役　精神保健指定医，精神科専門医，日本認知・行動療法学会認定専門行動療法士，動機づけ面接トレーナー，日本動機づけ面接協会代表理事，MINT（Motivational Interviewing Network of Trainers）会員，ハワイ大学精神科臨床准教授
著訳書　「不安症」に気づいて治すノート（すばる舎，2016），図解やさしくわかる強迫性障害（共著，ナツメ社，2012），対人援助職のための認知・行動療法（金剛出版，2010），やめたいのに，やめられない―強迫性障害は自分で治せる（共著，マキノ出版，2013），強迫性障害に悩む人の気持ちがわかる本（監修，講談社，2013），死すべき定め（訳，みすず書房，2016），医師は最善を尽くしているか（訳，みすず書房，2013），動機づけ面接を身につける（監訳，星和書店，2013），CRAFT 依存症患者への治療動機づけ（共監訳，金剛出版，2012），ACT（アクセプタンス&コミットメント・セラピー）をはじめる（訳，星和書店，2010），認知行動療法による子どもの強迫性障害治療プログラム―OCDをやっつけろ！（共訳，岩崎学術出版社，2008），ACT ハンドブック（分担執筆，星和書店，2011），新しい診断と治療の ABC 40 パニック障害（分担執筆，最新医学社，2006），不安障害の臨床心理学（分担執筆，東京大学出版，2006），他多数

個人ウェブサイト：http://harai.main.jp/
クリニック：https://www.harai.net

連絡先

原井クリニック
〒 104-0031 東京都中央区京橋 2-6-6 藤木ビル 2F
電話：03 (3538) 6055　FAX：03 (3538) 6056
2nd Floor Fujiki Bldg. 2-6-6 Kyobashi
Chuo-ku Tokyo JAPAN 104-0031
TEL: +81-3-3538-6055 FAX: +81-3-3538-6056

装丁画

若泉　玲子（わかいずみ・りょうこ）（ホームページ：http://wakaryo.com）
　その時の気持ちを線に託していくうちに，そこから色んな連想が生まれて，最後はいつも自分も思いも寄らなかった形が出来上がります。予想外の線の連なりや色の重なりを楽しみながら描いています。今回のイラストも原井先生の本のイメージを線にするところから始まったものです。
　私は加害恐怖と確認強迫に長年苦しんできましたが，原井先生に出会い，不安に対する姿勢が変わってきました。まだまだ不安はありますが，原井先生や岡嶋先生のご指導のもとにこの病気と向き合う姿勢を学んでいます。

方法としての動機づけ面接
——面接によって人と関わるすべての人のために——

ISBN 978-4-7533-1043-2

原井　宏明　著

2012 年　4 月 26 日　初版第 1 刷発行
2025 年　4 月 18 日　初版第 6 刷発行

印刷　㈱新協　／　製本　㈱若林製本

発行　㈱岩崎学術出版社　〒 101-0062　東京都千代田区神田駿河台 3-6-1
　　　発行者　杉田　啓三
　　　電話 03(5577)6817　FAX 03(5577)6837
　　　　　©2012　岩崎学術出版社
　　　乱丁・落丁本はお取替えいたします　検印省略

行動療法 3
山上敏子 著
臨床ごとに自在に形を変える「方法としての行動療法」　●本体 3,200 円

認知行動療法による子どもの強迫性障害治療プログラム
J・S・マーチ／K・ミュール著　原井宏明・岡嶋美代 訳
児童思春期 OCD の治療マニュアルの決定版　●本体 3,600 円

精神科臨床における行動療法
飯倉康郎 著
臨床のいたる所で応用できる行動療法の実際　●本体 3,400 円

認知療法──精神療法の新しい発展
A・T・ベック著　大野裕訳
読み継がれ続ける認知療法の古典的名著　●本体 5,000 円

新版 うつ病の認知療法
A・T・ベック他著　坂野雄二監訳
最も偉大な治療マニュアルの古典　●本体 5,700 円

改訂第2版 パーソナリティ障害の認知療法【全訳版】
A・T・ベック他著　井上和臣・友竹正人 監訳
アーロン・ベックによる待望の改訂版！　●本体 5,200 円

統合的観点から見た認知療法の実践
東　斉彰 著
治療関係と技法の統合を主軸とした新しい展開　●本体 2,400 円

パーソナリティ障害の認知療法
井上和臣 編著
認知療法を新たな領域に適用した野心的試み　●本体 3,000 円

エビデンスにもとづくカウンセリング効果の研究
M・クーパー 著　清水幹夫・末武康弘 監訳
よりよい実践のための指針や手がかりとして　●本体 3,600 円

この本体価格に消費税が加算されます。定価は変わることがあります。

摂食障害の不安に向き合う
水島広子 著
不安に対処し治療効果につなげる臨床的な創意工夫　●本体 2,000 円

トラウマの現実に向き合う
水島広子 著
患者への向き合い方を具体的かつ平易に説く　●本体 2,000 円

思春期の意味に向き合う
水島広子 著
思春期を支える際の基本姿勢を平易に示す　●本体 2,000 円

対人関係療法総合ガイド
M・M・ワイスマン他 著　水島広子 訳
エビデンスに基づく精神療法 IPT の正式マニュアル　●本体 5,000 円

実践論理療法入門
W・ドライデン／R・デジサッピ 著　菅沼憲治訳
REBT についての臨床的視点から体系的な入門テキスト　●本体 2,100 円

自尊心の発達と認知行動療法
A・W・ポープ他 著　高山 巌 監訳
統合された治療パッケージ　●本体 3,800 円

不安管理訓練（AMT）──不安をのりこなす方法
R・M・スウィン著　梅津耕作監訳
すぐれた治療的効果をあげる教育的アプローチ　●本体 4,500 円

治療的柔構造──心理療法の諸理論と実践との架け橋
岡野憲一郎 著
患者と治療者のニーズに応える標準的な治療法の提案　●本体 3,000 円

初回面接入門──心理力動フォーミュレーション
妙木浩之 著
心理療法の場でのよりよい出会いのために　●本体 2,500 円

この本体価格に消費税が加算されます。定価は変わることがあります。

追補 精神科診断面接のコツ
神田橋條治 著
初版以来10年の時によって育まれた追補を付し改版　●本体 3,000 円

精神療法面接のコツ
神田橋條治 著
「診断面接のコツ」に続く待望の臨床羅針盤　●本体 3,000 円

改訂 精神科養生のコツ
神田橋條治 著
臨床現場での工夫をあらたに加え大幅改訂　●本体 2,300 円

「現場からの治療論」という物語
神田橋條治 著
すべての「治療者」に呼びかける物語　●本体 1,500 円

臨床精神医学の方法
土居健郎 著
臨床と研究のあり方を真摯に問いつづける著者渾身の書　●本体 2,500 円

カウンセリングと心理療法
C・R・ロジャーズ 著　末武康弘・保坂亨・諸富祥彦 共訳
ロジャーズ主要著作集・1　●本体 7,000 円

クライアント中心療法
C・R・ロジャーズ 著　末武康弘・保坂亨・諸富祥彦 共訳
ロジャーズ主要著作集・2　●本体 6,300 円

ロジャーズが語る自己実現の道
C・R・ロジャーズ 著　末武康弘・保坂亨・諸富祥彦 共訳
ロジャーズ主要著作集・3　●本体 6,200 円

改訂 ロジャーズを読む
久能 徹・末武康弘・保坂 亨・諸富祥彦 著
主要著作集新訳に合わせ，待望の改訂版　●本体 3,300 円

この本体価格に消費税が加算されます。定価は変わることがあります。